HEYNE <

Alles in diesem Buch basiert auf wahren Gegebenheiten, aber um die Privatsphäre der genannten Personen zu schützen, wurden Namen, Hintergründe und Geschehnisse anonymisiert. Ähnlichkeiten mit realen Persönlichkeiten sind nicht beabsichtigt und rein zufällig.

Myrthe van der Meer (Pseudonym), geb. 1983, arbeitete als Lektorin in einem niederländischen Verlag. Mit ihrem autobiographischen Bericht über ihren Burn-out und ihre Zeit in der geschlossenen Anstalt, wurde sie über Nacht berühmt. *Tiefdruckgebiet* wurde mit zahlreichen Preisen ausgezeichnet, u. a. dem Psyche Mediaprijs 2013 und dem VIVA 400 award. Heute lebt Myrthe van der Meer in einer kleinen Stadt im Süden Hollands und schreibt an einem neuen Buch.

MYRTHE VAN DER MEER

Tiefdruckgebiet

Wie ich meine Depression in den Griff bekam

Aus dem Niederländischen
von Barbara Heller

WILHELM HEYNE VERLAG
MÜNCHEN

Die Originalausgabe erschien 2012 bei The House of Books, Vianen/Antwerpen unter dem Titel *PAAZ, Psychiatrische Roman.*

Die Übersetzerin dankt dem Freundeskreis zur Förderung literarischer und wissenschaftlicher Übersetzungen e.V. für ein Arbeitsstipendium, das vom Ministerium für Wissenschaft, Forschung und Kunst Baden-Württemberg ermöglicht wurde.

Der Verlag dankt dem Nederlands Letterenfonds für seine Unterstützung

Nederlands letterenfonds
dutch foundation for literature

MIX
Papier aus verantwortungsvollen Quellen
FSC® C014496
FSC www.fsc.org

Verlagsgruppe Random House FSC® N001967
Das für dieses Buch verwendete
FSC®-zertifizierte Papier *Holmen Book Cream*
liefert Holmen Paper, Hallstavik, Schweden.

Taschenbuchausgabe 3/2015

Printed in Germany 2015
Redaktion: Eva Schweikart
Motto © Herman Finkers, *Zijn minst beroerde liedjes,*
aus: »Hoe heet dat liedje ook alweer? (Een slecht geheugen)«
von der CD »Zijn minst beroerde liedjes«.
Umschlaggestaltung: Eisele Grafik Design, München
Satz: Buch-Werkstatt GmbH, Bad Aibling
Druck und Bindung: GGP Media GmbH, Pößneck
ISBN: 978-3-453-60323-3

www.heyne.de

Jeder macht im Leben mal … Dinge.
Dinge, von denen er hinterher sagt:
Das hätte ich anders machen sollen.
Hinterher eben. Alles weiß man erst hinterher.
Aber wenn man hinterher alles weiß …
Eine Kunst, hinterher alles zu wissen.

Herman Finkers, Zijn minst beroerde liedjes

Psychiatrie

Auf den ersten Blick ist die Psychiatrie eine Station wie jede andere in der Klinik: Man geht mit einem Problem hinein und kommt geheilt – oder auch nicht – wieder heraus.

Wenn man sich den Arm gebrochen hat, geht man in die Notaufnahme, man sagt dem Arzt, wie es passiert ist und wo es wehtut, und wartet auf die Diagnose. Der Arzt untersucht den Arm, stellt ein paar Fragen und sagt dann: »Der Arm ist tatsächlich gebrochen. Sechs Wochen Gips, und wenn Sie ihn ruhig halten und nicht zu stark belasten, ist er in zwei Monaten wieder wie neu.«

Auf einer psychiatrischen Station passiert auf den ersten Blick genau das Gleiche: Man geht mit der psychischen Entsprechung eines gebrochenen Arms hin, sagt dem Arzt, wie es passiert ist und wo es wehtut, und wartet auf sein Urteil. Der Unterschied ist, dass der Arzt, während man sich innerlich auf ein paar Wochen Gips einstellt, nach der Untersuchung ein ernstes Gesicht macht und sagt: »Es ist nicht der Arm, es ist das Bein.«

Und dann fängt das Umdenken an.

Arbeit

In drei Stunden beginnt mein Urlaub.

Ich lehne mich in meinem Schreibtischstuhl zurück und drehe mich im Kreis. Unten kriecht der Verkehr um das Bürogebäude dem Infarkt entgegen. Ich stoße mich noch einmal ab, und wieder wirbeln der Raum, mein Kollege Felix und die Fenster vorüber. Noch drei Stunden, dann habe ich vier Wochen frei. Vier Wochen nichts, gar nichts.

»Na, schon am Feiern, Myrthe?«, fragt Simon, der gerade hereinkommt.

»Ja«, antworte ich lachend. »Was gibt's? Kann ich was für dich tun?«

»Du solltest doch nichts mehr tun«, sagt er stirnrunzelnd.

Ich schaue kurz zu Felix, der mir gegenübersitzt. Ein Telefonat mit einem Autor, nach dessen Meinung der Umschlag seines Buches in genau dem falschen Himmelblauton gedruckt worden ist, nimmt ihn ganz in Beschlag.

Erleichtert grinsend zeige ich auf meinen Schreibtisch. Neben dem Stapel abgelehnter Manuskripte und den Kalkulationen für die Neuauflagen liegen die Texte und Titelseiten für den neuen Katalog, vor mir die Listen der Bücher, die ich gerade eingekauft habe, die sich in Produktion befinden oder mit denen sich im Moment die Marketingabteilung befasst. Und unter der Tastatur klebt das übliche Post-it mit meinen Zugangsdaten und meinem Passwort.

Ich recke die Arme hoch, drehe mich noch einmal im Kreis und sehe Simon triumphierend an.

»Okay«, seufzt er. »Kannst du den Grafiker der Neuauflage bitten, die Umschlagmaße noch mal zu überprüfen? Der Drucker meint nämlich, die stimmen hinten und vorne nicht, und es kann nur an seinem Computer liegen, sonst …«

Ein Gefühl beschleicht mich, als würde ich ganz langsam erwürgt.

»Kein Problem«, sage ich und schnappe mir den Ausdruck, bevor Simon es sich anders überlegen kann. »Die Mail geht gleich raus. Sonst noch Wünsche?«

»Ja, dass du mir noch mal zuwinkst, wenn du gehst«, brummt er gutmütig. »Und dass du auch wirklich weg bist, wenn ich später noch mal vorbeikomme.«

Ich hebe die Hand.

»Bis nachher, Süße.«

Felix legt den Hörer auf und sieht mich misstrauisch an.

»Was wollte Simon denn?«

»Er wollte mich nur bitten, schnell noch eine Mail zu schreiben«, antworte ich lässig. »Ich hab's gleich.«

»Du solltest doch nichts Nützliches mehr tun. Das Einzige, was du noch darfst, ist dasitzen und mich anöden. Du musst Urlaub machen.«

Ich muss lachen. »Felix. Du kannst gern ein bisschen den Autoritären spielen, aber wir wissen beide, dass dir das niemand in diesem Raum abnimmt.«

»Sag ich ja. Ach Gott, ich werd dich vermissen. Jetzt muss ich den ganzen Tag deinen leeren Stuhl anschauen.«

»Das kann ja nur ein Fortschritt sein«, murmle ich, aber als ich seinen Blick sehe, verkrieche ich mich schnell hinter meinen Computer. Keine sarkastischen Bemerkungen mehr. Ich klicke den Posteingang an: eine neue Nachricht.

»Hör dir das an«, sage ich spöttisch. »Eine Mail vom Betriebsarzt: Wenn ich jetzt nicht sowieso Urlaub hätte, würde er mich auf der Stelle nach Hause schicken!«

»Genau«, sagt Felix. »Würde ich auch tun.«

Kopfschüttelnd lösche ich die Mail. Ich arbeite, also bin ich. Nächster Punkt. Wie mailt man jemandem auf positive, konstruktive Art, dass er alle anderen behindert, weil er seine Arbeit nicht macht? Ich starre auf die weiße Wand vor mir und versuche, meinen Kopf genauso leer zu kriegen, aber plötzlich wirbeln meine Gedanken wild durcheinander und färben die Welt beunruhigend grau. Ich lege die Finger auf die Tastatur, und es fühlt sich an, als wollte jedes Molekül in meinem Körper kreischend flüchten, möglichst weit weg vom Computer. Ich beiße die Zähne zusammen, meine Finger stolpern über die Tasten, dann ist die Mail fertig.

Arbeitsunfähig – ha! Grimmig schließe ich das Mailprogramm. Wirre Gedanken purzeln in meinem Kopf herum, aber ich schiebe sie weg. Nicht nachdenken – auf keinen Fall nachdenken! –, einfach irgendwas tun. Zur Toilette gehen. Als ich auf den Flur hinaustrete, verwandelt er sich in einen Sumpf, in den ich immer tiefer einsinke. Mühsam wate ich an der Wand entlang, doch da biegt die Leiterin des Geschichtsprogramms um die Ecke, und ich reiße mich zusammen.

»Hallo, Myrthe, noch hier? Ich dachte, du bist längst weg.«

»Noch drei Stunden, dann fängt mein Urlaub an.« Ich lache schrill. Ist das meine Stimme?

»Den kannst du auch wirklich gebrauchen. Hast du was Schönes vor?«

»Nein, gar nichts«, antworte ich mit einer Forschheit, die ich nicht empfinde. »Schlafen, faulenzen, in der Sonne liegen – lesen nur, wenn ich Lust dazu habe. Nichts Besonderes.«

»Klingt herrlich. Hauptsache, du denkst nicht an den Verlag – das wird wieder das reinste Irrenhaus hier, wenn der neue Katalog raus muss. Wir sehen uns also in vier Wochen wieder – und keine Minute früher!«

Ich gehe weiter. In der Toilette ist niemand. Ich setze mich auf den Deckel, lasse den Kopf gegen die Tür sinken und starre zähneklappernd auf die grauen Fliesen.

Noch drei Stunden. Noch drei Stunden, dann bin ich weg.

Noch drei Stunden, dann muss ich in Urlaub.

Freitag

Route 12. Ein Klinikflur wie jeder andere.

Grau-weiße Wände, auf dem Boden hygienisch klingendes Linoleum und überall das stumme Lärmen der Klimaanlage. In diesem schnurgeraden Flur nehmen täglich Hunderte von Leben eine unerwartete Abzweigung. Links zur Kinderstation, weiter vorn rechts zur Onkologie, dann zu den Spezialisten für alle Lebensphasen, und wer das alles überstanden hat, wird ganz am Ende rechts mit einer Abkürzung zur Kardiologie belohnt.

Wer jedoch, wie ich, auch diese letzte Abzweigung ignoriert und mit dem Blick nach vorn die Fußgängerbrücke betritt, gelangt in eine ganz andere Welt. Der letzte Halt auf Route 12 ist das Ziel all derer, die nicht schon vorher abgebogen sind. Endstation von Route 12 ist die psychiatrische Abteilung des Allgemeinen Krankenhauses.

»Und im Gegensatz zu den anderen Abteilungen ist man hier nicht Patient, sondern Klient«, beendet der Psychiater, der mir gegenübersitzt, seine Einführung.

Nicht krank, sondern verrückt, wie ich mir weinend klarmache.

Als er fortfährt, mir Fragen zu stellen, die ich heute schon zweimal beantwortet habe, unterbreche ich ihn: »Wenn man hier nicht Patient ist, dann bin ich also nicht krank?«

Der Psychiater wechselt beunruhigte Blicke mit meinem Vater und der Krankenschwester, und ich füge hinzu: »Und wenn ich nicht krank bin, dann werde ich hier auch nicht gesund, oder?«

»Dazu können wir im Augenblick natürlich noch keine Aussage treffen«, antwortet er freundlich. »Wir wissen nur, dass Sie im Moment große Probleme haben und dass wir versuchen werden, sie mit Ihnen gemeinsam zu lösen. Ob Sie hier gesund werden und wie lange das dauert, lässt sich noch nicht sagen. Gibt es sonst noch etwas, das Sie wissen möchten?«

Nein, das war's so ziemlich.

Als mir nach zwei Tagen Weinen wieder Tränen den Blick trüben, klammere ich mich an das Letzte, was ich noch weiß: Es ist Freitag, der zehnte Juli, ich habe noch drei Wochen Urlaub, Anfang August fange ich auf jeden Fall wieder an zu arbeiten, und ich habe noch genau zwei Tage zu leben.

Das Linoleum fühlt sich griffig an unter meinen Sohlen. Die Krankenschwester geht, ununterbrochen mit meinem Vater redend, vor mir her, bleibt hin und wieder stehen, um mir etwas zu zeigen, und fragt dann, ob ich sie verstanden habe. Ich sage Ja und meine Nein. Während wir von den Toiletten zum Wäscheschrank und vom Wohnzimmer zum Freizeitraum wandern, wird mir klar, dass wahrscheinlich alle diese Orte künftig für mich von Bedeutung sein werden. Im Moment sind es nur Orte, die ich weinend erreiche und weinend wieder verlasse. Ich gehe drei Schritte hinter mir selbst her und hasse mich ganz schrecklich. Benimm dich normal! Okay, du fühlst dich beschissen, aber so fühlst du dich schon seit Jahren! Wann kapierst du endlich, dass du dich damit abfinden und dein Leben weiterleben musst wie jeder andere auch?

An der ersten Tür in einem langen Flur bleiben wir wieder stehen.

»Das ist das Isolierzimmer«, sagt die Schwester und deutet auf die schwere Tür. »Hier bringen wir ab und zu Leute unter, die sich selbst und andere gefährden. Im Moment ist niemand drin, und die meisten Schlafräume sind so weit weg, dass man nichts hört.«

Etwas weiter vorn öffnet sie eine minzgrüne Tür.

»Und hier schlafen Sie.«

Genau zwei Türen weiter.

Das Bett am Fenster sei meines, sagt die Schwester, und ich lasse meine Tasche darauf fallen. Dann zeigt sie auf das andere Bett. »Ihre Zimmergenossin kommt am Sonntagabend wieder. Ich denke, ihr beide werdet miteinander klarkommen.«

Ich starre die Tagesdecke auf dem anderen Bett an. Ich komme ja nicht mal mit mir selbst klar.

Dann werden mein Vater und ich ins »Wohnzimmer« geführt, wie sich der Gemeinschaftsraum nennt. Die Schwester stellt ein klobiges graues Tablett vor mir auf den Esstisch und sieht mich freundlich an. Der Krisendienst hat Bescheid gegeben, dass ein Neuzugang kommt, und man hat ein Essen vom Nachtdienst für mich aufgehoben. Ich habe akute Schuldgefühle, weil ich anderer Leute Essen bekomme, und schiebe weinend die Kartoffelbreiklümpchen auf dem Teller hin und her.

Während mein Vater sorgfältig die Besuchszeiten auf einem Post-it für mich notiert, klärt uns die Schwester nachdrücklich darüber auf, dass Besuche außerhalb der Besuchszeiten nicht gestattet seien; mein Vater könne aber noch bleiben, bis ich aufgegessen hätte. Die meisten Patienten führen jetzt übers Wochenende nach Hause, und ich sähe so aus, als könnte ich etwas Unterstützung gebrauchen. Patientengrüppchen mit Reisetaschen strömen an mir vorbei, Richtung Wochenende. Die meisten bleiben neugierig stehen, als sie mich sehen, sie stellen sich vor – ihre Namen vergesse ich sofort wieder – und streben dann dem Ausgang zu. Ein grauhaariger Mann legt mir aufmunternd die Hand auf die Schulter.

»So ein hübsches Mädchen und so viele Tränen. Kopf hoch. Morgen ist ein neuer Tag.«

Das ist ja das Problem.

Das Zimmer ist eine fahle Kombination aus irgendwie weiß gesprenkelten Wänden, zwei minzgrünen Schränken und zwei großen grauen Pinnwänden über den Kopfenden der beiden Betten. Grau und Minzgrün scheinen die Kriegsfarben dieser psychiatrischen Station zu sein. Grau wirkt vermutlich beruhigend und Minzgrün belebend, aber für mich sind es vor allem die Farben würgender Einsamkeit.

Eine tiefe Depression reinigt den Geist von Neid und anderen kleinlichen Emotionen, sollte man meinen, aber nichts ist weniger wahr, wie mir beim Anblick der zahllosen Genesungskarten über dem Bett meiner Zimmergenossin klar wird. Meine eigene Pinnwand ist eine triste leere Fläche, und das wird sie auch bleiben, denn ich habe mein soziales Leben in den letzten Jahren so effizient gegen meine Arbeit eingetauscht, dass selbst meine besten Freundinnen längst abgesprungen sind. Die Arbeit hat absolute Priorität. Und jetzt bin ich allein.

Ich nehme den Stuhl, der am Tisch steht, und rücke ihn ans Fenster. Plötzlich lechze ich nach frischer Luft, aber als ich das Fenster etwas weiter aufschieben will, stellt sich heraus, dass es blockiert ist. Meine Verbindung zur Außenwelt beschränkt sich auf einen zwei Zentimeter breiten Streifen blauen Himmels. Panik erfasst mich, verfliegt aber gleich wieder.

Ich lege den Kopf aufs Fensterbrett. Wenn ich schon weine, dann darf ich es jetzt mit tiefstem, reinstem Selbstmitleid tun, finde ich. Ich bin sechsundzwanzig Jahre alt, ich habe einen Traumjob als Lektorin, und ich habe mich im vergangenen Jahr so gnadenlos überarbeitet, dass mich das Monster, das sich Depression nennt, schließlich in die Knie gezwungen hat. Jetzt sitze ich in der Psychiatrie und bin mit schwer gestörten Menschen in einem seelenlosen Gebäude eingesperrt, und was das Schlimmste ist: Ich gehöre dazu.

Ein Klopfen an der Tür verscheucht alle Gedanken, die ich mir darüber noch hätte machen können.

»Am Wochenende ist es hier viel ruhiger als unter der Woche«, sagt die Schwester auf dem Weg zum Wohnzimmer. »Sie werden also in den nächsten Tagen etwas weniger Ansprache haben als normalerweise.«

»Das ist nicht schlimm«, murmle ich. »Ich lerne lieber erst die paar Leute kennen, die im Moment da sind, und den Rest dann am Montag.«

Sie sieht mich nachdenklich an. »Apropos Kennenlernen: Als ich gesagt habe, dass die meisten übers Wochenende nach Hause fahren, habe ich gemeint, dass jeder, der irgend kann, wegfährt. Wer dableibt, ist entweder neu hier oder noch so durcheinander, dass er nicht wegdarf. Die Patienten, die Sie im Moment hier antreffen, sind also nicht unbedingt … repräsentativ. Dieses Wochenende werden Sie sich wohl die Zeit allein vertreiben müssen.«

Ich habe keine Ahnung, wie das gehen soll, und nicke deshalb nur. Ein großer Mann fragt die Schwester, ob er auf eine Zigarette hinaus ins Freie darf. Sie schließt die Tür zum Garten auf, lässt ihn hinaus, und schließt wieder ab. Draußen scheint die Sonne.

»Kann ich auch in den Garten?«, frage ich ängstlich.

»Hat der Arzt schon die Ausgangsregelung mit Ihnen besprochen?«

»Welche Ausgangsregelung?«

»Dann müssen Sie wohl noch ein bisschen warten.«

Das passt doch alles nicht zusammen. Unter einem selbstmordgefährdeten Menschen stelle ich mir jemanden vor, der völlig vereinsamt ist und niemanden mehr hat, an dem er sich wärmen kann. Aber ich habe einen Freund. Ich habe eine Beziehung mit dem tollsten, faszinierendsten Mann, den ich kenne, einem Mann von geradezu erschreckend unerschütterlicher Ruhe. Das Ganze ist ein schlechter Witz. Zwei Menschen, die sich lieben, die nach drei Jahren immer noch ineinander verliebt sind. Was stimmt daran nicht?

Einer von den beiden will tot sein.

Wie um alles in der Welt sagt man seinem Freund, dass man in der Psychiatrie gelandet ist, weil man tot sein will?

Während ich auf das Freizeichen horche, betrachte ich die kleinen Löcher in der Zimmerdecke und hoffe, dass ich nicht weinen muss, wenn ich seine Stimme höre. Oder, noch besser, dass ich seine Stimme gar nicht erst höre, weil sein Handy ganz unten in der Reisetasche liegt und er nicht mitbekommt, dass ich anrufe. Aber er meldet sich. Plötzlich liege ich nicht mehr beklommen in einem Krankenzimmer, sondern befinde mich mitten im Trubel eines griechischen Busbahnhofs.

»Ach, Schatz, kann ich dich gleich zurückrufen? Ich gehe gerade mit meinem Gepäck zum Auto, aber sobald ich da bin, ruf ich dich an!«

»Okay«, antworte ich überrumpelt.

Die Verbindung bricht ab.

Der Neid bleibt.

Denn während bei mir die Depression gnadenlos herauszuhören war, habe ich bei Sergei nur Aufregung und Begeisterung gehört, weil er nach einer Tagesreise an seinem Ziel angelangt ist. Oder besser: an unserem Ziel. Ich hätte nämlich mitfahren und bei der Ausgrabung, die er leitet, in der Mittelmeersonne vier Wochen lang Archäologin spielen sollen. Aber schon vor drei Wochen war mir so elend, dass ich wusste, ich würde nicht mehr in der Lage sein, mich in ein so exotisches Abenteuer zu stürzen. Und jetzt sitze ich in der Psychiatrie.

Da klingelt mein Handy. Ich höre wieder die muntere, vertraute Stimme und fange an zu weinen.

Weinend erinnere ich ihn daran, dass ich schon eine ganze Weile das Gefühl hatte, meine Überarbeitung sei in eine Depression übergegangen. Beschämt berichte ich, wie mein Vater mich heute Morgen zum Hausarzt geschickt hat, weil es mir so schlecht ging. Meinen Ärger darüber, dass der Arzt mir die Details meines Selbstmordplans zu entlocken versuchte, verschweige ich allerdings; es war *mein* Plan, und ich wollte ihn mir als Option offenhalten.

Ich erzähle, wie mich der Mann zum Krisendienst geschickt hat, wie ich von dort zum diensthabenden Psychiater in der psychiatrischen Abteilung des Krankenhauses kam und dass die Ärzte bei jedem Gespräch ernstere Gesichter machten. Ich komme mir vor wie ein Monster, als ich hinzufüge: »Du siehst, es war doch nichts, was sich mit einem Urlaub beheben lässt«, denn so hatte Sergei argumentiert, um mich trotz allem zum Mitkommen zu bewegen.

Ich bekomme Angst, als ich merke, dass ich das Wort »Selbstmord« nicht auszusprechen wage. Und es zerreißt mir das Herz, dass Sergeis Stimme immer leiser und dünner wird.

Dann ist es still.

»Ich komm zurück«, sagt er schließlich heiser. »Gleich morgen nehm ich den Flieger.«

Einen Moment lang regt sich etwas in mir, und ich habe den Wunsch, mich einfach wieder in Sergeis Armen zu verkriechen und die ganze Welt zu vergessen. Aber eigentlich kenne ich dieses Gefühl schon nicht mehr und frage mich, was ich um Himmels willen mit der allzu lebendigen Gegenwart eines Geliebten anfangen soll. Innerlich bin ich schon tot.

»Nein, bleib ruhig dort«, antworte ich vorsichtig. »Du freust dich doch schon das ganze Jahr drauf, und ich sitze hier nur in der Klinik, da hättest du sowieso nicht viel von mir. Sieh einfach zu, dass du in drei Wochen wieder da bist, ich warte auf dich.«

»Jetzt weiß ich gar nicht, was ich sagen soll.«

Ich wünschte, ich könnte die Uhr eine Viertelstunde zurückdrehen und dieses Gespräch hätte nie stattgefunden. Ich will nicht, dass mein Freund sich Sorgen macht, schon gar nicht um mich, ich will, dass er glücklich ist, dass er vergnügt und unbeschwert Archäologiestudenten ausbeutet. Ich will, dass er wieder lacht.

»Man kann wohl doch nicht ungestraft einfach weitermachen, wenn man überarbeitet ist«, seufze ich. »Jetzt hab ich den Salat. Den Psychosalat.«

Zweitausend Kilometer entfernt platzt jemand unwillkürlich los, und ich bin dankbar, als ich die so vertrauten Laute höre. Dann geht das Lachen in ein Glucksen und schließlich in gutmütiges Gefrotzel über.

»Meinst du, die können da auch was an deiner Art von Humor machen?«

»Die Hoffnung hab ich längst aufgegeben«, antworte ich. Mein Humor liegt in den letzten Zügen.

Tabletten

»Müssen Sie nicht Ihre Tabletten nehmen?«

Eine kleine Frau mit kurzen grauen Haaren und einer strengen Brille sieht mich stirnrunzelnd an.

Ich sehe mich im Wohnzimmer um. Der kahle neonerleuchtete Raum mit Esstisch, Fernsehecke und einem Linoleummeer in der Farbe lähmender Einsamkeit ist seltsam leer.

Seit heute Mittag bekomme ich tatsächlich Tabletten. Eine Tablette, um genau zu sein: ein Schlafmittel, dessen Namen ich vergessen habe. Aber, so hatte die Krankenschwester aufmunternd gemeint, es kämen natürlich so bald wie möglich Antidepressiva dazu und für tagsüber könne man mir eventuell noch ein Beruhigungsmittel geben, außerdem ... Mein Gehirn schaltete ab. Ich wollte gar nicht wissen, was man außerdem noch alles mit mir machen konnte.

»Die Schwester hat gesagt, sie kommt mich holen«, sage ich mit Piepsstimme.

Die kleine Frau wird blass. »In der Psychiatrie gibt es keine Schwestern.«

»Sorry, die Pflegerin, meine ich«, sage ich mit rotem Kopf.

»Die Pflegekraft«, verbessert sie mich. »Aber den Fehler macht jeder am Anfang. Deine Tabletten musst du im Büro einnehmen; keine Tabletten auf der Station.«

Ich nicke zittrig, und sie geht weiter, ins andere Wohnzimmer. Am Stationsbüro stehen die Patienten bis in den Vorraum Schlange. Pillenstau. In blinder Panik stelle ich mich hinten an. Erst als sich eine ungepflegte ältere Frau an mir vorbei durch die Tür zwängt, merke ich, dass ich den Vorraum bereits passiert habe und im Zimmer des Pflegepersonals stehe, mit niemandem mehr vor mir.

»Frau van der Meer?«

Die Frau hinter dem halbhohen weißen Schrank sieht mich prüfend an. »Temazepam, ja?«

Ich weiß nicht, was ich tun soll. Ich habe vergessen, welche Tabletten ich bekommen soll, ich habe vergessen, was die Patienten vor mir gemacht haben, und ich kann die Schwester – die Pflegekraft – nicht fragen, weil ich kein Namensschild sehe und nicht weiß, wer oder was sie ist.

Sie zieht eine Schublade auf, nimmt eine längliche gelbe Tablette heraus und legt sie in ein durchsichtiges Becherchen.

»Schauen Sie mal, ob's stimmt?«

Ich schaue. Ich sehe eine längliche gelbe Tablette in einem durchsichtigen Becherchen. Aber die Frau scheint mehr zu erwarten, also nehme ich das Becherchen in die Hand. Ich sehe immer noch dasselbe. Ich nicke. Sie notiert sich, dass ich einverstanden bin, und wendet sich wieder ihrer Tätigkeit zu. Ich bleibe unschlüssig stehen.

»Wasser und Gläser stehen hinter Ihnen.«

Ich drehe mich um, halte das Becherchen in einer Hand und schenke mir mit der anderen ein Glas Wasser ein, dann wird mir bewusst, dass ich jetzt noch ein Problem habe. Ich weiß nicht, was ich tun soll.

»Keine Angst wegen der Schlaftabletten«, sagt die Pflegekraft seufzend. »Die nimmt hier jeder. Außerdem bekommen Sie eine ganz geringe Dosis, und das Mittel ist völlig unbedenklich. Sie können also sicher sein, dass alles in Ordnung ist.«

Ich nehme die Tablette in die Hand, aber meine Gehirnwindungen sind in Panik, mein Körper ist völlig verkrampft, und hinter mir ertönt das anschwellende Murren der Patienten, die meinetwegen womöglich ihre Lieblingsserie verpassen. Ich weiß nicht, was ich tun soll!

»Sie müssen die Tablette hier einnehmen. Keine Tabletten auf der Station«, sagt die Pflegekraft. Ihre Freundlichkeit wirkt jetzt bemüht, ungeduldig. »Wenn Sie Ihre Medikamente nicht nehmen, müssen wir das dem Psychiater melden und sind gezwungen, auf andere Weise sicherzustellen, dass

Sie die Medikamente bekommen, die Sie brauchen. Es ist für alle angenehmer, wenn wir das nicht tun müssen. Was ist das Problem?«

Ängstlich sehe ich sie an.

»Muss ich die Tablette zerkauen oder auflösen oder unzerkaut schlucken?«

Die Schlange hinter mir bricht in Gelächter aus, und die Pflegekraft sieht mich an, als wäre ich gestört. Ich habe mich bis auf die Knochen blamiert, aber ich weiß einfach nicht, wie man so eine Tablette einnimmt. Ich habe nicht Psychiatriepatient studiert. Das einzige Medikament, das ich je genommen habe, war Paracetamol, und da wusste ich auch nicht, ob man es zerkauen, unzerkaut schlucken oder in Wasser auflösen muss – in kaltem oder warmem Wasser?

Da werde ich routiniert beiseitegeschoben.

»Schau, Puppe, so machen wir das hier.«

Neben mir wirft ein schwer tätowierter Mann seinen Tabak auf den Tisch, nimmt sein Becherchen, schüttet einen erstaunlichen Haufen rosaroter, blauer und weißer Pillen in seine Handfläche, wirft sie ein paarmal hoch, als wollte er ihr Gewicht abschätzen, und schluckt dann alle auf einmal hinunter. Ohne Wasser.

Ich muss ebenfalls schlucken.

»Fang einfach mal mit dem einen Azepamchen an«, sagt er grinsend. »So machen wir das alle.«

Ich betrachte das angeschmuddelte Stückchen psychiatrischen Konfettis, das warm und klebrig in meiner Hand liegt. Okay. Nicht mehr denken. Verstand auf null. Ich nehme einen Schluck Wasser, werfe die Tablette ein, nehme noch einen Schluck, merke, dass ich den ersten noch im Mund habe, dass das Ganze eine außerordentlich schlechte Idee war und dass ich die Situation nur retten kann, indem ich alles mit Todesverachtung hinunterschlucke. Direkt in die Lunge.

»Geht doch«, sagt der Mann mit einem breiten Grinsen, als

ich hustend wieder zu Atem komme. »Wir haben hier alle mal klein angefangen.«

»Sagen Sie mal, Sie wollen ihr doch nicht etwa Angst machen?«, fragt die Pflegekraft missbilligend.

»Stimmt doch«, antwortet er lässig.

Die Pflegekraft zuckt mit den Schultern.

Das macht mir erst richtig Angst.

Von Schlaftabletten weiß ich nur, dass man sie gratis über den Hausarzt bekommt und für viel Geld am Bahnhof verkaufen kann. Trübsinnig putze ich mir die Zähne. Wie lange dauert es, bis dieses Temazepam wirkt? Habe ich noch genug Zeit, um meine Kleider in den Schrank zu legen? Oder knalle ich mitten im Zähneputzen aufs Waschbecken, weil die Wirkung ganz plötzlich einsetzt?

Alles Fragen, sage ich mir, als ich ins Bett steige, die man den Pflegekräften besser nicht stellt, sonst denken sie, man sei tatsächlich gestört. Solche Gedanken behalte ich künftig einfach für mich. Im Kopf.

Ein komischer Kopf, denke ich dann.

Ein schwerer Kopf. Massiv. Dunkel. Quadratisch. Nein, rechteckig. Er hat sich in einen großen schwarzen Amboss verwandelt, der langsam ins Kissen sinkt. Durchs Kissen durch! Ein Moment der Panik: Was passiert mit dem übrigen Körper? Verschwinde ich jetzt ganz in dem Loch? Nein. Mein Kopf ist inzwischen durch das Spannbetttuch verschwunden, aber mein Körper bleibt, wo er ist. Der Kopf sinkt immer tiefer, in die Matratze, durch die Füllung und die Klinik-Gummiauflage, bis er schließlich auf dem kräftig federnden Bettrost liegen bleibt.

Metall auf Metall. Darum geht es nicht mehr weiter. Klar.

Temazepam.

Cool.

Aber ich schlafe deswegen keine Minute länger.

Rechte gibt es in der Psychiatrie in jeder Form und jedem Umfang.

Das Grundrecht ist gar kein Recht: nicht in den Garten, nicht nach oben, nicht nach draußen – weder ohne Begleitung noch mit.

Dann folgen die Rechte für Anfänger: mit Begleitung in den Garten und, wenn das gut geht, nach draußen – an der Hand einer Pflegekraft in die weite Welt hinaus. Halbfortgeschrittene dürfen allein in den Garten und mit Besuchern nach draußen, Fortgeschrittene dürfen überall allein hin.

Wenn alles klappt und die Patienten ohne Ausnahme brav waren, winkt die ultimative Belohnung: Die Türen zum Garten werden aufgeschlossen, und jeder kann nach Belieben raus und rein – bis ein Neuzugang ohne Rechte kommt.

Das geheimnisvollste Recht aber ist die Tür zur Treppe. Während im Erdgeschoss nur Patienten und Pflegekräfte umhergeistern, warten im ersten Stock offenbar unsere Retter in der Not: die Psychiater, Psychologen und Psychotherapeuten, die Leute, die über unser Wohl und Wehe wachen und die Lösung für alle unsere Probleme haben – und sei es nur in Tablettenform.

Doch keine Rechte ohne Pflichten.

Wer einmal unbegleitet nach draußen darf, muss von da an auch alle Wochenenden draußen verbringen. Wer einmal die Treppe hinauf darf, muss künftig an allen Therapiesitzungen teilnehmen, die oben stattfinden. Und wer in Begleitung von Pflegekräften hinausdarf, von dem wird erwartet, dass er von sich aus darum bittet.

Und so sitze ich immer noch drinnen.

Während ich scheinbar ruhig meine x-te Tasse Tee aus dem Automaten hole und zu meiner Ecke an dem großen, leeren Esstisch zurücktrotte, tobt in meinem Innern ein Sturm, der sich einfach nicht legen will. Wie kann man von mir erwarten, dass ich eine Pflegekraft frage, ob sie mit mir spazieren gehen will? Denn eines weiß ich über die Menschen, die hier arbeiten: Sie leiden unter chronischem Zeit- und Personalmangel. Und da soll ich sie bitten, auch noch zehn Minuten für einen Spaziergang mit mir zu verplempern? Mit einer Person, die nur wegen ein bisschen Trübsinn hier einen Platz besetzt, den andere viel nötiger hätten? Selbst wenn mir alle Pflegekräfte geschlossen einen Spaziergang vorschlagen würden – es wäre meine Pflicht, das Angebot strikt abzulehnen.

»Waren Sie nicht die, die spazieren gehen möchte? Ich hab jetzt eine Viertelstunde Zeit.«

Überrascht schaue ich auf.

»Furchtbar gern.«

Ich stehe auf, und während ich hinter der Frau hergehe, betrachte ich aufmerksam ihre Kleidung. Ich wage hier auch deshalb niemanden anzusprechen, weil ich keine Ahnung habe, wo die Patienten aufhören und die Pflegekräfte anfangen: Man sieht keine Krankenhauskleidung, keine weißen Kittel, keine Namensschilder, wahrscheinlich, damit die Station nicht so klinisch wirkt. Das führt allerdings dazu, dass ich eine Heidenangst davor habe, irrtümlich einen Patienten anzusprechen und ihm dadurch einen irreparablen Schaden zuzufügen.

Doch plötzlich sehe ich es: An der Hosentasche der Frau baumelt ein Plastikschildchen mit einem Namen: SANDRA. Groß und dunkelhaarig – einprägen.

»Im Moment ist viel zu tun«, sagt sie, »aber eine Runde über den Parkplatz ist schon drin. Heute Abend gehen wir dann länger raus.«

Sie rasselt mit ihrem Schlüsselbund, schließt die Tür zur Außenwelt auf und schiebt einen Patienten, der sich uns hoffnungsvoll anschließen will, sanft wieder hinein.

»Und, wie geht's Ihnen?«, fragt sie, während sie hinter uns abschließt.

»Ich weiß nicht.«

Schweigend spazieren wir durch die drückende Sommerhitze. Das heißt, Sandra spaziert, ich schleppe mich lethargisch hinter ihr her. Ich kann nicht mehr.

Die psychiatrische Station liegt ganz versteckt auf dem Klinikgelände und ist nur durch eine Fußgängerbrücke mit dem Hauptgebäude verbunden. Wer dorthin will, muss entweder erst Krankheit und Tod in der Klinik die Stirn bieten oder am Ende des Parkplatzes unter der Schranke durchkriechen. Letzteres tun wir, in umgekehrter Richtung. Der Parkplatz ist groß und von einer grünen Mauer aus Bäumen und Sträuchern umgeben.

»Entschuldigung«, keuche ich, »können wir ein bisschen langsamer gehen?«

»Kein Problem.« Sandra passt ihr Tempo meinem an.

Gebeugt schlurfe ich über den Asphalt. Ich muss meine sämtlichen noch funktionierenden Gehirnzellen anstrengen, um mich überhaupt geradeaus bewegen zu können.

»O Gott, die Leute müssen ja denken, ich bin schwer krank«, murmle ich, als ich Sandra schon wieder anremple. Ich habe nicht einmal mehr genug Energie, um die Füße vom Boden zu heben. Als wäre ich todkrank, eine Patientin im Endstadium.

»Das sind Sie doch auch«, sagt Sandra.

Stumm stolpere ich weiter. Gehen kann ich kaum mehr, aber mir Vorwürfe machen, das geht gerade noch, und daran klammere ich mich. Ich verfluche mich, also bin ich. Ich glaube nicht an Depressionen. Dass ich, von einer Pflegekraft bewacht, wie betäubt dahintrotte, ändert nichts daran. Ich glaube an Wehleidigkeit, Schwäche, Versagen, und ich akzeptiere nur ein Heilmittel: einen Tritt in den Hintern. Das Gehen wird davon allerdings nicht leichter.

Gegenüber dem Parkplatz läutet eine Glocke. Zwischen den Bäumen lugt ein kleines Kloster hervor.

»Beide im Grün versteckt«, murmle ich. »Die Geistlichen und die Gestörten.«

Sandra lacht erstaunt, und einen Moment lang empfinde ich so etwas wie Freude. Ich weiß noch nicht genau, wie das Eine-Hand-wäscht-die-andere-Prinzip hier funktioniert und habe noch nicht herausgefunden, was ich für die Fürsorge tun muss, die ich hier genieße, aber nicht verdiene. Andere zum Lachen bringen, das ist das Einzige, was ich noch kann, also tue ich es. Auch wenn die Schuldgefühle davon nicht weggehen.

»Möchten Sie runter vom Parkplatz?« Sandra nickt zur Ausfahrt hin. »Ein bisschen Zeit haben wir noch.«

Ich schaue zur Straße. Fußgänger, Radfahrer und Autos sind dort unterwegs, Busse rumpeln vorüber. Vor einer Woche habe ich mir noch Sorgen darüber gemacht, ob meine Bücher dieses Jahr eine Million Umsatz erzielen werden, und jetzt habe ich Angst vor einer Straße …

»Parkplatz«, sage ich kläglich.

Wir gehen schweigend weiter.

»Ich weiß, dass Sie nicht sagen können, wie es Ihnen geht«, sagt Sandra schließlich. »Aber wie fühlen Sie sich im Moment? Oder besser: Was fühlen Sie im Moment?«

Ich schlucke. »Ich komme mir furchtbar dumm vor, weil ich hier bin. Als ob ich mit einem verstauchten Knöchel in der Chirurgie liegen würde. Ich belege ein Bett, das jemand anderer wahrscheinlich viel dringender bräuchte.«

Sie sieht mich verwundert an.

»Wieso meinen Sie, dass jemand anderer es dringender bräuchte als Sie?«

»Ich hab Familie, ich hab einen Freund und einen Superjob. Was mach ich also hier?«

»Aber der Hausarzt, der Krisendienst und der Psychiater waren alle dafür, dass Sie sofort eingewiesen werden.«

»Ja, komisch. Ich konnte nicht mehr aufhören zu weinen, und ich wusste nicht mehr weiter, aber das ist doch kein Grund für eine Einweisung.«

»Nein?«

»Nein, natürlich nicht. Das ist ganz normal.«

Wir überqueren die Zufahrt. Sandra schweigt einen Moment.

»Was genau ist denn normal?«, fragt sie dann.

»Na ja, dass man tot sein will.«

Sie sieht mich stirnrunzelnd an.

»Dass ich tot sein will, ist doch nicht das Problem. Das Problem war, dass ich mit dem Gedanken im Kopf mein Leben einfach nicht mehr auf die Reihe gekriegt habe. Aber wenn ich mich ein paar Wochen ausruhe, geht's bestimmt wieder. Dafür muss ich ja nicht unbedingt hier sein. Das Ganze war nur eine vorübergehende Schwäche.«

»Glauben Sie das wirklich?«

»Klar, so war's doch immer. Dumm komme ich mir jetzt vor allem deshalb vor, weil ich wegen nichts und wieder nichts so einen Aufstand gemacht habe. Ich meine, eigentlich will doch jeder lieber tot sein.«

»Nein«, sagt Sandra vorsichtig. »Das stimmt nicht.«

»Okay, die meisten Leute sind natürlich nicht selbstmordgefährdet. Nicht *akut* selbstmordgefährdet. Sie laufen nicht den ganzen Tag mit konkreten Plänen im Kopf herum, wie sie Schluss machen können. Sie reden auch nicht ohne Weiteres mit anderen darüber, aber tief drinnen, ganz tief drinnen will doch eigentlich jeder lieber tot sein.«

»Das denken Sie allen Ernstes?«

»Ja«, antworte ich irritiert. »Ich will das doch auch schon mein ganzes Leben lang. Das ist nicht immer ein aktiver Plan und auch kein richtig konkreter Gedanke, aber es ist so ein Gefühl, das im Hintergrund immer mitschwingt. Haben Sie das denn nie?«

»Nein.«

Als sie meinen Blick sieht, schüttelt sie den Kopf. »Wirklich nicht. In der Psychiatrie sind viele selbstmordgefährdet oder haben einen Selbstmordversuch hinter sich, aber das kommt von der Depression. Es ist ein Krankheitssymptom. Eine Freundin von mir hatte das auch mal, und als es ihr wieder besser ging, war sie heilfroh, dass sie's überlebt hatte. Die meisten können sich später gar nicht mehr vorstellen, so tief im Keller gewesen zu sein, dass sie Schluss machen wollten. Tot sein zu wollen gehört normalerweise nicht zum Leben.«

Wir passieren die Treppe zum Klinikeingang und treten unter der Fußgängerbrücke in den Schatten. Der Kies knirscht unter meinen Füßen, und meine Gedanken wirbeln durcheinander.

Ich versuche zu begreifen, was Sandra gesagt hat, aber es gelingt mir nicht. Ich kann verstehen, dass ich hier bin, weil ich einen aktiven Todeswunsch bekundet habe, und ich verstehe zur Not auch, dass andere darin ein Problem sehen. Aber wenn ein aktiver Todeswunsch wieder zu einem passiven schrumpft, dann ist das Problem doch gelöst, oder? Wie können Gedanken, mit denen ich schon mein Leben lang herumlaufe, ein Problem sein? Ein passiver Todeswunsch bedeutet doch, dass es mir im Moment wieder gut geht?

Als wir wieder ins helle Licht treten, bleibt es in meinem Kopf dunkel. Ich stehe vor einer uneinnehmbaren Festung. Vor einem Turm, der oben in den Wolken verschwindet und einen massiven bleischweren Schatten auf mich wirft.

»Vielleicht ist es anderen nur nicht bewusst?«

»Nein.« Sandra holt ihren Schlüsselbund hervor. »Wirklich nicht.«

Bevor sie die Tür aufschließt, sieht sie mich ernst an. »Tot sein zu wollen – ob aktiv oder passiv oder wie immer Sie's nennen wollen – ist nicht normal. Es ist ein Zeichen dafür, dass man Hilfe braucht. Deswegen würde ich mir an Ihrer Stelle nicht den Kopf darüber zerbrechen, dass Sie hier ein

Bett belegen, das ein anderer besser gebrauchen könnte. Ich glaube, es ist gut, dass Sie hier sind. Wirklich.«

Die Tür wird wieder abgeschlossen, und Sandra lächelt mir zum Abschied zu. Ich bleibe verwirrt zurück.

Auf dem Weg ins Wohnzimmer bleibe ich im Freizeitraum stehen. Es ist eine Art Viehmarkthalle mit einem Pingpongtisch, einem deplatziert wirkenden Kühlschrank, einem Billardtisch und einem kleinen Tisch neben einem Schrank, der von oben bis unten mit Puzzlespielen vollgestopft ist. Jemand betritt den Raum von der anderen Seite, und ich gehe schnell weiter. Als ich wieder an meinem Platz am Ende des Esstischs sitze, lässt sich ein älterer Mann mit zerzausten grauen Haaren und einer kaputten Brille zwei Stühle weiter nieder. Er starrt vor sich hin, murmelt irgendetwas und grinst dann. Ich starre ebenfalls vor mich hin, ziehe den Teebeutel durch meinen Tee und wünsche mir, mein Herz würde aufhören zu schlagen.

»Hab ich Sie nicht eben bei den Puzzles gesehen?«

Ich erstarre. Vor mir steht eine mollige Frau mit langen blonden Haaren und mustert mich mit einem leichten Stirnrunzeln. Schnell senke ich den Blick: Jacqueline, Pflegekraft.

»Nein«, sage ich schnell. »Vielleicht. Wieso?«

»Sie können gern ein Puzzle legen, wenn Sie Lust haben. Wollen wir mal schauen?«

Widerstrebend folge ich ihr. Vielleicht will ich ja wirklich puzzeln. Aber das soll niemand wissen. Wissen ist Macht.

»Wär das was?« Jacqueline zieht ein Tausend-Teile-Puzzle aus dem Schrank und hält es hoch.

Angewidert betrachte ich das Monster. Unten fünfhundert Teile Grün, darüber fünfhundert Teile Blau und in der Mitte zehn Teile Burg.

»Nein danke«, sage ich leise. »Ist nicht so mein Ding, das viele Blau.«

Ein Rennwagen, eine Mühle und ein Bergbauernhof ziehen

an mir vorüber, und ehe ich mich's versehe, stehe ich selbst vor dem Schrank, und mein Finger fährt über altbackene Landschaftsbilder und frustrierende klassische Gemälde. Im untersten Fach hält er inne. Mein Herz macht einen Satz. Mühsam zerre ich die große Schachtel unter den anderen hervor.

»Das?«, fragt Jacqueline.

Ich nicke. Wie hoch ist die Wahrscheinlichkeit, dass ein Puzzle mit einem Pferd, das einen Sprung der Hohen Schule vollführt, in der Psychiatrie landet? Und wie hoch ist die Wahrscheinlichkeit, dass dort auch eine Patientin landet, die schon seit Ewigkeiten davon träumt, ihren Shetlandponys diesen Sprung beizubringen?

»Wo wollen Sie's machen?«

Der Freizeitraum ist groß und kühl. Ich schaue zu meinem Stuhl im Wohnzimmer hinüber.

»Geht's da drüben?«

»Natürlich«, antwortet sie, und schon sitze ich wieder an meinem Platz, aber jetzt mit einer Puzzleschachtel in den Händen. Der zerzauste Mann schlendert hinter mir vorbei und setzt sich dann wieder zwei Stühle weiter hin.

»Ich glaub, Sie haben einen Fan«, sagt Jacqueline augenzwinkernd. »Aber keine Sorge, Johan ist nicht sehr gesprächig, stimmt's, Johan?«

Johan grinst und schaut dann betreten weg.

»Ich auch nicht«, nuschle ich. Ich rühre in den Puzzleteilen, dann sinkt meine Hand herab. Ich kann nicht mehr. Ich bin ein Wrack.

»Soll ich Ihnen helfen?«

Und so geht mein erster Nachmittag Teilchen für Teilchen vorüber. Johan steht alle zwei Minuten auf, dreht eine Runde durch die Station und setzt sich dann wieder. Ab und zu hilft mir jemand vom Personal bei der Suche nach Randstücken. Und ich puzzle.

Fernsehen kann ich schon lange nicht mehr, ich kriege

nichts mehr mit. Gesprächen zwischen mehr als zwei Personen kann ich nicht mehr folgen, und aufs Lesen kann ich mich auch nicht mehr konzentrieren. Wenn ich im Verlag ein Manuskript vor mir hatte, kämpften meine Augen wie Löwen darum, entwischen zu können, und die Sätze zerfielen auf dem Papier in einzelne Wörter.

Das letzte Aufflackern meines Lesevermögens galt Ester Verhoefs Buch *Illustrierte Hühner-Enzyklopädie.* Jeder der kurzen Texte war mit einer Abbildung versehen, und da ich von Hühnern keine Ahnung habe, merkte ich auch nicht, wie die Bezugssysteme in meinem Gehirn zusehends verfielen. Ich verordnete mir jeden Tag zehn Zeilen Hühnertext, bis ich irgendwann auch die nicht mehr schaffte. Ich hatte nicht einmal mehr die Kraft umzublättern. In dem Moment wurde mir klar, dass es aus war. Dass ich kaputt war. Am Ende.

Es war kurz vor meiner Einweisung.

Jetzt lege ich ein Puzzle, und ich klammere mich mit aller Macht daran fest.

Erst als der Essenswagen in den Freizeitraum gerollt wird, schaue ich wieder auf. Ich strecke mich vorsichtig. Da schlägt die Panik zu.

Während die ersten Patienten mit ihren Tabletts an den Tisch kommen, bleibe ich wie angenagelt sitzen. Wohin mit dem Puzzle? Es ist noch längst nicht fertig! Wie konnte ich nur so egoistisch sein, den ganzen Tag über den Esstisch zu belegen? Was soll ich tun?

Zu meinem Entsetzen nehmen einige schon am anderen Tischende Platz und sehen befremdet zu mir her. Als dann auch noch Sandra und Jacqueline hereinkommen, ist der Albtraum komplett. Die Angst schnürt mir die Kehle zu, und ich stottere eine Entschuldigung.

Jacqueline wirft einen Blick auf den Tisch und sagt: »Kein Problem, dann essen wir einfach drüben.«

Und alle trotten hinter ihr her ins andere Wohnzimmer.

»Aber was mach ich mit dem Puzzle?«, frage ich.

»Lass es einfach liegen«, antwortet Sandra. »Ich seh nachher mal nach, ob wir irgendein Brett haben, auf das wir's schieben können, dann stört es niemanden mehr. Kommen Sie?«

Fassungslos stolpere ich hinter ihr her.

Beim Essen unterhalten sich die Pflegekräfte über Urlaubspläne, die Patienten machen lange Zähne, und ich kriege keinen Bissen hinunter. Angespannt lasse ich den Blick zwischen Sandra und Jacqueline hin und her wandern und versuche, ihre Gefühle zu ergründen, ihre Gedanken zu lesen, abzuschätzen, was gleich passieren wird, und mir meine Angst nicht anmerken zu lassen. Ich warte auf Vorwürfe, giftige Bemerkungen und schließlich ein Donnerwetter. Es ist die Stille vor dem Sturm, und je länger sie dauert, desto schlimmer wird es werden.

Als zwanzig Minuten später die letzten Puddingschälchen ausgekratzt sind und alle vom Tisch aufstehen, ist immer noch nichts passiert. Ich kann gerade noch mein Tablett zum Essenswagen bringen, dann merke ich, dass ich kurz davor bin zusammenzubrechen – aber wo darf man das überhaupt?

Die Patientenzimmer sind nur zum Schlafen da, tagsüber darf man sich nicht darin aufhalten, die Regeln hämmern auf mich ein, und so bleibt nur noch ein Ort übrig. Ich wanke in den Freizeitraum und halte mich am Kühlschrank fest, dann sinke ich zusammen und breche verzweifelt in Tränen aus. Sandra kommt und fragt erschrocken, was los sei, aber ich kann es nicht erklären.

Ich weiß nur, dass etwas in mir kaputt ist, und dass ich nur noch weinen kann.

Aber ich habe nicht gegen die Regeln verstoßen.

Sonntag

Ich warte im Flur auf Martine, die Pflegekraft, die gleich mit mir an die frische Luft gehen wird. Zwei Stühle weiter pult ein älterer Mann mit kaputter Brille und langen schmutzigweißen Haaren ununterbrochen an einer großen entzündeten Wunde an seinem Bein herum und summt dabei leise vor sich hin. Dr. de Vries, Psychiaterin in Ausbildung, bleibt nervös vor ihm stehen.

»Nicht anfassen, Herr de Groot«, sagt sie. »Das macht es nur noch schlimmer.«

Als er seinen Namen hört, nimmt Herr de Groot mit einem »Angenehm, de Groot« die Finger von der Wunde und streckt der Ärztin die Hand hin. Sie weicht zurück und flüchtet sich zum Pflegeteam.

Das besteht heute aus Karel und Leny. Sie verfolgen das Geschehen schon seit mehreren Minuten durch die offene Tür und zeigen dabei das charakteristische Lächeln von Menschen, die in den fünfzehn Jahren ihrer Tätigkeit hier Dutzende von Ärzten haben kommen und gehen sehen.

Doch als Dr. de Vries hereinkommt, fixiert Leny mit zusammengekniffenen Augen die Medikamentenlisten, und Karel kontrolliert, ob die Tabletten in den Spendern mit den Listen übereinstimmen. Die Ärztin räuspert sich unsicher, doch Herr de Groot macht unbeirrt weiter. »… und zweimal Lorazepam. Als nächste dann Frau Geurts?«

Dr. de Vries versucht es noch einmal. »Äh … diese Wunde – die sieht nicht gut aus.«

»Welche Wunde?«, fragt Leny, ohne aufzuschauen.

»An Herrn de Groots Bein.«

»Ach, die. Nein, die sieht überhaupt nicht gut aus, deswegen wollten wir ja, dass *Sie* einen Blick draufwerfen.«

»Ja, also, die ist ziemlich entzündet …«, meint Dr. de Vries. »Vielleicht sollten wir ihn ins Krankenhaus schicken?«

»Das hier *ist* ein Krankenhaus. Wir *sind* das Krankenhaus.«

»Dann müssen wir wohl selbst was machen.«

»Und was? Sie sind die Ärztin.«

»Vielleicht die Wunde desinfizieren?«

»Das wär schon mal ein guter Anfang«, stimmt Karel großmütig zu. »Ich würde es mit einem kräftigen Schuss Jod probieren.«

Da entschließt sich die Ärztin, ihre Würde wenigstens ansatzweise wiederherzustellen. »Ich hab aber gelernt, dass Jod bei großen Wunden zu aggressiv ist und nicht nur die Entzündung bekämpft, sondern auch die gesunden Zellen vernichtet ...«

Die Stille, die darauf folgt, ist nicht weniger vernichtend.

»Gut, also Jod«, murmelt sie und nimmt die Flasche aus dem Schrank. Beim Anblick des Patienten, der soeben mit einer weiteren Erkundung des Katastrophengebiets begonnen hat, bleibt sie in der Tür stehen. »Könnte einer von Ihnen vielleicht einen Moment ...«

Doch Leny und Karel sind bereits wieder mit ihren Listen beschäftigt. Die Ärztin stößt die Luft aus und geht mit bleischweren Schritten zu de Groot. Gerade als sie seine Hand von der Wunde wegziehen will, ruft Karel nach ihr. »Dr. de Vries?«

Hoffnungsvoll blickt sie auf.

»Ich würde Handschuhe anziehen.«

Während sie betreten zum Wandschrank geht, wird mir klar, dass die Psychiatrie gar keine Krankenhausabteilung ist, sondern ein Tier: ein riesengroßes, plumpes Monster mit Dutzenden von Köpfen, die genauso problemlos zusammenarbeiten, wie sie einander verschlingen, die einen Arzt genauso problemlos in die Pfanne hauen, wie sie einen Patienten zermalmen.

Die Psychiatrie lebt. Und ich bin in ihren Klauen gefangen.

Martine winkt mich zur Eingangstür, und ich folge ihr resigniert.

»Das Leben mit einer schweren Depression kann man mit einem Marathonlauf vergleichen«, sagt Martine, als wir ins Haus zurückkommen. »Es ist Hochleistungssport. Unterschätzen Sie das nicht.«

»Schon«, antworte ich leise. »Nur schindet man sich bei einem Marathonlauf für ein Ziel. Da versteh ich, dass man am Abend halb tot auf dem Sofa liegt. Aber ich bin schon erschöpft, wenn ich mir bloß ein Brot schmiere. Ich hab keine Energie zum Aufstehen, keine Energie zum Essen und zum Schlafen auch nicht mehr. Dabei bin ich so müde. So furchtbar, unendlich und hoffnungslos müde.«

Und ich will nicht mehr.

Ich kann nicht mehr.

Martine sieht mich beunruhigt an.

Tränen brennen in meinen Augen, und meine Kehle schnürt sich langsam zu.

»Versuchen Sie, sich irgendwie abzulenken, und wenn's noch so schwerfällt. Haben Sie heute nicht ein Puzzle angefangen? Oder stellen Sie sich unter die warme Dusche. Beschäftigen Sie sich, versuchen Sie, in Bewegung zu bleiben. Ich komm nachher noch mal vorbei. Meinen Sie, Sie halten so lange durch?«

Ich nicke benommen und tappe an der Wand entlang in mein Zimmer. Ablenkung ist gut. Ablenkung gibt Halt. Ich brauche Halt. Ich klammere mich ans Fußende meines Bettes und lasse mich zu Boden gleiten.

Ablenkung.

Halt.

Bewegung.

Ich kann nicht mehr richtig denken. Ich höre die Worte, aber ihre Bedeutung verschwimmt.

Ablenkung.

Etwas ist kaputt in meinem Kopf. Da ist nur noch Grau. Ein zähflüssiges Grau, das meinen Schädel verschlingt und langsam das Zimmer füllt.

Halt.

Ich lasse meinen Kopf aufs Bett sinken.

Bewegung.

Telefon

Auch auf psychiatrischem Gebiet habe ich bereits versagt. Der Nachtdienst machte ein ziemlich besorgtes Gesicht, weil ich bei jeder Kontrollrunde wach lag. Deswegen hat meine Tablette jetzt einen Freund bekommen: Lorazepam. Ich hoffe, die beiden frittieren mein Gehirn.

Als mein Bett zu vibrieren beginnt, greife ich unter die Decke und schaue mit einem Auge auf das Display: Sergei.

»Hallo, Schatz«, fragt er fröhlich. »Geht's wieder einigermaßen?«

»Ja«, antworte ich nur.

»Schön. Erinnerst du dich an den Kongress in Amsterdam, den ich abgesagt habe? Die bezahlen mir den Hin- und Rückflug, und da dachte ich, wenn ich jetzt doch hingehe, kann ich dich besuchen.«

Schweigend lasse ich seinen Enthusiasmus über mich ergehen.

»Ich könnte einen Tag früher hier los und am Sonntag bei dir vorbeikommen, wenn du willst.«

Ich hebe resigniert die Hand. »Du hast doch gemeint, der Kongress bringt nichts.«

Ich kann förmlich hören, wie er mit den Schultern zuckt. »Ja, aber wenn der Flug bezahlt wird und ich dich sehen kann ... Vorausgesetzt, du möchtest, dass ich komme.«

»Ich ... Ja.«

»Okay, wenn ich am Samstag die letzte Maschine nehme und am Montagabend nach Athen zurückfliege, verpasse ich nur zwei Tage. Sonntags passiert hier sowieso nicht viel, also ...«

Sergeis allzu muntere Stimme driftet ab, und ich zähle die Löcher in der Decke, um nur ja nicht weinen zu müssen und nur ja nicht den Gedanken zuzulassen, der mich von innen her erstickt.

Ich will nicht, dass du kommst.

Aber ich bringe es nicht übers Herz, Sergei das zu sagen.

Nachdem wir aufgelegt haben, drücken die Schuldgefühle meinen Körper tief in die Matratze, und meine Gedanken lösen sich nach und nach in einem dichten Nebel auf. Einem seltsamen Nebel. Mein ganzer Körper fühlt sich seltsam an. Mein Kopf ist dick und wattig und schwillt allmählich an. Die Tabletten! Panik erfasst mich – eine allergische Reaktion! –, vergeht aber gleich wieder. Jetzt fühlt sich mein Kopf luftig an, leicht wie ein Ballon. Mein Kopf ist ein Ballon! Ein hellgelber Ballon, der sich sanft auf dem Kissen wiegt, während er immer weiter aufgeblasen wird.

Verwundert suche ich nach meinem Hals. Dann muss ich lachen. Ballons haben doch gar keinen Hals, die haben eine Schnur! Eine Schnur, die an meinem Körper befestigt ist, sodass der Ballon auf meinem Kissen schaukelt, während ich still daliege. Ein hohlköpfiges Leben. Ich seufze selig. Da reißt die Schnur. Der Ballon wiegt sich noch einmal hin und her, dann weht ihn ein Lufthauch über die Kante der Matratze. Er sinkt zu Boden und verschwindet schließlich lautlos unter dem Bett.

Fast bedaure ich, dass er weg ist. Ohne Kopf bleibe ich liegen. Erneut kommt Panik in mir auf, die aber gleich wieder verfliegt. Es ist ja kein Kopf mehr da, der sie aufrechterhalten könnte.

Lorazepam also. Gut.

Den Rest der Nacht liege ich hirnlos im Bett.

Sonntagnachmittag

Als Johan ins Wohnzimmer geschlappt kommt, merke ich, dass ich wieder zwei Minuten damit vertan habe, untätig nach draußen zu schauen. Das Puzzle liegt unberührt vor mir.

Johan schlappt wieder hinaus, und ich betrachte mein Spiegelbild in der Scheibe. Wie Tiere in einem Terrarium leben wir hier, in ein Glashaus gesteckt, damit man uns gefahrlos – für uns, für die Welt? – beobachten und studieren kann.

Aber Terrarien sind nicht für graue Mäuse da. Oberstes Terrariengesetz: In einem Terrarium hält man exotische Tiere mit faszinierendem Aussehen und spektakulären Fressgewohnheiten. Farbenprächtige Exemplare, die so interessant sind, dass man sie genauer erforschen will. Graue Mäuse sind Futter. Kollateralschäden.

Und ich bin eine graue Maus.

»Du bist neu hier, was? Bleib sitzen, ich komm zu dir!«

Ich erstarre. Aus dem Augenwinkel sehe ich etwas durch den Flur flitzen. Ich schaue konzentriert zur Tür und vergesse dabei, dass das Wohnzimmer noch zwei andere Eingänge hat.

»Aha, ein Großes.«

Vor Schreck fege ich beinahe die Puzzleschachtel vom Tisch. Neben mir sitzt ein mageres Mädchen mit schwarz gefärbter Pagenfrisur in einem Rollstuhl und sieht sich aufmerksam mein Puzzle an. Der Rand ist fertig, ich beginne gerade mit dem Pferd.

»Ich hatte auch mal ein Pferd«, sagt das Mädchen leise. Dann blickt sie auf und hält mir die Hand hin. »Aber das ist lange her. Ich bin Lisanne, und du bist neu hier.«

Vorsichtig drücke ich ihre knochige Hand. »Myrthe. Ich bin seit Freitagabend hier.«

»Ich bin froh, dass du da bist. Komm, ich zeig dir mein Zimmer.«

Verwundert folge ich ihr, doch da prallt sie gegen den Türpfosten, und ein Griff ihres Rollstuhls bohrt sich in meinen Bauch.

»Sorry, das muss ich noch üben.«

Drei Türpfosten weiter, und wir stehen in ihrem Zimmer. Während bei mir der einzige Schmuck das Fenster ist, hat Lisanne eine rot-weiße Tagesdecke auf ihrem Bett, die fast unter einem Berg Kuscheltiere verschwindet, auf dem Fensterbrett eine lange Fotogalerie und im ganzen Zimmer eine bunte Ansammlung Girlanden und Poster.

»Wie lange sitzt du schon hier drin?«, frage ich zögernd.

»Acht Wochen oder so. Na ja, sitzen ...« Ein halbes Lachen. »Ich würde es eher liegen nennen.«

»Kommst du gerade von zu Hause zurück?«

»Nein, ich bleibe an den Wochenenden hier.«

Sie betrachtet mich prüfend. Dann zuckt sie mit den Schultern und zeigt auf das Tablett, das auf dem Tisch steht.

»Ich hab hier gegessen, weil ich noch im Bett liegen musste.«

»Ach.«

»Aber jetzt darf ich endlich wieder raus. Ich will in den Klinikladen. Kommst du mit? Dann kannst du mich schieben, ich ramme nämlich immer noch sämtliche Türen mit diesem Scheißrollstuhl.« Sie klopft an den Türpfosten und manövriert sich dann in den Flur. Hastig gehe ich hinterher. »Du darfst auch mit in den Aufzug!«

Als Lisanne ins Stationsbüro schaut und fragt, ob jemand den Lift aufschließen kann, kommt Sandra heraus, aber ohne Schlüssel.

»Das muss bis morgen warten, fürchte ich«, sagt sie freundlich, aber bestimmt. »Sie sind jetzt schon über eine halbe Stunde auf, und nachher bekommen Sie auch noch Besuch. Legen Sie sich lieber noch ein bisschen hin. Außerdem steht Myrthes Ausgangsregelung noch nicht fest, sie darf also sowieso nicht raus. Soll ich Ihnen helfen?«

»Nein, geht schon«, murmelt Lisanne. Sie scheint in ihrem Rollstuhl zu schrumpfen.

Schweigend rollt sie zu ihrem Zimmer zurück.

»Bleib ruhig hier, ich komm schon klar«, sagt sie, aber ihre Forschheit ist verflogen. »Ich bin, ehrlich gesagt, auch ziemlich müde. Wenn die anderen später vom Wochenende zurückkommen, darf ich noch mal kurz raus. Dann musst du mir mehr von dir erzählen.«

Ich betrachte mein Spiegelbild in der Aufzugtür.

Ich bin froh, dass du da bist.

Seltsam.

Puzzle

Puzzeln ist schön. Es gibt den Händen etwas zu tun, während die Gehirnzellen apathisch herumschlingern. Es vermittelt einem mit jedem passenden Teil das Gefühl, vielleicht doch nicht ganz nutzlos zu sein, und man hat etwas, auf das man den Blick richten kann. Jetzt zum Beispiel: Ich sitze im Wohnzimmer auf einer Seite des Tischs, meine Eltern auf der anderen, und auch sie halten den Blick seit zwanzig Minuten auf das Puzzle gerichtet.

Als Sandra mit ihrem Schlüsselbund vorbeikommt, um einen Patienten in den Garten hinauszulassen, wirft sie mir einen befremdeten Blick zu.

Ich kann mir denken, warum. In den anderen Grüppchen im Wohnzimmer unterhalten sich die Patienten leise mit ihrem Besuch. In meinem Grüppchen reiht mein Vater Sätze aneinander, die all das betreffen, was nach meiner Einweisung noch zu regeln ist, meine Mutter hält die Augen gesenkt, und ich sage immer nur: »Mhm.«

Schweigen.

Ich nehme ein Puzzleteil aus der Schachtel.

Johan kommt murmelnd ins Wohnzimmer. Er sieht sich mit einem vagen Lächeln um und setzt sich dann wieder zwei Stühle weiter an den Tisch. Meine Eltern versteinern. Vor ihnen sitzt ein ungepflegter alter Mann, der unverständliches Zeug redet und leicht nach Urin riecht. Seit zwei Tagen mein Nachbar. Er lacht aus unerfindlichen Gründen, steht abrupt auf und schlurft davon, zur nächsten Runde seiner endlosen Reise durch die Station.

Als er weg ist, entspannen sich meine Eltern sichtlich.

Nächstes Puzzleteil.

Plötzlich richtet sich meine Mutter auf.

»Ach, übrigens, ich hab Joep erzählt, dass du hier bist, du weißt schon, Davids Mentor im Verein. Er und die anderen aus dem Arbeitskreis wünschen dir gute Besserung. Das ganze Team fühlt mit uns – ich dachte, das muss ich dir erzählen, das freut dich bestimmt.«

Ich wünschte, ich wäre tot.

»Joep sagt, ein Freund von ihm hatte vor ein paar Jahren auch einen Burn-out, wegen zu viel Stress im Beruf, ein ganzes Jahr lang hat er damit zu tun gehabt, und du sollst es ruhig angehen lassen.«

»Ich hab keinen Burn-out.«

»Aber von der Arbeit kommt es schon«, sagt mein Vater. »Du warst beruflich überlastet und dadurch überanstrengt, deshalb bist du jetzt hier.«

»Ich bin nicht überanstrengt«, grummle ich. »Ich bin depressiv.«

»Haben das die Ärzte gesagt? Dass es kein Burn-out ist?«, fragt er. »Meiner Meinung nach kann es nämlich beides sein, die Depression kann eine Folge des Burn-outs sein. Hast du's ihnen denn richtig erklärt? Vielleicht sollten wir mal bei so einem Gespräch dabei sein, dann könnten wir sagen, was genau passiert ist und warum du hier bist.«

»Ich bin hier, weil ich depressiv bin.«

»Bist du sicher? Ist das wirklich die Diagnose?« Mein Vater schüttelt den Kopf. »Also, für mich ist es Überanstrengung.«

Ich richte den Blick auf den Tisch.

Nächstes Puzzleteil.

»Wann kommt ihr wieder?«, frage ich dann.

Sie wechseln einen Blick, und ich frage mich, welche Antwort ich gern hören würde.

»Ich könnte morgen wieder vorbeikommen, wenn dir das nicht zu viel wird«, sagt mein Vater.

Ich nicke. Dann löse ich den Blick von meinem Puzzle. Ich sehe meine Mutter an, ganz kurz nur, aber ich weiß, dass sie es merkt.

Sie schaut meinen Vater an und heftet die Augen dann wieder auf den Tisch. »Ich muss mal sehen«, sagt sie. »Diese Woche hab ich ziemlich viel zu tun. Im Verein haben wir jetzt endlich alle Anlaufstellen für junge Menschen mit Verhaltensproblemen beisammen, es gibt wieder Ärger mit ein paar von Davids Dozenten, die nicht verstehen, dass er seine Zwischenprüfungen nicht auf die übliche Art ablegen kann, und zu Hause hat sich natürlich auch einiges geändert durch …« Sie macht eine Bewegung, die den Raum, die Patienten, die ganze Station umfasst. »Durch das alles. Plötzlich warst du hier, und wir mussten im letzten Moment unsere ganzen Pläne für den Sommer über den Haufen werfen. Für dich tun wir das natürlich gern, aber es ist schon ärgerlich, vor allem, weil ich wegen David so ein hektisches Jahr hinter mir habe und ein paar Wochen Urlaub wirklich gebraucht hätte. Wir wollten auch noch was am Haus und im Garten machen – alles Dinge, für die wir jetzt eine andere Lösung finden müssen. Das Ganze kommt einfach etwas ungelegen. Vielleicht fahren dein Vater und ich übers Wochenende weg, uns ein bisschen erholen von dem vielen Stress, für uns ist es ja auch schwer. Ich weiß also nicht, ob es diese Woche noch klappt. Ich möchte mich auch nicht festlegen, erst mal muss ich wissen, wie unsere Pläne im Einzelnen aussehen, bevor ich sagen kann, ob ich komme. Vielleicht nächste Woche. Mal sehen.«

Ich nicke.

Meine Finger wühlen blind in der Schachtel. Es spielt alles keine Rolle mehr. Ich habe eine Vorlage und Puzzleteile, und damit werde ich alles füllen, den Rest dieses Gesprächs, das Bild, meinen Kopf.

Mein Vater räuspert sich. »Vielleicht gehen wir jetzt besser, sonst wird es zu anstrengend für dich.«

»Ja«, sage ich leise. »Ich bin ziemlich kaputt.«

»Du siehst auch müde aus«, sagt meine Mutter erleichtert. »Dann wollen wir mal gleich los.«

Sie gibt mir einen Kuss, mein Vater drückt mich, und wir gehen zusammen zur Tür. Dort bleibt meine Mutter stehen. Sie zögert einen Moment, dann dreht sie sich um und umarmt mich unbeholfen. »Tschüs, mein Schatz, sieh zu, dass du schnell wieder gesund wirst.«

Mein Herz krampft sich zusammen. Ich schaue ihnen nach, als sie durch den Flur gehen und verschwinden. Ich begleite sie nicht zum Ausgang, das wäre nur peinlich. Stattdessen gehe ich zurück zum Tisch, zu meinem Stuhl und suche ein neues Stück Pferd, um nur ja nichts zu fühlen.

»Sind Ihre Eltern schon weg?«

Verwundert sehe ich auf. Sandra steht neben mir.

»Sie hätten ruhig noch bleiben können. Sonntags sind die Besuchszeiten länger, sie hätten noch über eine Stunde gehabt.«

Ich wende mich achselzuckend wieder meinem Puzzle zu, aber mir ist bewusst, dass das nicht die richtige Reaktion ist. Unbehaglich rutsche ich auf meinem Stuhl herum.

»Sie mussten noch woandershin.«

Sandra nimmt behutsam ein Puzzleteil aus der Schachtel.

»Wie war's, sie wiederzusehen?«

Wie wenn ein Reibeisen über die Seele schrammt.

Wieder zucke ich mit den Schultern. »Normal.«

»Ist das nicht eine Ohrspitze?«

Ich nehme ihr das Puzzleteil aus der Hand. Allmählich taut mein Körper auf, und mein Gesicht verzieht sich zu einem schwachen Lächeln. Kaum wahrnehmbar, aber immerhin. Das erste heute.

Sandra wendet sich halb um, weil ein Mann im Garten ihr durch die Scheibe ein Zeichen gibt, dass er ins Haus will.

»Übrigens«, sagt sie, »wenn Sie keinen Besuch möchten ... Das ist kein Muss. Besuch empfangen Sie nur, wenn das für Sie in Ordnung ist, sonst nicht. Sie sind nicht für Ihre Besucher da.«

Nein, ganz bestimmt nicht.

Ich schaue auf das Puzzle hinab.

Ich bin für niemanden da.

Garten

Als die Patienten nach dem Abendessen allmählich aus dem Wochenende zurückkommen, zeigt sich, dass ich Pflegekräfte und Patienten doch unterscheiden kann. Pflegekräfte schauen einen an, Patienten halten den Blick gesenkt oder sehen sich scheu um. Pflegekräfte gehen aufrecht und zielstrebig durch die Station, Patienten trotten mit hängenden Schultern ziellos umher. Pflegekräfte haben Schlüssel, Patienten haben eine abgeschlossene Terrassentür.

Der Garten, eingerahmt von den beiden Flügeln mit den Patientenzimmern und einer hohen grünen Hecke, ist das Herz der Station. Ein gepflegter funktionaler Anstaltsgarten mit Blumenbeeten, einem Rasenstreifen und vielen Steinplatten. An diesem herrlichen Sommerabend sitzen alle, die irgend können und dürfen, in Gartenstühlen oder auf dem Mäuerchen, um die letzten Sonnenstrahlen einzufangen. Alle außer mir.

An dem Tisch neben der Tür haben sich einige Patientinnen niedergelassen, die sich hier offensichtlich ganz zu Hause fühlen.

»Kann die Tür nicht offen bleiben?«, wendet sich eine kleine Frau mit grimmigem Blick an Jacqueline, die gerade wieder abschließen will. »Sie war doch die ganze Woche offen, warum jetzt nicht mehr?«

»Weil das im Moment nicht geht«, antwortet Jacqueline. »Aber wenn Sie klingeln, kommt gleich jemand von uns und lässt Sie rein.«

»Das weiß ich, aber dann müssen Sie dauernd hin und her laufen ... Wenn die Tür einfach offen bleibt, erspart das allen viel Mühe und Ärger.«

»Lass doch, Yvonne«, flüstert eine andere Frau. »Das ist bei einem Neuzugang immer so, da kann das Personal auch nichts machen.«

Ich sehe mich um. Es ist doch niemand mehr dazugekommen, seit ich hier bin, oder? Da merke ich, dass vom Gartentisch her vier Augenpaare auf mich gerichtet sind.

Ach so.

Der Neuzugang bin ich.

Und dann wird mir in aller Grausamkeit bewusst, was das bedeutet. Meinetwegen ist die Tür abgeschlossen. Meinetwegen müssen fünfundzwanzig Patienten fünf Pflegekräfte ständig zwischen Büro und Terrassentür hin und her schicken. Meine bloße Anwesenheit hier bedeutet, dass neunundzwanzig Menschen unter mir leiden. Ohne mich bliebe die Terrassentür offen. Ich wünschte, ich wäre tot. Wenn die Terrassentür offen bleiben soll, muss ich sterben.

»Na, hast du dich schon ein bisschen eingewöhnt?«

Zitternd schaue ich auf. Neben mir steht eine hochgewachsene Frau in den Fünfzigern, die mit einem Blick die Situation draußen erfasst und sich dann wieder zu mir umdreht.

Ich strecke ihr zaghaft die Hand hin. »Myrthe«, sage ich

unglücklich. »Kann sein, dass ich Sie schon mal gesehen hab, aber ich kann die Pflegekräfte noch nicht alle auseinanderhalten.«

Sie lacht. »Ich bin keine Pflegekraft«, sagt sie. »Ich bin Marja, deine Zimmergenossin. Wir haben uns am Freitag kurz gesehen, bevor ich übers Wochenende weg bin. Da hast du gerade zu Abend gegessen.«

Ich nicke knapp und lösche die Erinnerung an diesen grauenvollen Tag sofort wieder aus meinem Gedächtnis.

»Als ich neu hier war, wusste ich auch nicht gleich, wer zum Personal gehört und wer nicht, und mein Gedächtnis funktioniert auch jetzt noch nicht so, wie es soll. Wollen wir uns ein bisschen raussetzen?«

Ich sehe mich ängstlich nach Jacqueline um.

»Ich glaub, das darf ich noch nicht.«

»Ach was. He, Jacqueline!«, ruft Yvonne. »Wenn Sie sich dazusetzen, kann die Neue doch kurz raus, oder? Dann kann die Tür offen bleiben.«

Jacquelines Blick wandert zum Stationsbüro. Ich hoffe, ihr Pflichtgefühl siegt über die Versuchung, aber vergebens. Sie nickt.

»Kommst du?«, fragt Marja.

Mühsam stehe ich auf und folge ihr in die Sonne hinaus.

Zwei weitere Stühle werden an den Tisch gerückt, und schon strecken sich mir von allen Seiten Hände entgegen, man begrüßt mich, Namen werden genannt – und ich versteinere. Ich mache mich ganz klein auf meinem Stuhl und hoffe, nicht mehr beachtet zu werden, aber meine Gedanken sind wie vernebelt.

Zaghaft wende ich mich an Jacqueline. »Diese Ausgangsregelung«, flüstere ich, »wie funktioniert die eigentlich? Wann darf man allein raus?«

»Das entscheidet die Psychiaterin«, antwortet sie freundlich. »Morgen früh haben Sie ein Gespräch mit Dr. Visser. Sie bestimmt, ob Sie raus dürfen, aber Sie haben natürlich ein Mitspracherecht. Wenn Sie meinen, Sie können allein raus, müssen Sie das sagen.«

Ich nicke. Ich muss also Argumente finden und sie in Worte verpacken, denen die Psychiaterin nicht widerstehen kann. Dass es unsinnig ist, wenn mich jedes Mal eine Pflegekraft begleitet. Dass ich aus eigener Kraft Dinge tun will, damit ich wieder stolz auf mich sein und etwas von meinem alten Ich zurückgewinnen kann. Sodass ich dann mit meiner neu erworbenen Ausgangserlaubnis allein nach draußen kann, hinter der Psychiatrie spazieren gehen und jenseits der Fußgängerbrücke die große Straße überqueren kann.

O Gott. Dabei hatte sie sich gerade wieder ein bisschen berappelt. Schrecklich. Aber so was passiert nun mal. Es ist ein Unglück. Niemand hat Schuld.

Ich wiederhole meine Sätze immer wieder, und langsam, ganz langsam lichtet sich der Nebel in meinem Kopf. Ich habe eine Lösung, einen Plan B, aber mir bleibt nicht viel Zeit. Es muss morgen passieren. Bevor man sich hier an mich gewöhnen und eine Beziehung zu mir aufbauen kann. Ich will nicht nur sterben, ich will auch vergessen werden. Dann vermisst mich niemand, dann war ich nie hier, dann hat es mich nie gegeben.

Vorsichtig sehe ich mich um. Seltsam: Die anderen Patienten sitzen allein da, sie gehen allein herum, und selbst wenn sie zu mehreren beisammensitzen, wirken sie einsam. Am Gartentisch ist es anders. Irgendetwas verbindet die Leute hier. Etwas, das über ihre persönlichen Probleme hinausgeht. Das sind nicht irgendwelche Patienten. Das ist eine Gruppe. Die Therapiegruppe.

Marja erklärt mir, dass man in der Therapiegruppe seine Probleme aktiv angeht, während man in der Aufnahmegruppe erst einmal zur Ruhe kommen soll. Ich bin ab morgen in der Aufnahmegruppe, aber heute Abend höre ich der Therapiegruppe zu. Meine Zimmergenossin Marja, Exsozialarbeiterin und Hausfrau, bekam Angstzustände, als ihre Kinder aus dem Haus gingen. Simone, eine Apothekenhelferin, wurde eingewiesen, als sie es nicht mehr schaffte, sich um ihren taubstummen Sohn zu kümmern; sie kommt demnächst in die Therapiegruppe. Alice, eine alterslose kleine Frau mit kurzer Hose und kurzen Haaren, ist schon ein halbes Jahr hier; sie schweigt, raucht und schaut die meiste Zeit nur. Und schließlich Yvonne: Sie hat keine Probleme mit sich selbst, nur mit Guus, ihrem zukünftigen Exmann, und sie beginnt jeden Satz mit »Ja, aber Guus …« oder »Nein, weil Guus …«.

Nach fünf Minuten bin ich fix und fertig.

»Hat eigentlich jemand Lisanne gesehen?«, fragt Yvonne. »Liegt das faule Stück immer noch im Bett?«

Als niemand antwortet, räuspere ich mich. »Ich glaub, ich hab sie heute Nachmittag gesehen«, sage ich schüchtern. »Das ist doch die Kleine im Rollstuhl, oder?«

»Klein – na ja«, sagt Marja. »Die ist bestimmt schon achtzehn oder neunzehn.«

Nicht zu fassen. Ich hatte das ausgemergelte Wesen kaum älter als zwölf geschätzt. Doch Yvonne nickt.

»Siebzehn. Ja, so ein Autounfall wirft einen völlig aus der Bahn, das hab ich auch zu Guus gesagt. Ich sag …«

Jacqueline reckt sich und schaut auf die Uhr. »Ich muss wieder rein. Kommen Sie, Myrthe?«

Verlegen nicke ich den anderen zu und trotte dann hinter Jacqueline her. Die Tür wird wieder abgeschlossen. Ich will nicht mehr.

»Was macht dein Pferd?«

Der Rollstuhl quält sich um den Türpfosten herum, dann kommt er geschmeidig auf den Tisch zu. Zufrieden betrachtet Lisanne das Puzzle.

»Was macht dein Bein?«

»Mein Bein?«, fragt sie verwundert. »Wieso?«

»Yvonne sagt, du hattest einen Autounfall, da dachte ich …« Ich schaue auf ihren Rollstuhl.

»Ach so.« Lachend klopft sie an das Gestell. »Das kommt nicht von dem Unfall. Von dem hatte ich ein Schleudertrauma. Ich hab nichts mehr gegessen, deswegen darf ich jetzt nicht mehr rumlaufen. Um Energie zu sparen. Das war einfach dumm von mir.«

»Isst du deshalb auf dem Zimmer? Ich kann mir vorstellen, dass es schwierig ist, andere essen zu sehen, wenn man …«

»Ich hab keine Anorexie und auch keine Bulimie«, sagt sie, während sie meine Puzzlevorlage auf der Schachtel mustert. »Ich hab nicht aufgehört zu essen, weil ich schlank werden wollte oder so was Idiotisches.«

Sie schiebt die Schachtel auf den Tisch zurück. »Ich hab aufgehört zu essen, weil ich sterben wollte …«

Ein Klopfen an der Scheibe unterbricht sie. Draußen winkt Yvonne heftig.

»Ist die blöde Tür etwa schon wieder abgeschlossen?«, stöhnt Lisanne theatralisch. »Dann fahr ich mal zu dem blöden Stationsbüro. Ich komm nachher noch mal und schau, wie weit du bist.«

Ich sehe ihr nach. Keine Anorexie, sondern Selbstmordgedanken. Ich weiß nicht warum und bin trotzdem geschockt.

Plötzlich wird mir bewusst, dass wir alle hier nichts voneinander wissen. Rein gar nichts.

Lisanne hatte zwar einen Autounfall, sitzt aber nicht deshalb im Rollstuhl. Yvonne hat eine schlimme Scheidung vor sich, Simone hat ein behindertes Kind, Marja leidet an Panikattacken, und ich bin total überarbeitet – aber das alles ist kein Grund für eine Einweisung. Es ist nicht die ganze Geschichte. Und ich weiß nicht, ob ich meine ganze Geschichte erfahren will.

Als ich merke, dass der Damm jeden Moment brechen

kann, stehe ich auf, schleppe mich in den Freizeitraum, wieder zum Kühlschrank und fange an, hemmungslos zu weinen.

Zurück auf null.

Aber jetzt habe ich einen Plan.

Nachts ist es ruhig auf der Station.

Der Wind spielt mit den Gardinen, von fern höre ich den Nachtdienst lachen, und aus dem Isolierzimmer kommt ganz schwach ein rhythmisches Klopfen. Marjas Atmen verrät, dass sie schläft, aber ich liege wach und denke an Lisannes Zimmer und Marjas Pinnwand. Die beiden haben ihre kahlen, unpersönlichen Schlafplätze so verändert, dass sie ihre Persönlichkeit widerspiegeln, sie haben etwas Eigenes eingebracht, das aus dem ganzen Elend fast so etwas wie ein Zuhause macht.

Und ich denke an meinen Teil des Zimmers: ein Stuhl, ein Bett, eine Pinnwand und ein paar Pinnnadeln. Funktional, anonym, leer.

Und dann wird mir klar, warum ich das Gefühl habe, dass ich hier richtig bin.

Weil nichts an mich erinnern wird, wenn ich nicht mehr da bin.

Weil nichts in diesem Zimmer mich an zu Hause erinnert.

Weil es das ist, was ich bin.

Montag

Das Auto fängt nicht Feuer. Kein Rad dreht sich noch eine Weile weiter. Der Himmel reißt nicht auf, und die Welt ist nicht untergegangen. Mir ist vage bewusst, dass der Morgen noch genauso seltsam nach Frühling riecht wie vor ein paar Minuten. Und doch ist jetzt alles anders. Mein Gehirn registriert keinen Schmerz mehr, nur noch Staunen. Staunen, weil plötzlich alles still ist. Weil das Blau die untere Hälfte meines

Gesichtsfeldes ausfüllte, der Himmel aber grün und struppig wurde. Weil die Straße zu einer Mauer wurde, die rasend schnell näherkam. Weil ich nicht gewusst hatte, wie atemberaubend eine Fahrbahndecke sein kann. Aus einem endlosen schwarzen Meer wogen Millionen Asphaltkörner auf mich zu, immer höher, detaillierter, glänzender. Ich nehme gerade noch den Benzindunst wahr, die Lichtblitze und die Geister rings um meinen Körper, dann hüllt mich die Woge ein, und ich löse mich im Dunkel auf.

Es muss heute Morgen passiert sein. Mein Bett, das Lauschen mit angehaltenem Atem, bis meine Eltern das Haus verlassen hatten. Ein letzter Gang durch die Zimmer. Ein letztes Mal an den Möbeln vorbei, diesen stummen Zeugen meines Lebens. Der Autoschlüssel, die seltsame Mischung aus Angst und Erleichterung, als das Auto auf Anhieb ansprang. Die paar Kilometer über den verlassenen Deich. Die Abzweigung zur Schnellstraße. Die leichte, aber tückische Kurve, in der voriges Jahr jemand die Böschung hinuntergestürzt ist. Der leere Radweg zehn Meter tiefer. Die Baumreihe, die meinen Flug gestoppt hat, das Krachen und die Stille, die darauf folgte.

Hier endet es.

Der gleiche Plan.

Der gleiche Morgen.

Nur ein Detail ist anders: Das Bett, in dem ich seit fünf Stunden wach liege, ist nicht meines.

Mein Selbstmord endet damit, dass die Zimmertür aufgerissen wird.

»Guten Morgen – Piksdienst! Hier der Becher für den Morgenurin, bitte im Stationsbüro abgeben, dann zum Piksen ins letzte Behandlungszimmer rechts.«

Ehe ich etwas sagen kann, fällt die Tür wieder ins Schloss, und ich bleibe verdutzt zurück, in der Hand einen durchsichtigen Plastikbecher und im Kopf lauter Anweisungen, die ich mir nicht merken kann. Per Autopilot ziehe ich meinen Bademantel an und tapere auf den Flur hinaus, während Marja sich ächzend noch einmal umdreht. Weiter vorn betritt die Pflegekraft das nächste Zimmer, und ich versuche mich zu erinnern, was ich tun muss. Toilette. Einen Moment lang befürchte ich, der Morgenurin könnte einen Tag überspringen, aber dann steigt die Temperatur des Bechers langsam auf beruhigende 36,9 Grad. Im Büro ist niemand, deshalb stelle ich den Becher einfach auf den Tresen. Unsicher bleibe ich stehen. Da kommen drei Mitpatienten vorbeigeschlappt, und ich schließe mich der flauschigen, an Schafe auf dem Weg zur Schlachtbank erinnernden Bademantel- und Pantoffelprozession an.

Im Behandlungszimmer herrscht sachliche Effizienz, wie Leute sie verbreiten, die morgens schon seit Stunden auf den Beinen sind. Ein kleiner Schubs zu einem Stuhl hin, eine Manschette um meinen Arm, ein Wisch mit einem Tupfer, und bis mir einfällt, dass ich ja eine panische Spritzenangst habe, wird bereits das fünfte Röhrchen mit meinem Blut abgekoppelt. Noch ein Tupfer, dann ein Pflaster, und schon stehe ich wieder im Flur.

»Und was muss ich jetzt machen?«, frage ich etwas dümmlich eine vorbeikommende Pflegekraft.

»Legen Sie sich wieder hin. Haben Sie Ihren Urin abgegeben?«

Ich nicke und trotte zu dem fremden Bett zurück. Montag, 13. Juli. Mein Sterbetag, an dem ich am Leben bleibe. Das wird ein langer Sommer.

Zum Glück gibt es Plan B.

Dr. Visser

»Ich würde gern noch einen Moment warten, bis Leny kommt«, sagt Dr. Visser. »Ist das für Sie in Ordnung?«

Da ich nicht weiß, wer Leny ist, und eigentlich auch nicht, womit wir noch warten, nicke ich nur. Das habe ich inzwischen gelernt.

Vor drei Tagen saß ich am anderen Ende der Stadt dem Psychiater vom Krisendienst gegenüber, der sagte, er halte es für das Beste, wenn ich sofort eingewiesen würde. Ob das für mich in Ordnung wäre. In einer letzten Aufwallung von kritischem Verbraucherverhalten fragte ich, was passieren würde, wenn das für mich nicht in Ordnung sei. Der Psychiater dachte kurz nach, sah mich freundlich an und meinte dann, seines Erachtens sei es besser, wenn ich mich »freiwillig« einweisen ließe. Das war der Moment, als mir klar wurde, dass dies beileibe kein unverbindliches Gespräch mit den Jungs und Mädels vom Krisendienst war, sondern eher ein *point of no return* – und dass man mich nicht wieder gehen lassen würde. Ich verfluchte meinen cleveren Hausarzt, packte meine Sachen zusammen und betrat die Psychiatrie mit einer ersten Lektion im Gepäck: Es kommt nicht darauf an, ob man als Patient damit einverstanden ist, es kommt nicht darauf an, ob man es versteht, Hauptsache, man tut es. Man landet so oder so dort. Daher reagiere ich jetzt auf alle Fragen und Vorschläge, egal, ob ich sie verstehe oder nicht, mit einem neutralen Nicken.

Weil es mir besser scheint, wenn ich »freiwillig« Ja sage.

Die Tür geht auf. Eine grauhaarige kleine Frau mit einer strengen Brille betritt mit einer Entschuldigung den Raum. Irgendwie kommt sie mir bekannt vor. Aber für mich ist jetzt nur eines wichtig: dass ich Ausgang bekomme. Das ist der Knackpunkt.

Dr. Visser ist eine hochgewachsene junge Frau mit einer schicken Kurzhaarfrisur – ich wünschte, ich hätte den Kopf für so etwas –, sie strahlt Intelligenz und Interesse aus, und das wirkt so effizient und einschüchternd, dass mir zumute ist, als würde ich mit jedem ihrer Worte ein bisschen mehr sterben. Ich war einmal sie. Jetzt ist sie Psychiaterin in Ausbildung, meine Hauptbehandlerin, und ich bin Plan B.

»Wenn Ihnen etwas nicht klar ist, müssen Sie das unbedingt

sagen«, beginnt sie und versucht, meinen Blick einzufangen. Vergeblich. Ich starre blind auf den Teppichboden und überlege, wo ich überhaupt anfangen sollte zu fragen.

Ich kenne nicht den Unterschied zwischen Psychiatern und Psychologen, und ich weiß nicht, was Psychiater machen, die noch in der Ausbildung sind. Ich weiß nicht, was ein Hauptbehandler ist und was passiert, wenn andere Behandler einmal anderer Meinung sind als meine Hauptbehandlerin in Ausbildung. Ich bekomme zwar mit, dass Dr. Valk ihr Supervisor ist, habe aber keine Ahnung, wer Dr. Valk ist.

Ich habe so schrecklich viele Fragen, dass jede Antwort nur noch mehr Verwirrung stiften würde. Deshalb nicke ich wieder nur.

Resigniert liefere ich eine Kurzfassung meiner Akte und versuche, mein Gehirn mit den Worten vollzustopfen, in der Hoffnung, dass sie die Tränen aufsaugen, bevor sie mir aus dem Kopf fallen. Ich darf nicht weinen. Ich darf auf keinen Fall weinen.

Als ich fertig bin, sehe ich aus dem Augenwinkel, dass Dr. Visser noch schreibt.

»Gut. Dann müssen wir jetzt über Ihre Ausgangsregelung sprechen«, sagt sie.

Ich halte die Luft an.

»Im Moment haben Sie, glaube ich, noch keinen Ausgang, richtig?«

Ich komme mir vor wie ein Kaninchen, gefangen im Scheinwerferlicht eines heranrasenden Lasters, ich kann mich nicht bewegen, ich kann nicht sprechen, ich kann nur warten, bis es vorbei ist.

Da von mir keine Antwort kommt, sieht Dr. Visser Leny an. Die nickt.

»Wenn ich Sie fragen würde, ob Sie nicht meinen, Sie könnten nicht schon mehr Ausgang bekommen, was würden Sie dann sagen?«

Das Kaninchen erwacht aus seiner Beinahetotenstarre und sieht die Psychiaterin in Ausbildung bestürzt an. Ob ich *nicht* meine, ich könnte *nicht* mehr Ausgang bekommen?«

»Doch«, sage ich auf gut Glück.

»Das heißt genau …?«, fragt Dr. Visser argwöhnisch.

Fuck.

»Das heißt … Ich glaube, ich könnte schon mehr Ausgang bekommen.«

»Können Sie dazu noch etwas sagen?«

Verzweifelt bemühe ich mich, meine Sätze zu einem logischen Ganzen aneinanderzureihen, ohne lügen zu müssen und vor allem ohne zu weinen: »Ich soll doch wieder selbstständiger werden … Auch allein nach draußen … Das konnte ich doch sonst auch immer … Wenn ich nach dem Urlaub in drei Wochen wieder zur Arbeit gehe … Bewegung soll gut gegen Depressionen sein …«

Ich starre noch hartnäckiger auf den Teppichboden. Ich möchte den Zweifel in Dr. Vissers Augen nicht sehen.

»Meinen Sie, selbstständig in den Garten gehen oder auch außerhalb der Klinik spazieren gehen?«

»Auch spazieren gehen«, piepse ich.

Dr. Visser blättert in ihren Unterlagen, als suchte sie dort nach einer Antwort.

»Können Sie Sicherheit garantieren?«

»Ja«, sage ich gepresst. Es ist für alle sicherer, wenn ich nicht mehr da bin.

»Können wir Vereinbarungen darüber treffen?«

Ich nicke kaum merklich.

Dr. Visser sieht unschlüssig erst Leny und dann mich an, und ich versuche, in meinem Sessel zu verschwinden. Alle Fragen, die mir die Psychiater bisher zum Thema Suizidgefährdung gestellt haben, waren vage und verschleiert. Vereinbarungen treffen. Sicherheit garantieren. Um mich als seelisch angeschlagene Patientin nicht unnötig zu belasten? Um mich gar nicht erst auf Ideen zu bringen? Aber vage Fragen kann ich auch vage beantworten, sodass ich nicht wirklich zu lügen brauche. Dann geht es als Unfall durch.

Ich grabe die Fingernägel tief in meine Schenkel. Dr. Visser setzt sich unbehaglich zurecht. Was ich ihr antue, ist mir schrecklich, aber ich bin so müde. So sterbensmüde. Wenn nur endlich alles vorbei wäre!

»Tut mir leid«, höre ich sie sagen. »Ich … ich weiß, ich wiederhole mich, ich hab Sie das schon mal gefragt, aber ich muss es wissen …«

Langsam schaue ich auf. Zum ersten Mal begegnen sich unsere Blicke. Die professionelle Freundlichkeit, die Sachlichkeit und Effizienz sind verschwunden. Vor mir sitzt eine Frau, die mich besorgt ansieht und meinen Blick festzuhalten sucht. In ihren Augen sehe ich etwas wie … Angst?

»Haben Sie vor, sich was anzutun?«, fragt sie, und dann, drängender: »Haben Sie vor, Selbstmord zu begehen?«

Ich kann nichts mehr sagen, ich kann nur noch weinen.

Dr. Visser seufzt. »Wie wollten Sie's machen?«

»Ein Unfall beim Spazierengehen.« Unter Tränen fange ich hilflos an zu lachen. »Nach dem Mittagessen, damit man mich nicht so schnell vermisst.«

Dr. Visser schüttelt den Kopf.

»Sie verstehen sicher, dass wir das nicht zulassen können. Es bleibt also dabei: spazieren gehen vorerst nur in Begleitung einer Pflegekraft. Und was den Garten angeht … Können Sie allein in den Garten, ohne dass …« Sie scheint einen Moment mit ihrer Direktheit zu kämpfen. »… ohne dass Sie weglaufen oder sich was antun?«

»Ich laufe nicht weg«, flüstere ich. »Es würde ja nicht wie ein Unfall aussehen, wenn ich weglaufen würde, darum laufe ich nicht weg.«

»Dann also spazieren gehen vorerst noch in Begleitung, aber in den Garten schon allein. Sollte auch dieser Schritt noch zu viel sein, suchen wir gemeinsam nach einer anderen Lösung.«

Sie zögert. »Und wenden Sie sich bitte an uns, wenn Sie nicht weiterwissen.«

Benommen senke ich den Blick wieder. Wie kann ich mich an sie wenden, wenn ich nicht weiterweiß? Wo ich dieses Gefühl doch schon so lange so tief in mir habe, dass es zum Kern jedes Gedankens geworden ist, den ich denke, in jedem Augenblick des Tages?

Die beiden Frauen stehen auf. Auch ich hieve mich von meinem Stuhl hoch und schleppe mich hinter ihnen her in den Flur. Es ist vorbei.

Leny schließt die Tür ab und geht mit mir ins Wohnzimmer. Sie ist in den Fünfzigern und einen Kopf kleiner als ich, aber sie wirkt, als wäre sie zwei Köpfe größer und mindestens tausend Jahre jünger. Ich habe Angst vor ihr. Ich habe Angst vor allen auf der Station. Sie sieht mich streng an. »Fragen Sie einfach, wenn Sie ein Gespräch möchten. Irgendjemand findet immer eine Lücke. Außerdem dürfen Sie jetzt in den Garten, das macht bestimmt alles etwas angenehmer für Sie.«

»Aber ich will gerade gar nicht raus«, sage ich verwirrt, als sie auf die Terrassentür zusteuert.

»Das müssen Sie auch nicht.« Sie dreht den Schlüssel im Schloss. »Aber jetzt, wo Sie raus dürfen, kann die Tür wieder offen bleiben. Und das macht doch alle fröhlicher, stimmt's?«

Ich muss lachen, doch dann geht das Lachen unaufhaltsam in Weinen über, und ich schleppe mich wieder in den Freizeitraum zum Kühlschrank.

Ich bin in der Psychiatrie. Und da werde ich wohl vorerst bleiben.

Morgenrunde

Die Pflegekräfte beginnen jeden Tag mit drei Fragen: Gut geschlafen? Tabletten? Arzttermin?

Oder, wie Simone mürrisch hinzufügt: Alles klar?

Ich sitze im Wohnzimmer zwischen ihr und Marja im Stuhlkreis und fühle mich seltsam geborgen. Marja hat mich als neue Zimmergenossin unter ihre Fittiche genommen, Simone ist ihre Psychiatriefreundin, und beide zusammen sind seit dieser Woche mein Puffer gegen den Rest der Welt.

Aber heute ist etwas im Busch.

Die Übergabe zwischen Nachtdienst und Frühdienst hat doppelt so lange gedauert wie sonst, und die Tablettenschlange hat sich bis in den Flur hinausgezogen. Der Nachtdienst ist länger geblieben, und die Pflegekräfte, die sich auf der Station blicken lassen, machen verstörte Gesichter. Eine Viertelstunde warten wir jetzt schon auf den Beginn der Morgenrunde. Simone holt sich noch eine Tasse Kaffee, Lisanne schaltet *Zeit der Sehnsucht* wieder ein, und zwei Marokkanerinnen mir gegenüber unterhalten sich in gebrochenem Niederländisch über eine Zimmergenossin, die gerade entlassen wurde.

»Sind alle da?«, fragt Leny, als sie hereinkommt. Sie schaltet den Fernseher aus, schiebt ihre Brille hoch und rückt sich einen Stuhl heran. Sie wirkt heute noch strenger als sonst.

»Bevor wir anfangen, habe ich eine Mitteilung zu machen. Einige von euch haben es vielleicht schon gehört, aber damit keine Unruhe aufkommt, haben wir beschlossen, es in allen Gruppen gleichzeitig anzusprechen. Kennt jemand von euch Frau van Eick?«

Alle horchen auf.

Die Frau mir gegenüber sagt, sie sei mit ihr im Zimmer gewesen.

Leny nickt. »Frau van Eick hat am Wochenende Selbstmord begangen.«

Ohrenbetäubende Stille.

Stumm sehen wir uns an. Dann bricht Lisanne auf der anderen Seite des Stuhlkreises in Tränen aus, Simone bombardiert Leny mit Fragen, die beiden Marokkanerinnen beginnen in ihrer Muttersprache verstört zu schnattern, und zwei andere rufen, wie schrecklich das sei.

»Wie kann sie das machen?« – »Unvorstellbar – so was von egoistisch!« – »Sie hat einen Mann und drei kleine Kinder!« »Das geht doch nicht!«

Ich sitze wie festgefroren da. Verdutzt sehe ich die anderen an. Wir sind hier doch in der Psychiatrie. Hier will doch jeder sterben.

Und dann wird mir bewusst, dass die wild um mich herumbrodelnden Emotionen ganz andere sind als meine. Da machen sich Trauer, Abscheu und Empörung Luft, während sich in mir vor allem Neid regt und der Gedanke: »Die hat's geschafft.«

Leny versucht, die Fragen zu beantworten – vor den Zug, Sonntagmorgen, erst seit einer Woche wieder zu Hause, nicht mehr angerufen, unerwartet –, aber dann wird es auch ihr zu viel. »Wer noch Fragen hat oder noch was dazu loswerden will, der kann nachher zu uns kommen. Wir machen jetzt weiter im Programm und fangen mit der Morgenrunde an.«

»Was?«, ruft Simone. »Wir können doch nicht einfach in die Ergotherapie gehen und irgendwas basteln, als wär nichts passiert! Sie hat doch wochenlang hier mit uns gelebt! Wir müssen darüber sprechen, das ist im wirklichen Leben doch auch so. Wenn's sein muss, können ja Pflegekräfte dabei sein.«

»Wir haben im Team entschieden, dass es besser ist, an unserem Programm festzuhalten. Jeder, der das Bedürfnis hat, sich zu dem Selbstmord zu äußern, kann sich individuell ans Personal wenden, aber wir werden keine Gruppengespräche führen, und wir bitten euch, das auch nicht untereinander zu tun. Seht also zu, dass es bei lockeren Gesprächen bleibt.«

Eine Protestwelle brandet auf, und Leny bemüht sich verbissen, die Ordnung wiederherzustellen. Da hebt die Marokkanerin mit dem rosa Kopftuch die Hand.

»Jetzt wird nicht mehr diskutiert«, sagt Leny scharf, »auch nicht über das Programm. Wenn ihr über den Selbstmord reden wollt, könnt ihr nachher zu mir kommen. Wir fangen jetzt mit der Morgenrunde an. Gibt es dazu Fragen?«

Die Marokkanerin sucht mühsam nach Worten: »Die Frau van Eick«, sagt sie, und Leny will schon wieder einschreiten, »ist die jetzt tot?«

Ergotherapie

»Van der Meer! Was machen Sie?«

Erschrocken schaue ich auf. Hinter mir steht Janet. Sie begleitet die Ergotherapie, und mir ist noch nicht ganz klar, was das genau bedeutet.

»Nichts ...«, antworte ich zaghaft.

Die Patienten um mich herum sind mit bereits angefangenen Arbeiten beschäftigt. Es wird gemalt, gefärbt, ein Rock genäht.

»Und warum nicht?«

»Weil ich nicht weiß, was.«

»Das finden Sie auch nicht raus, wenn Sie auf Ihrem Stuhl sitzen bleiben. Fragen Sie die anderen, oder suchen Sie sich im Schrank was aus.«

Der Schrank ist ein kleiner Verschlag mit Regalen voller Material. Hier findet man alles, was man sich in seinen kühnsten Bastelträumen vorstellen kann. Wichtiger ist jedoch, dass man von Janet nicht gesehen wird, wenn man im Schrank steht.

Lustlos sehe ich die Fächer mit Zeichenmaterial durch, schaue in die Schachteln mit Aquarellstiften und blättere in Papierstapeln. Da fällt mein Blick auf zwei große blaue Kartons. Auf einem Zettel an der Wand steht »Blaue Kartons nur für Therapiegruppe«, aber kurz reinschauen kann ja nicht schaden. Farben für Fenstersticker, Glasmalerei, Seidenmalerei … Neugierig greife ich nach irgendeiner Dose. Aquarellfarbe! Lustig – die hatte ich früher auch, und ein paar Mal …

»Was machen wir denn da? Können Sie nicht lesen?«

Neben mir tippt ein Finger auf den Zettel, und mir wird leicht klaustrophobisch zumute bei dem Gedanken, dass Janet dicht hinter mir steht und es kein Entrinnen gibt.

»Ich wollte nur mal schauen …«

Sie schiebt den Karton ins Regal zurück und mich in den Raum. Super. Ich sinke wieder auf meinen Stuhl und starre trübsinnig vor mich hin. Da stupst mich jemand an. Simone. Sie überzeugt sich mit einem Blick über die Schulter, dass Janet nicht hersieht, und schiebt mir ein Stück Karton hin. »Hier. Das ist leicht, und du hast was zu tun.«

Ich nehme den Karton und schaue mir an, was Simone macht. Sie hat eine schwarze Platte mit den grauen Konturen eines Dampfers vor sich liegen. Sie kratzt das Grau weg, und der mattgraue Dampfer wird nach und nach zu einem silberglänzenden Schiff. Aber ich will nicht gleich so etwas Großes anfangen. Ehe man sich's versieht, bleibt man den Rest der Zeit, die man hier ist, dran hängen. Schließlich nehme ich die kleinste Platte, die ich finden kann, ein winziges Hündchen, das vor Schnuckeligkeit nur so trieft. Das reicht gerade für eine Stunde.

Jetzt brauche ich noch ein Kratzmesser. Im Raum herrscht geschäftige Stille, alle arbeiten konzentriert.

»Simone«, flüstere ich, »weißt du vielleicht …«

»Van der Meer, haben Sie eine Frage?«

»Ja.« Ich fühle mich ertappt. »Ich wollte wissen, wo die Kratzmesser liegen.«

Janet hat sich von ihrem Computer losgerissen und mustert mich mit verschränkten Armen.

»Dann fragen Sie.«

»Äh … das hab ich doch eben getan.«

»Das war keine Frage, das war eine Mitteilung.«

Ich sehe sie fassungslos an, doch sie erwidert meinen Blick mit hochgezogenen Brauen.

»Okay … Wissen Sie, wo die Kratzmesser liegen?«

»Ja, das weiß ich.«

Gut, das war zu erwarten.

»Können Sie mir sagen, wo die Kratzmesser liegen?«

»Ja, das kann ich.«

Ich geb's auf. Genervt schiebe ich die Platte weg und rutsche auf meinem Stuhl zurück.

»Im Werkzeugregal neben der Tür, rechts, unter den Hämmern.«

Janet wirft mir einen finsteren Blick zu.

»Sie müssen lernen, um Hilfe zu bitten, van der Meer, wenn Sie Hilfe brauchen. Und je klarer Sie sich ausdrücken, desto besser kann man Ihnen helfen.« Sie wendet sich wieder ihrem Computer zu.

Auf dem Weg zum Werkzeugregal brauche ich innerlich meinen ganzen Schimpfwörtervorrat auf. Was soll das? Ich habe doch Simone um Hilfe gebeten! Ich sollte mich doch an andere in der Gruppe wenden, wenn ich etwas nicht weiß! Und jetzt doch wieder an Janet? Kein Wunder, dass mir niemand sagen will, ob ich im August wieder zur Arbeit kann. Wenn das so weitergeht, bin ich bis dahin tatsächlich reif für die Anstalt.

Simone schaut von ihrer Platte auf und gibt mir ein paar Tipps.

Während ich verbissen kratze, merke ich, wie die Spannung allmählich aus meinem Körper weicht. Keine komplizierte Denkarbeit, kein Grübeln über Farben und Formen, ich muss nur die Linien bearbeiten, die sich irgendein Zeichner ausgedacht hat.

Eine Viertelstunde später halte ich das Bild hoch, es ist fertig. Einen Moment lang verspüre ich so etwas wie Zufriedenheit – das war ja locker zu schaffen –, dann fegt die Depression es wieder weg. Ein Kratzbild. Das bestätigt nur, wie weit es schon mit mir gekommen ist.

Ich ziehe den Karton zu mir heran. Nächstes Bild. Ein großer Viermaster mit lauter verschiedenen Segeln und viel winzigem Takelwerk. Mit etwas Glück bin ich damit bis zum Ende meines Aufenthalts hier beschäftigt, und für die paar Wochen habe ich dann auch Janet vom Hals: Ich weiß, wo die Messer liegen, ich weiß, wo die Platten sind, und brauche niemanden mehr um Hilfe zu bitten, nie mehr.

Ich nehme die Platte aus dem Karton und lege sie feierlich vor mich hin. Hoch kompliziert, mein Retter in der Not.

»Das machen wir jetzt aber nicht.«

Noch ehe mein Messer die Platte auch nur berührt hat, wird sie mir unter den Händen weggezogen.

»Warum nicht?«

Janet mustert das Schiff einen Moment, nimmt dann auch die anderen Platten vom Tisch und verschwindet mit dem Kratzbilderkarton im Bastelschrank.

»Weil Sie so was eben schon gemacht haben!«, ruft sie über die Schulter zurück. »Wir machen hier alles nur ein Mal. Wenn man sich ständig wiederholt, lernt man nichts Neues, und das ist nicht Sinn der Sache. Überlegen Sie sich was anderes.«

Ich hasse die Ergotherapie.

Strick

»Dien ist wieder da!« Aufgeregt flattert Yvonne um den Gartentisch herum. »Ich hab mir gerade meine Tabletten geholt, und wer steht da im Büro? Dien!«

Es ist brütend heiß – über dreißig Grad –, und wenn es so

weitergeht, bekommen wir noch eine Hitzewelle. Dass Dien wieder da ist, betrifft mich insofern, als mir Yvonne mit dem Wirbel, den sie macht, die Sonne wegnimmt. Ich kenne Dien nicht. Aber Marja, Alice und Simone fahren hoch.

»Bist du sicher?«, fragt Alice.

Als Yvonne nickt, stößt Marja einen Seufzer aus und lässt sich wieder zurücksinken. »Bin ich froh, dass sie keine Dummheiten gemacht hat!«

»Hat sie wohl«, sagt Yvonne triumphierend. »Das hat jedenfalls ihre Schwester erzählt, als Dien noch im Büro war.«

Die Mienen ringsum verdüstern sich. Ich weiß nicht so recht, warum. Mein Kopf fühlt sich seltsam wattig an, vielleicht durch die neue Kombination von Schlaftabletten und nächtlichem Wachliegen. Dann dämmert mir etwas.

»Ist Dien die vom anderen Flügel, die nach dem Wochenende nicht zurückgekommen ist?«

Marja nickt.

»Aber es passiert doch öfter mal, dass jemand nach dem Wochenende nicht zurückkommt, oder? Ist sie denn bei euch in der Therapiegruppe?«

»Nein«, antwortet Marja. »Sie hat ein anderes Bett gebraucht, wegen ihres Rückens, deshalb ist sie auf die andere Seite umgezogen. Davor war sie bei mir im Zimmer. Jetzt hast du ihr Bett.«

Mein Bett.

Yvonne fängt plötzlich an zu winken. »Dien! Hier!«

An der Terrassentür der anderen Station steht eine massige, ungepflegte Frau mittleren Alters. Einen Moment lang scheint sie unschlüssig, ob sie nicht lieber wieder ins Haus gehen soll. Dann kommt sie langsam zu uns herüber. Als sie an unserem Tisch steht, bleibt es still. Neugierig schaue ich in die Runde, Dien dagegen sucht allen Blicken auszuweichen.

»Steh nicht rum«, sagt Marja schließlich. »Nimm dir einen Stuhl und setz dich, das wird hier kein Verhör.«

Kaum sitzt Dien, beginnt das Verhör.

»Was hast du gemacht?«, fragt Alice.

»Mein Gott!«, ruft Simone. »Du solltest doch eine Woche später sowieso nach Hause! Hättest du das nicht abwarten können? Dann hätten wir uns nicht tagelang Sorgen machen müssen!«

»Wie wolltest du's machen?«, will Alice wissen.

Dien zuckt mit den Schultern und senkt den Blick. »Ich bin mit dem Zug nach Arnheim gefahren.«

»Das machen viele«, sagt Simone sarkastisch, »aber nach denen geht nicht gleich eine Fahndung raus, weil die Klinik sie als vermisst gemeldet hat.«

»Ich hatte gehört, dass es da einen Wald gibt«, sagt Dien leise.

»Und?«

»Deswegen wollte ich hin. Ich hab mir einen Strick gekauft, bin in den Wald und hab einen Baum gesucht.«

Wir sehen uns an. Ungläubig und mit dem schier unwiderstehlichen Drang, laut loszulachen.

»Und da war kein Baum?«, fragt Simone spöttisch.

»Doch, es war ja ein Wald«, antwortet Dien ergeben. »Aber bis man einen passenden Ast findet, das dauert.«

»Und dann?«, frage ich gespannt.

Dien sieht mich nachdenklich an. »Na ja, schließlich hab ich einen Baum mit einem Ast in der richtigen Höhe gefunden.«

»Und dann hast du's dir anders überlegt?«, will Simone wissen.

»Nein.«

»Was dann, hat dich jemand gesehen?«

Dien räuspert sich verlegen. Dann zuckt sie resigniert mit den Schultern. »Der Strick war zu lang.«

Einen Moment lang herrscht Stille. Dann brechen wir erbarmungslos in schallendes Gelächter aus.

»Das ist nicht dein Ernst!«

»Das ist ja das Dämlichste, was ich je gehört habe!«

»Bescheuert, echt, ich kann's nicht anders sagen.« Simone wischt sich die Lachtränen aus den Augen. »Mach's doch ein einziges Mal richtig!«

»Ich wusste ja nicht, dass der Strick zu lang war«, erklärt Dien unglücklich. »Ich hab's erst gemerkt, als ich schon gesprungen war. Na ja, dann hab ich ihn nicht wieder abgekriegt, und dann wusste ich überhaupt nicht mehr weiter, und da bin ich eben hierher zurück.«

»Und das ist auch gut so«, sagt Marja, um den Ernst der Lage wiederherzustellen. Aber dann macht sie den Fehler, uns anzusehen, und wir prusten von Neuem los. Es mag grausam, zynisch oder absurd sein, aber wir können einfach nur noch lachen, lauthals lachen. Auch auf Diens Gesicht erscheint jetzt ein etwas trauriges Lächeln.

»Okay, so gesehen klingt es tatsächlich ein bisschen dumm.«

»Warum ausgerechnet Arnheim?«, frage ich.

»Irgendjemand hat gesagt, da ist ein Wald.«

»Wald gibt's überall.«

Dien sieht mich mit leerem Blick an. »Hier ging's nicht, weil hier meine Familie wohnt. In Arnheim hätten mich andere Leute gefunden. Das ist doch das Mindeste, was man tun kann.«

Ich nicke.

»Anständig von dir«, sagt Simone.

Plötzlich steht Jacqueline hinter uns und fordert Dien etwas reserviert auf mitzukommen. Dien nickt, hievt ihren Körper aus dem Gartenstuhl hoch und trottet hinter ihr her ins Haus. Die Tür wird wieder abgeschlossen.

»Wie ernst es Dien wohl damit war?«, frage ich Marja, die noch am Waschbecken zugange ist, während ich schon im Bett liege. In meinem Bett.

»Mit dem Versuch, meinst du?«

Ich nicke. »Es heißt doch, wenn man es wirklich will, schafft man's auch, und wenn man's nicht schafft, ist es ein Schrei nach Zuwendung.«

»Hmm«, brummt Marja. Sie fährt sich mit dem Waschlappen übers Gesicht. »Wenn du mich fragst, gibt es genauso viele Menschen, die einen ernst gemeinten Versuch mit zu schwachen Tabletten machen, wie solche, bei denen es nur ein Schrei nach Zuwendung ist und die dann aus Versehen sterben. Wenn man nicht genau weiß, was man tut, ist die Wahrscheinlichkeit groß, dass man sein Ziel nicht erreicht, welches auch immer.« Sie versucht ein Cremetöpfchen aufzuschrauben, aber ihre Hände zittern zu stark.

»Gib her.« Ich setze mich unbeholfen auf.

»Sorry«, murmelt sie. »Das sind die Nebenwirkungen, die werd ich einfach nicht los.«

Ich schraube das Töpfchen auf. Wenn man Marja so sieht, ist sie ein ganz normaler Mensch: eine hochgewachsene, magere Frau, Anfang fünfzig, gepflegte Frisur, adrette Bluse. Erst wenn man genauer hinschaut, sieht man die gespannte Haut um ihre Augen, die permanente Maske der Panik. Bevor sie Kinder bekommen hat, war sie Sozialarbeiterin in einer psychiatrischen Einrichtung, und jetzt ist sie selbst Psychiatriepatientin.

»Hast du das dort, wo du gearbeitet hast, auch erlebt?«

»Klar: Unter den Überlebenden waren genau so viele mit einem echten Todeswunsch wie solche, bei denen es ein Schrei nach Zuwendung war. Und unter denen, die gestorben sind, ist die Relation wahrscheinlich die gleiche.« Sie schaudert. »Aber das ist kein gutes Thema so kurz vor dem Schlafen, finde ich. Für dich schon gar nicht.«

Ich weiche ihrem Blick aus und schaue zur Decke. Ich weiß natürlich, was sie meint, aber zur Abwechslung denke ich bei dem Wort »Selbstmord« einmal nicht an mich, sondern an all die anderen, die sich offenbar auch damit herumschlagen.

»Ist aber schön«, sage ich schließlich. »Von Dien, mein ich. Nicht dass ihretwegen alle hier Stress hatten, sondern dass sie's an einem Ort machen wollte, wo nicht jemand aus ihrer Familie sie findet.«

»Logisch, bei ihrer Vergangenheit.«

»Wieso?«

Marja wirft mir im Spiegel einen Blick zu und fährt dann fort, sich einzucremen. »Ihr Vater hat sich umgebracht, als sie fünf war. Zu Hause. Und sie hat ihn gefunden.«

Sergei

»Warte kurz hier«, sage ich verlegen und lasse Sergeis Hand los. Ins Stationsbüro muss er nicht unbedingt mit, finde ich.

Im Eintreten halte ich die Brottüte hoch. »Dürfen wir raus?«

Sandra schaut an mir vorbei in den Flur, wo Sergei das Plastikbäumchen inspiziert. Auf dem Boden ringsum liegen abgefallene Plastikblätter.

»Von mir aus ja«, sagt sie zögernd. »Sie dürfen doch schon in Begleitung raus, oder?«

Ich nicke. Nicht dass ich unbedingt hinauswill, aber mein Zimmer haben wir schon gesehen, im Wohnzimmer und im Garten wimmelt es von Patienten, die alle schier platzen vor Neugier auf Myrthes Freund, und als Sergei mich im Flur umarmt und zu küssen versucht hat, wusste ich, dass ich weg musste. Nach draußen. Weg von allem.

Als die Tür hinter uns ins Schloss fällt, fasse ich nach Sergeis Arm. »Können wir ein bisschen langsamer gehen?«, frage ich leise. »Ich bin nicht mehr so schnell.«

Sergei drosselt sein Tempo vier Schritte lang, dann lässt er sich wieder von seinem Reisebericht fortreißen und schleift mich in seinem Enthusiasmus gnadenlos mit.

Ich höre mir lächelnd seine griechischen Abenteuer an und

mache mir bewusst, dass ich neben meinem Freund hergehe, meinem Geliebten, der mehrere Tausend Kilometer zurückgelegt und viele Stunden in Bus, Flugzeug und Zug gesessen hat, nur um bei mir sein zu können. Bei *mir.*

Seufzend bleibe ich stehen. Ein paar Blesshühner kommen die Uferböschung herauf.

»Das sind also deine neuen Haustiere?«, fragt Sergei mit einem Blick auf die vier Vögel, die uns argwöhnisch ansehen.

Ich kann das nicht.

»Wie geht das, wirft man ihnen das Brot einfach hin?«

»Nicht gleich die ganze Tüte.« Ich nehme sie ihm wieder ab. »Du musst kleine Stücke abbrechen und ihnen die hinwerfen. Am besten immer ein bisschen näher bei dir, dann fressen sie dir vielleicht irgendwann aus der Hand.«

Schweigend schaue ich zu, wie er in die Hocke geht und die Stücke wirft, die ich von den Brotscheiben abbreche. Als das Brot alle ist, steht er auf. Ich will ihm die leere Tüte abnehmen, da fasst er nach meiner Hand und zieht mich an sich. Ich umschlinge ihn und würde mich am liebsten in seiner Umarmung auflösen, in seinen Armen verschwinden und nie mehr allein sein, nie mehr etwas fühlen. Da spüre ich seine Lippen auf meinem Mund und erstarre. Er küsst mich auf den Hals, und ich winde mich aus seinen Armen. Ich kann das nicht! Das bin ich nicht! Geschockt laufe ich zu dem Abfallbehälter am Weg und werfe die Tüte hinein. Sergei folgt mir und nimmt mich liebevoll in die Arme, während ich mich wieder zu fassen versuche. Ich spüre, wie sehr er mich liebt, so sehr, dass er für mich um die ganze Welt reisen würde.

»Wir müssen Schluss machen«, sage ich.

»Jetzt?«, fragt er lachend. »Hat das nicht Zeit bis später? Ich hab's nicht eilig.«

Ich mache mich los. »Ich kann das nicht mehr. Ich kann dir das nicht antun.«

»Und ich werd nicht gefragt?«

»Eine Freundin in der Psychiatrie – das kannst du doch nicht wollen. Du musst dein eigenes Leben führen, mit einer Freundin, von der du was hast, einem pflegeleichteren Modell. Ich will nicht, dass du dir Sorgen um mich machst.«

»Und die mach ich mir nicht, wenn es aus ist zwischen uns?«, fragt er ungläubig. »Was für Tabletten geben sie dir hier eigentlich?«

»Du verstehst nicht.« Verzweifelt zeige ich auf den Park, den Wassergraben, alles. »Irgendwas ist kaputt in mir. Ich fühle nichts mehr, nicht für dich, nicht für die Ponys ... Nichts. Für dich empfinde ich nicht mehr als für ein Blesshuhn. Ich weiß, dass ich dich liebe, aber ich fühle es nicht mehr. Und wenn du mich dann berührst und küsst und ... Das ist so schrecklich. Als ob etwas in mir stirbt. Als ob mich ein ganz fremder Mensch berührt ...«

Ich schluchze, fange mich aber schnell wieder. »Deswegen ist es besser, wenn wir Schluss machen. Alles, was zu einer Beziehung gehört, geht bei mir nicht mehr, und das kann ich dir nicht antun.«

Ich höre Sergei atmen, höre die Blesshuhnküken nach ihren Eltern rufen und höre mein Herz gegen den Tod ankämpfen.

Da spüre ich seine Hände auf meinen Schultern.

»Und wenn ich dich einfach festhalte?«

Tränen schießen mir in die Augen. »Das fände ich schön.«

Als Sergei mich wieder am Eingang abliefert, legt er die Arme um mich, zieht mich eng an sich und flüstert mir ins Ohr, dass wir es schaffen werden, dass ich es schaffen werde, dass er an mich glaubt und dass er mich liebt.

Ich nicke.

Hinter der Scheibe wendet Gwen vom Pflegepersonal etwas verlegen den Blick ab. Ich löse mich aus der Umarmung.

»Du musst los«, murmle ich. »Sonst verpasst du noch den Zug.«

»Und wenn ich bleibe?«, fragt er unsicher, hoffnungsvoll. »Wenn ich nicht zurückfahre, sondern hierbleibe, in deiner Nähe?«

In meiner Nähe. Ich schüttle den Kopf.

Noch einmal nimmt er mich in die Arme, ganz fest. »Hauptsache du weißt, dass ich dich immer noch liebe«, flüstert er. »Mehr als jedes Blesshuhn.«

Ich merke, wie ein schwaches Lächeln mein Gesicht erobert, und mit geschlossenen Augen lasse ich den Kopf auf Sergeis Schulter sinken. Er hält mich fest und atmet tief ein, küsst mich auf Haare, Hals und Mund und lässt mich dann los.

Und während ihn seine Schritte immer weiter von mir forttragen, die Tür hinter mir ins Schloss fällt und ich wieder von der Station verschluckt werde, wird es mir mit Schrecken bewusst: Ich habe ihn zum letzten Mal gesehen.

Kühlschrank

Ich sehe nicht auf, als ich Schritte höre. Ich spüre die Blicke wie Feuer und verkrieche mich noch tiefer in meiner Ecke neben dem Kühlschrank.

Auf der anderen Seite des Freizeitraums schrammen zwei Stühle über das Linoleum, und eine gedämpfte Unterhaltung beginnt. Simone und Sandra. Ich falle offensichtlich auch hier anderen zur Last, und mein Körper beginnt wieder unkontrolliert zu weinen.

Die Stimmen drüben werden lauter, emotionaler, und ich frage mich, was ich eigentlich von Simone weiß. Wenig. Sie hat einen taubstummen Sohn. Sie hat sich einweisen lassen, weil sie es nicht mehr geschafft hat, sich um ihn zu kümmern. Ihr Ex nutzt das aus, um sich das Sorgerecht für ihn zu sichern. Psychiatriegeschichten, Geschichten, die jeder hat und über die keiner spricht.

»Das kann doch nicht sein!«, ruft Simone. »Dass er … Dass er *meinen* Sohn … Jetzt steht es in allen Zeitungen, und das ist ja auch gut so, die allgemeine Empörung, aber wenn ich mir vorstelle, dass Sammie das in ein paar Jahren liest und dann alles noch mal durchleben muss … Ich wünschte, ich könnte das stoppen, aber es hört einfach nicht auf. Es hört nie auf!«

Ihre Sätze zerfließen zu Schluchzern, und Sandra murmelt Beruhigendes, das ich nicht verstehe, dann fällt ein Name.

Perry.

Ich habe seit Monaten nichts mehr aus Zeitung, Radio und Fernsehen mitbekommen, das aber doch. Perry S., Musiklehrer.

»Wie geht's jetzt weiter?«, fragt Sandra, als Simone sich ein wenig beruhigt hat. »Musst du irgendwas unternehmen?«

»Ich kann nur abwarten«, lautet die bittere Antwort. »Aber die Polizei meint, es passt nicht ins Bild. Das ist alles in der Musikschule passiert und in den Unterrichtsstunden bei ihm zu Hause, und Sam hat nie … Sie glauben nicht, dass er …« Das trockene Schluchzen geht mir durch Mark und Bein. »Er hat neben mir gewohnt! Aber für die Polizei bin ich nichts weiter als eine hysterische Mutter. Dabei war er mein Nachbar, verdammt!«

»Wahrscheinlich wollen sie erst sichergehen, bevor sie den Eltern so was Schreckliches sagen.«

»Aber ich *weiß* doch, dass er …« Simones Stimme steigt wieder an.

»Und was passiert jetzt?«, fragt Sandra in beschwichtigendem Ton.

»Sie haben massenhaft Fotos und Filme, die müssen sie jetzt Stück für Stück sichten und die Kinder … die Kinder identifizieren, und wenn Sam dabei ist, dann sagen sie's uns. Mir und Tom.«

»Wie kommt Tom damit zurecht?«

»Wie wohl? Schlecht! Er hat bei dem Gespräch die ganze Zeit geweint. Ich war's, die sich zusammengerissen hat. Ich *weiß* einfach, dass er's getan hat, aber Tom … Bei Tom ist das jetzt erst angekommen, weil die Polizei auf einmal damit rausrückt.« Sie lacht bitter. »Unsere ganzen Probleme, die Scheidung – das ist plötzlich alles so was von unwichtig.«

Stille hüllt den Raum ein, und es kommt mir vor, als würde ich mich langsam in allem Elend der Welt auflösen. Weinend fahre ich die Kratzer auf der Kühlschrankoberfläche nach, und mir wird bewusst, dass ich nichts weiß, überhaupt nichts, nicht über mich und schon gar nicht über andere.

Plötzlich legt sich eine Hand auf mein Knie.

»Hey.«

Ich schaue hoch – Simone beugt sich mit rot geweinten Augen über mich. Lange feuchte Strähnen fallen ihr ins Gesicht, sie lächelt schwach und sieht mich forschend an. »Komm mit raus an die frische Luft, eine rauchen. Du solltest nicht hier rumsitzen, das tut dir nicht gut.«

Ich stehe steif auf und gehe mit ihr.

Nach draußen. Vielleicht ist es ja so einfach.

WC-Ente

Leny sieht sich mit strengem Blick im Wohnzimmer um und nickt dann Gwen zu, die heute Protokoll führt. »Für die, die zum ersten Mal dabei sind: Alle zwei Wochen treffen wir uns zu einem Wohnzimmergespräch, bei dem alles besprochen wird, was Patienten und Personal auf der Station aufgefallen ist …«

»Mit anderen Worten«, flüstert Simone, »Unterwäsche in den Duschen, vollgepinkelte Klobrillen, Kacke an der Wand.«

Leny wirft uns einen scharfen Blick zu. »Es geht also ausdrücklich nicht um Therapien, Medikamente oder Therapeuten, sondern nur um die täglichen Abläufe auf der Station. Wir fangen normalerweise mit einer Vorstellungsrunde an, aber ich glaube, Sie kennen sich alle schon.«

Ich sehe mich um. Neben Marja sitzt ein mir unbekannter, entschuldigend lächelnder Mann mit fettigen, zu einem langen Pferdeschwanz gebundenen Haaren.

»*Wir* kennen uns schon«, sagt Simone vorsichtig, »aber er ist doch wohl ein Neuzugang. Wär's nicht schön für ihn, wenn wir uns kurz vorstellen?«

Leny errötet, und Gwen unterdrückt ein Hüsteln.

»Genau. Kees ist heute zu uns gestoßen, wie Sie sehen. Kees ist Patientensprecher. Er wird uns gleich noch mehr darüber sagen, was er macht; an ihn können Sie sich jedenfalls wenden, wenn Sie mit der Therapie nicht einverstanden sind.«

Der Pferdeschwanz hebt grüßend die Hand.

»Aber zunächst ein paar Mitteilungen des Personals«, fährt Leny fort, und die Art, wie sie es sagt, verheißt nichts Gutes.

»Letzte Woche hat es sich hier offenbar eingebürgert, abends beim Fernsehen große Mengen Knabberzeug und Süßigkeiten zu futtern. Es steht jedem frei, abends noch eine Kleinigkeit zu sich zu nehmen, aber gegessen wird während der Mahlzeiten und nicht später am Abend noch mal. Wir sind keine Kneipe und kein Studentenwohnheim. Wir sind eine Klinik, und es ist nicht Sinn der Sache, dass es hier abends hoch hergeht. Sie sind eingewiesen worden, weil Sie krank sind. Allzu gesellig sollte es hier nicht werden.«

Ich lasse Lenys Worte gelassen über mich ergehen. Ich sehe nicht fern, ich esse nicht außerhalb der Mahlzeiten, und gesellig bin ich schon gar nicht. Die anderen murren pro forma ein bisschen, aber schließlich gewinnt die Lethargie wieder die Oberhand.

»Zweitens: Uns ist zu Ohren gekommen, dass Patienten sich außerhalb der Station mit ›Kollege‹ oder ›Kollegin‹ ansprechen. Auch das ist nicht Sinn der Sache.«

Daran bin allerdings ich schuld. Mit rotem Kopf fahre ich hoch. Als ich mit Sergei im Klinikladen Simone und einen Freund von ihr traf, sagte ich: »Ah, eine Kollegin.« Sergei, Simone und ihr Freund wussten genau, was gemeint war, aber die Frau an der Kasse wusste es nicht, und das sollte sie auch nicht. Aber dass sich seitdem auch die anderen außerhalb der Station mit »Kollege« und »Kollegin« ansprechen, dafür kann ich nichts.

»Warum nicht?«, fragt Simone. »Wir wissen doch alle, was damit gemeint ist. Was ist denn so verkehrt daran?«

»Sie sind hier nicht an Ihrem Arbeitsplatz«, antwortet Leny resolut. »Sie befinden sich in der psychiatrischen Abteilung eines Krankenhauses, und es ist wichtig, dass Ihnen bewusst ist, warum Sie hier sind: weil Sie krank sind. Das ist eine ganz andere Situation als am Arbeitsplatz. Sie sind keine Kollegen, sondern Mitpatienten.«

»Wie bitte?« Marja sieht Leny erstaunt an. »Beim letzten Wohnzimmergespräch hieß es doch, wir dürfen uns nicht mehr Patienten nennen, weil wir keine Patienten sind, sondern Klienten.«

»Mitklienten also«, verbessert sich Leny.

»Mitklienten?«, spottet Simone. »Was ist denn das jetzt wieder für ein Blödsinn? Da weiß garantiert niemand, was gemeint ist. Klienten – wir sind hier doch nicht beim Fitnesstrainer! Hier hat man die Wahl zwischen der Therapie, die man vorgesetzt bekommt, und – nichts. Ein Fitnesstrainer, der nur eine einzige Muskelgruppe trainiert, der auf alle Fragen nur eine einzige Antwort weiß ...«

»›Wir von WC-Ente empfehlen ... WC-Ente.‹«

Einen Moment lang ist es still, dann sehen mich alle an.

»So hast du's doch gemeint, oder?«, frage ich erschrocken. »Die Therapeuten empfehlen Therapie, die Psychiater empfehlen Tabletten, und die Psychiatrie empfiehlt die Psychiatrie, da dachte ich, wir von WC-Ente ...«

Simone schüttelt grinsend den Kopf. »WC-Ente? Du bist echt gestört.«

Leny scheint die letzten Minuten des Wohnzimmerdramas aus ihrem Gedächtnis zu löschen und blickt stoisch in die

Runde. »Wir sind uns also einig: Die Patienten sind keine ›Kollegen‹, sondern ›Patienten‹.«

»Klienten«, sagt Marja.

»Klienten.«

Hyperventilieren

Leider ist schönes Wetter.

Janet schleift unsere Aufnahmegruppe im Rahmen der Ergotherapie drei Mal pro Woche nach draußen, in die freie Natur, weit über die Grenzen unserer Fantasie und des Parkplatzes hinaus.

Im Prinzip finde ich Spazierengehen okay. Mit Sergei oder einer Pflegekraft, einer Tüte Brot und ein paar Blesshühnern. Da ist es erträglich.

Aber jetzt gehen wir mit Janet spazieren. Ich bin immer noch so langsam, dass ich hoffnungslos hinter der Gruppe herhinke und mich vor allem chronisch einsam und depressiv fühle. Aber therapeutisch ist das bestimmt sehr sinnvoll.

Nach zwanzig Minuten hat sich unsere Gruppe weit auseinandergezogen, und wir kommen an die entscheidende Kreuzung.

»Und?«, fragt Janet. »Hängen wir noch eine Runde dran, oder gehen wir zurück?«

Eine ungewohnte Welle von Teamgeist und Entschlusskraft läuft durch die Gruppe.

»Zurück.«

Also gehen wir denselben Weg wieder zurück. Über den Bürgersteig mit dem Unkraut in den Fugen, über den Parkplatz, die rauen Platten vor der gerontopsychiatrischen Station und den groben Kies vor dem Klinikeingang – und dann ist er da, der Anblick, nach dem ich mich schon den ganzen Spaziergang über gesehnt habe: die Tür zur psychiatrischen

Abteilung, die nach einigem Schlüsselgerassel einladend aufschwingt. Wieder daheim.

Ich will gerade den Flur entlanggehen, da ruft Janet uns noch einmal zurück, und in einer seltenen Anwandlung von Entgegenkommen fragt sie uns, was wir am Donnerstag machen wollen: spazieren gehen oder drinnen arbeiten. Ich lehne mich über den Tresen des Stationsbüros und schaue auf das grüne Linoleum hinunter.

Was ich will?

Ich wollte, es gäbe mich am Donnerstag nicht mehr. Ich wollte, es gäbe mich heute nicht mehr. Sollte ich am Donnerstag noch da sein, ist es mir egal, ob wir spazieren gehen oder mit Fingerfarben malen. Beides ist gleich schrecklich. Beides erinnert mich daran, dass ich noch lebe.

Aber das scheint mir als Antwort nicht gut für die Gruppenmoral, und außerdem muss ich mich mit beiden Händen am Tresen festhalten, um nicht umzukippen.

»Myrthe, was möchten Sie machen?«, fragt Janet.

»Ich glaub, ich werd gleich ohnmächtig.«

»Dann stehen Sie doch nicht da rum, Mädchen«, schimpft sie gutmütig. »Setzen Sie sich hier auf den Stuhl. Ich hol jemanden von der Pflege.«

Noch als ich sitze, drehen sich Wände, Decke und Boden in unterschiedlichem Tempo um mich herum. Stöhnend beuge ich mich vornüber. Ein schwacher Geruch nach Bohnerwachs kribbelt mir in der Nase.

»Schwindlig?«, fragen zwei Schuhspitzen. Ich hebe mit Mühe den Kopf. Karel.

Ich nicke. Das macht es nicht besser.

Karel setzt sich auf den Stuhl neben mir und schiebt mir, während ich mich wieder vorbeuge, routiniert die Manschette eines Blutdruckmessgeräts über den Arm. Er drückt auf eine Taste, die Manschette pumpt sich bis an die Schmerzgrenze auf, dann warten wir auf das Ergebnis.

»Blutdruck normal, Puls auch«, sagt er. »Vielleicht hyperventilieren Sie nur.«

»Das müsste ich doch merken, oder?«, nuschle ich.

»Das kann auch unbewusst passieren.«

»Wie kann man denn unbewusst hyperventilieren? Ich kriege doch alles mit: Ich atme ganz normal.«

»Vielleicht haben Sie sich über irgendwas aufgeregt und atmen dadurch falsch.«

»Ich. Hyperventiliere. Nicht.« Vorsichtig versuche ich, mich aufzurichten.

Karel betrachtet mich prüfend. »Sie hyperventilieren tatsächlich nicht.«

Ich schaue wieder auf den Boden. Dann fahre ich hoch.

»Es kommt von den Fliesen!«

Eine neue Schwindelwelle schwappt über mich hinweg, aber ich schaffe es, aufrecht sitzen zu bleiben. Karel packt das Blutdruckmessgerät wieder ein.

»Ich schaue beim Gehen immer auf den Boden«, erkläre ich, plötzlich voller Energie. »Als wir vorhin stehen geblieben sind, stand der Boden auf einmal still, aber in meinem Gehirn hat er sich weiterbewegt. Davon ist mir schwindlig geworden. Das ist nicht psychisch, das ist nur logisch.«

Karel sieht mich belustigt an. »Dann schauen Sie ab jetzt wieder nach vorn?«

»Genau.«

Ich stehe auf, richte den Blick geradeaus, mache zwei Schritte, und schon dreht sich wieder alles, so heftig, dass ich beinahe von Neuem umkippe.

»Vielleicht sind es auch die Nebenwirkungen«, brummt Karel, als er mich routiniert auffängt und an die Wand lehnt. »An Ihrer Stelle würde ich mich einen Moment hinlegen.«

Ich muss trotz allem lächeln.

Die Nebenwirkungen. Ach ja. Die können ruhig auch noch dazukommen.

Stricken

Abends ist es im Wohnzimmer manchmal fast gemütlich. Nie so ganz, das wäre gegen die Regeln, aber immerhin. Die depressiven Patienten leben am Ende des Tages ein wenig auf, bei den Psychotikern setzt die Wirkung der Medikamente ein, die Omas plaudern bei einer Tasse Tee über Kinder und Enkelkinder, der Rest hängt lethargisch in den Sesseln vor dem Fernseher.

Ich sitze im Freizeitraum. Der Puzzletisch dort hat zwei Vorteile: Erstens wird man nicht ständig von Mitpatienten angesprochen, weil sich außer mir niemand freiwillig in dieser neonerleuchteten Hölle aufhält, zweitens bleibt man an keinem anderen Platz besser auf dem Laufenden über das Geschehen auf der Station. Rechts bietet die offene Tür freie Sicht ins Wohnzimmer, links hat man, wenn man den Puzzletisch zehn Zentimeter vorschiebt, freie Sicht in den Flur und auf das Büro und alles, was sich dort bewegt: Ärzte, Patienten, Kandidaten für das Isolierzimmer, Sanitäter und Polizisten – ich höre und sehe sie alle, während ich an meinem Puzzle sitze.

Aber heute bin ich nicht allein. Mein Puzzle verschwindet halb unter einem angeschmuddelten grünen Strickzeug.

»Schau!«, ruft Lies weinend. »Alles kaputt! Musst helfen!«

Mit einem unangenehmen Gefühl der Inkompetenz betrachte ich das Wollgebilde. Ich kann nicht stricken, und da Lies geistig behindert ist, besteht wenig Aussicht, dass sie es mir so ohne Weiteres beibringen kann.

»Sorry, das kann ich nicht«, stammle ich. »Aber vielleicht ist jemand im Wohnzimmer ... Moment, da kommt Karel! Der ist vom Personal, der kann dir bestimmt weiterhelfen.«

Karel macht ein erschrockenes Gesicht, als Lies ihm ihr Strickzeug in die Hand drückt. Dann sieht er sich schnell um, ob ihn nicht jemand retten kann. Er schaut zu mir herüber – ich schüttle den Kopf – und dreht sich dann zum Büro um.

Bas sitzt nichts ahnend im Vorraum und tippt Berichte in den Computer. Ein Grinsen erscheint auf Karels Gesicht, und er wendet sich wieder Lies zu.

»Wissen Sie, was ich machen würde? Ich würde zu Bas gehen, der kann das bestimmt in Ordnung bringen. Schaffen Sie das?«

Lies nickt, wischt sich schniefend ein paar Tränen ab und stürmt ins Büro.

»Schau, alles kaputt!«, brüllt sie und drückt nun Bas ihr Strickzeug in die Hand. Der dreht sich erstaunt um, kratzt sich hinterm Ohr und beäugt das Wollgewirr.

»Tja, ich weiß nicht, ob ich ...«

Bas ist etwas Besonderes. Er wirkt wie ein handfester, kerngesunder Bauernbursche, der eine Spezies Vieh gegen eine andere eingetauscht hat und nun mit derselben genetisch bedingten heiteren Unerschütterlichkeit angeschlagene Seelen hütet. Aber das ist etwas anderes als Stricken. Karel lehnt sich grinsend an den Türpfosten, und ich beuge mich so weit wie möglich über den Tisch, um zu sehen, wie sich Bas aus der Affäre zieht.

»Das hat sich ja total verknäuelt«, murmelt er und streicht das Gestrick glatt. »Ich glaub nicht, dass ich ... Moment mal, schauen Sie: Sie haben da ein paar Maschen falsch rübergenommen, deshalb fehlen sie hier. Wenn ich das wieder aufziehe« – mit chirurgischer Präzision lässt er ein paar Maschen fallen – »und die Nadel dann so einsteche und die nächsten Maschen von der anderen Seite nehme, dann stimmt's wieder. Soll ich die Reihe noch zu Ende stricken, sodass Sie dann eine neue anfangen können?«

Lies sieht ihren Retter offenen Mundes ehrfürchtig an und nickt.

Auch Karel scheint einen Moment fassungslos, hat sich aber gleich wieder in der Gewalt. »Ja, unser Bas«, sagt er, »erstklassiger Stricker, der Junge. Wenn einer die Masche raushat, dann er. Das sagen wir untereinander auch immer: ›Wer die Masche nicht raushat, der fragt am besten Bas.‹«

Lies sieht atemlos zu, wie Bas weiterstrickt, und Karel amüsiert sich königlich.

»Häkeln, Stricken, Sticken – unser Bas kann einfach alles, und das ist keine Masche von ihm!«

Ein gutmütiges Brummen von Bas, ein glückseliger Seufzer von Lies und das zufriedene Klappern der Stricknadeln.

Ich bin glücklich.

Glück

»Glück …«

Ich suche nach den richtigen Worten. »Glück ist wattierte Wirklichkeit«, sage ich dann. »Eine warme Daunendecke, über alle Gedanken, Erinnerungen und Gefühle gebreitet, die das seelische Gleichgewicht stören könnten. Ein positiver Zustand äußerster Gleichgültigkeit.« Ich sehe meine Zimmergenossin an. »So fühle ich mich, also bin ich glücklich.«

Marja wirft mir aus dem anderen Bett einen mitleidigen Blick zu. »Hier? Und warum fragst du dann immer wieder, wann du nach Hause darfst?«, sagt sie. »Es ist hier nicht nur schön.«

Marja ist der Inbegriff eines Menschen, dem es GUT geht: Sie ist Ganz Ungeheuer Trübsinnig.

»Hast du mal von Anna van Eick gehört?«, fragt sie. »Die, die sich neulich vor den Zug geworfen hat? An dem Tag, als sie von hier wegsollte, saß sie weinend auf dem Bett. Sie hatte schon die ganze Woche über geweint, und ich hab die Pflegekräfte gefragt, ob sie nicht mal nach ihr sehen können. Es kam auch eine … und die muss irgendwie zu viel gekriegt haben. Sie hat Anna angefahren, sie soll sich nicht so anstellen. Immerhin dürfte sie nach Hause, da könnte sie sich doch zusammenreißen, statt schon wieder Probleme zu machen. Zu Hause bei ihrem Mann und ihren Kindern könnte sie doch auch nicht den ganzen Tag auf dem Bett sitzen …«

Marja beugt sich abrupt vor, würgt und spuckt Galle in eine Spuckschale. Nebenwirkungen. Ein säuerlicher Geruch breitet sich im Zimmer aus.

»Ein paar Tage später war sie tot.«

Ein Schmerzecho trifft mein Herz, aber die Daunendecke bietet Schutz. Anna war unglücklich und ist jetzt tot, ich bin glücklich und lebe noch. Da gibt es keinen Zusammenhang. Alles ist relativ.

»Die Psychiatrie ist kein Spiel, sondern Ernst«, sagt Marja. »Menschen sterben. Dinge laufen schief. Vorige Woche haben sie mir die falschen Medikamente mit nach Hause gegeben. Therapeuten widersprechen sich gegenseitig. Körperliche Beschwerden werden ignoriert, weil angeblich alles psychisch ist. Einer Frau, die hier zwei Wochen lang mit immer stärkeren Kopfschmerzen herumgelaufen ist, hat man gesagt, sie soll sich nicht so aufregen. Bis jemand zufällig gemerkt hat, dass ihre Medikamente auf keinen Fall gleichzeitig eingenommen werden dürfen. Oder Lisanne in ihrem Rollstuhl, die sich ihre Organe ruiniert, weil sie mit Yvonnes Hilfe zwei Kilo pro Woche zunimmt, um nicht auf die Anorexie-Station zu müssen. Und das alles vor den Augen des Pflegepersonals.« Sie sieht mich erschöpft an. »Das ist es, was ich sagen will. Wenn du hier wie ein kopfloses Huhn herumrennen und vor allem und jedem die Augen verschließen willst, weil du angeblich glücklich bist … sehr gesund kommt mir das nicht vor. Aber okay. Es ist dein Leben.«

»Hier werden doch auch Leute geheilt«, wende ich ein. »Die gehen gesund nach Hause, also müssen doch immer ein paar hier sein, die wieder fast oder ganz glücklich sind.«

»Die seh ich nicht.«

»Ich!«, rufe ich entrüstet. »Ich bin glücklich! Und Yvonne, die ist doch auch ganz munter.«

»Bipolar, zurzeit in der manischen Phase.«

»Und Johan, der brabbelt zwar vor sich hin und wandert endlos herum, aber er lächelt die ganze Zeit.«

»Desorganisierte Schizophrenie«, kommentiert Marja. »Affektiv verflacht. Der lächelt nicht, weil er vergnügt ist. Das ist ein Symptom.«

Ich schüttle irritiert den Kopf. »Aber ich fühl mich gut. Und man soll doch auch glücklich werden, um wieder aus der Psychiatrie rauszukommen.«

»Dafür muss man keineswegs glücklich sein«, sagt Marja. »Es muss einem nur besser gehen. Besser als bei der Einweisung.«

Ich sehe sie verständnislos an. Früher Sozialarbeiterin und jetzt Psychiatriepatientin, verdammt sie die Psychiatrie in Bausch und Bogen.

Ist Glück wirklich nur ein Symptom?

Dr. Visser

»Was verstehen Sie unter ›glücklich‹?«, fragt Dr. Visser.

Ich werfe Sandra einen raschen Blick zu, den sie sehr pflegekraftmäßig erwidert. Klar, sie war ja diejenige, die mich nach der Morgenrunde verpetzt hat.

»Na ja«, beginne ich zögernd. »Das hat vor ein paar Tagen angefangen, ich weiß auch nicht, warum, aber es war, als wäre die Depression plötzlich nicht mehr so wichtig, und jetzt fühle ich mich gut. Ich fühle mich gesund. Wahrscheinlich war ich doch nur überarbeitet, und die Ruhe hier und die Therapie haben mich kuriert.«

Dr. Visser runzelt die Stirn. »So schnell geht das nicht. Vor ein paar Wochen waren Sie noch … Was glauben Sie, warum Sie eingewiesen worden sind?«

Ich zucke mit den Schultern. »Ich hatte so viel Stress im

Beruf. Okay, ich war auch ein bisschen trübsinnig, aber im Nachhinein gesehen war die Einweisung etwas übertrieben, finde ich.«

»Sie wollten Selbstmord begehen.«

»Das war damals«, antworte ich mit einer ausladenden Geste. »Jetzt will ich das nicht mehr. Jetzt fühle ich mich gut.«

»Es fällt mir schwer, diesen Umschwung nachzuvollziehen«, sagt Dr. Visser, und ihr Stirnrunzeln vertieft sich. »Was ist passiert? Was fühlen Sie jetzt, wenn Sie glücklich sind?«

»Ich hab wieder Energie, ich will wieder arbeiten, ich …«

»Das sind keine Gefühle, das sind Gedanken. Wie *fühlen* Sie sich?«

Ich sehe sie erstaunt an. »Herrlich gefühllos. Keine starken Emotionen mehr, kein Weinen, einfach gar nichts.«

Dr. Visser schüttelt den Kopf. »Das ist kein Glück. Meiner Meinung nach dissoziieren Sie. Sie spalten Ihre Gefühle ab – durch die Antidepressiva möglicherweise –, aber das heißt nicht, dass die Depression weg ist, Sie spüren sie nur nicht mehr. Ist das Leben jetzt wieder okay für Sie?«

»Ich hab genug zu tun.«

Als ich ihren Blick sehe, füge ich hinzu: »Ich hätte echt kein Problem damit, wenn ich morgen tot umfallen würde, aber ich hab's nicht mehr eilig.«

»Und in einer Woche, in einem Monat, in einem halben Jahr?«

»In einem halben Jahr?«, rufe ich. »Das ist noch weit weg. So wie ich mich jetzt fühle, kann ich wieder drei Monate weitermachen. Danach kommen wahrscheinlich wieder Selbstmordgedanken, aber das war schon immer so. Ich stehe einfach ein bisschen wackelig im Leben. Das ist doch kein Problem.«

»Sie verstehen hoffentlich, dass wir das etwas anders sehen.«

»Scheint so«, murmle ich.

Dr. Vissers Augen verengen sich.

»Okay.« Ich seufze. »Vielleicht ist es kein Glück, sondern Gefühllosigkeit, aber dann fühlt man wenigstens auch nicht, dass man jeden Moment wieder in die Depression abrutschen kann. Ich finde so ein bisschen Abstand prima.«

»Die Tabletten helfen Ihnen, andere auf Abstand zu halten?«

»Nicht andere, mich selbst! Vielleicht kommt das ja von den Tabletten. Ich fühle mich manchmal wie eine Labormaus. Aber damit hab ich kein Problem.«

»Sie fühlen sich wie eine Labormaus und meinen, das sei kein Problem?«

»Nein, Sie verpassen mir immer wieder andere Tabletten, und dann warten wir ab, was passiert. Ich finde das spannend. Es ist ja alles nicht echt. Nicht *echt* echt.«

Dr. Visser sieht mich mit einem unergründlichen Blick an und schlägt eine neue Seite ihres Schreibblocks auf. »Ich geh gleich mal mit Dr. Valk Ihre Schlafmittel und Antidepressiva durch, um zu sehen, ob die Beschwerden davon kommen können.«

»Ich hab keine Beschwerden.«

»Trotzdem würde ich vorschlagen, dass Dr. Valk auch mal mit Ihnen redet. Er ist mein Supervisor und schaut sich einige von meinen Fällen an, sodass wir unsere Eindrücke vergleichen können.«

Ich nicke. »Und wenn er sagt, dass ich wieder arbeiten darf?«

»Das sehen wir dann schon.«

Ich verlasse den Besprechungsraum und gehe langsam zum Freizeitraum. An dem kleinenTisch halte ich inne. Stirnrunzelnd sehe ich mir das Puzzle an.

Heute Morgen haben fünf Teile gefehlt. Inzwischen sind es sechs. Wehmütig streiche ich mit der Hand über das Pferd. Die

Puzzleteile fühlen sich unter meinen Fingern wellig an, und ich bleibe einen Moment so stehen. Dann hebe ich die Schachtel vom Boden auf und nehme den Deckel ab.

Vorsichtig rolle ich das Puzzle auf und schiebe es zur Schachtel hin. Gestern war es fertig, zum dritten Mal, aber als ich heute Morgen wieder von vorn anfangen wollte, hat sich etwas in mir dagegen gesperrt. Egal, was Dr. Visser meint: Das ist der Beweis. Der Puzzledrang ist weg. Ich muss mich nicht mehr an diese immer gleiche logische Tätigkeit klammern, um das Chaos in meinem Kopf auszublenden. Ich will nicht mehr stundenlang über diesen Tisch gebeugt sitzen, bis sich meine Hände verkrampfen und mein Nacken so schmerzt, dass ich heulen könnte. Ich muss mich nicht mehr mit unerreichbaren Deadlines stressen oder Wetten auf fünfhundert Teile pro Stunde abschließen. Damit bin ich durch. Es geht mir besser.

Als alle Teile in der Schachtel sind, nehme ich den Deckel und betrachte ihn ein letztes Mal. Ich streiche über das Pferd, aber das ist nicht dasselbe. Ein Puzzle lebt unter den Fingern. Das hier fühlt sich anders an: leblos.

Versonnen lasse ich die Teile durch meine Hände gleiten und verteile sie gleichmäßig in der Schachtel. Als ich den Deckel schließen will, kommt Karel herein. Pfeifend geht er Richtung Wohnzimmer, die Hände auf dem Rücken. Er bleibt einen Moment bei mir stehen, beugt sich über die Schachtel und sieht mich mitleidig an.

»Fangen Sie noch mal von vorn an?«

»Ha!«, rufe ich triumphierend. »Es gibt nichts, wofür ich mich schämen müsste. Meine Puzzlephase ist vorbei. Mir geht's besser.«

»Ja, ja.« Karel schüttelt den Kopf und geht weiter. In der Tür zum Wohnzimmer dreht er sich noch einmal um. »Wetten«, sagt er, »Sie schaffen's nicht an einem Tag.«

Verdutzt schaue ich auf die Schachtel hinab. Fünfzehnhundert Teile.

Verdammt.

Und mit einem Seufzer kippe ich sie wieder aus.

Dr. Valk

Mutlos und mit einem flauen Gefühl betrete ich das Büro. Sechs Augenpaare sehen mir von dem großen Tisch entgegen, mit dem professionellen Misstrauen von Pflegekräften, die kein Problem mit den Patienten haben, solange die Patienten nicht mit ihren Problemen bei ihnen anspaziert kommen.

»Dr. Visser sagt, ich hab gleich ein Gespräch mit Dr. Valk«, sage ich schüchtern. »Wo soll ich warten?«

Die Front erwidert meinen Blick geschlossen. Dann löst sich eine Pflegekraft vom Rest. »Sie können im Wohnzimmer warten«, sagt Gwen. »Er kommt Sie dann holen.«

Ich bleibe verlegen stehen. Alle am Tisch schauen mich an.

»Oder Sie warten im Flur«, sagt Gwen freundlich. »Dann nimmt er Sie direkt mit nach oben.«

Ich nicke und gehe zu den drei Stühlen zwischen Treppe und Aufzug.

Etwas stimmt hinten und vorne nicht mit einem Psychiater, der seine Patienten im Wohnzimmer zu einem Gespräch abholt. Das ist so, als würde ich zu Hause auf dem Sofa lümmeln, und plötzlich kommt mein Gynäkologe herein und sagt: »So, dann kommen Sie mal mit.« Beim Pflegepersonal ist es etwas anderes: Man kann nicht acht Stunden täglich an ein und demselben Ort herumlaufen, ohne Teil des Inventars zu werden. Pflegekräfte bereichern ihre Umgebung: Wenn sie ins Wohnzimmer kommen, um mit jemandem zu sprechen, übt ihre Anwesenheit auch auf die anderen eine beruhigende Wirkung aus. Psychiater dagegen picken wortlos einen Mitpatienten aus der Gruppe heraus, und dann heißt es abwarten, ob und wie er wieder zurückkommt.

Ich höre einen Schlüssel im Schloss, und ein Luftzug streift mich, als die Tür hinter mir aufgeht.

»Frau van der Meer? Kommen Sie?«

Ich folge Dr. Valk die Treppe hinauf.

»Nehmen Sie Platz.«

Ich nehme Platz.

Unter dem Leiter der psychiatrischen Station stelle ich mir so etwas wie Dr. Visser hoch drei vor: ein Bollwerk eisig einschüchternder Intelligenz. Doch der hochgewachsene dunkelhaarige Mann, der sich in den Sessel mir gegenüber faltet, sieht mich freundlich und aufmerksam an.

»Wie geht's?«, fragt er.

Während ich mein Gehirn nach einer Antwort durchforsche, wird mir bewusst, dass es mir noch besser geht, seit ich in diesem Zimmer sitze. Die seltsam hellbraunen Augen, das ein ganz klein wenig schiefe Lächeln und darunter das hübsche hellblaue Hemd, die ordentliche Hose und die kognakfarbenen Lederschuhe – vielleicht bin ich einfach nur erleichtert, weil Dr. Valk keine Ähnlichkeit mit Dr. Visser hat. Jedenfalls stelle ich fest, dass von dem Mann eine deutlich antidepressive Wirkung ausgeht.

»Gut«, sage ich. »Ich möchte bald wieder arbeiten.«

Dr. Valk wirft mir einen Blick zu und lächelt. »So was hab ich schon in Ihrer Patientenakte gelesen.«

Ich seufze.

»Was ist?« Er sieht mich neugierig an.

»Mir ist schon klar, dass ich nicht ohne Grund hier bin. Aber immer wenn ich frage, wie lange ich noch bleiben muss, heißt es …«

»… ›Was denken Sie selbst?‹«, ergänzt Dr. Valk lachend.

Ich muss unwillkürlich mitlachen. Es ist ja auch lustig. Aber nicht schön.

»Ich kann verstehen, dass das unangenehm für Sie ist«, sagt er. »Mir würde es auch nicht gefallen. Aber man kann einfach nicht vorhersagen, wie eine Depression verläuft, wo Sie in zwei Wochen stehen oder wie lange die Therapie dauert. Wir wissen es nicht.«

»Ich dachte, Sie wollen es mir nur nicht sagen«, antworte ich erstaunt. »Damit ich mich nicht daran klammere. Ich rechne mir anhand der Beipackzettel immer selbst aus, wie lange ich die Tabletten nehmen und damit noch hierbleiben muss.«

»Es scheint mir jedenfalls nicht gut, wenn Sie noch viel länger hierbleiben«, sagt er belustigt. »Aber damit Sie bald wieder arbeiten können, müssen wir Sie erst mal zum Schlafen kriegen.«

Ich nicke. Action.

»Sie hatten ja schon einiges an Schlafmitteln, aber es gibt noch mehr. Wir setzen Ihr jetziges Mittel ab und probieren es mit einem anderen. Nach fünf Tagen haben Sie den nötigen Spiegel erreicht, und ich schau mir das zwei Nächte lang an. Wie finden Sie das?«

»Gut«, antworte ich.

Aber es ist nicht gut.

Eigentlich ist es überhaupt nicht gut, wie mir jetzt klar wird.

»Es ist schwierig mit den Tabletten«, bringe ich mühsam hervor. »Nicht körperlich, aber im Kopf. Wenn ein Schlafmittel wieder nicht wirkt, sag ich mir zwar, dass wir der Lösung immerhin ein Medikament näher gekommen sind, aber ...« Ich muss schlucken. »Und ich rede jetzt nur von den Schlaftabletten. Wenn ich an meine Antidepressiva denke ...«

»Da sehen wir uns auch nach einem anderen Mittel um«, sagt Dr. Valk ruhig. »Es ist schlimm, immer wieder enttäuscht zu werden, aber ich bin sicher, dass wir eine Lösung finden. Es dauert nur manchmal länger, als wir's gern hätten.«

Er sieht mich freundlich an, und plötzlich schäme ich mich. Wie viel Zeit er hier vertut! Dr. Valk ist nicht irgendein Therapeut, er ist Psychiater. In dieser einen Stunde hätte er Dutzende von Rezepten ausstellen können.

»Wissen Sie, was wir machen?«, sagt er. »Ich verschreibe Ihnen zwei Schlafmittel, die Sie noch nicht gehabt haben, und wir machen einen neuen Termin für nächste Woche. Bis dahin wissen wir, ob die Kombination wirkt, und wenn nicht, können wir gleich etwas anderes probieren.« Er steht auf und geht zu seinem Computer. »Gleicher Tag, selbe Zeit?«

Ich nicke. »Und wenn die Tabletten wirken, geb ich im Büro Bescheid, dann können die den Termin absagen.«

Dr. Valk macht eine abwehrende Geste. »Der Termin steht. Wir sehen uns nächste Woche.«

»Aber wenn die Tabletten wirken, worüber sollen wir dann sprechen?«

»Wir haben doch jetzt auch gesprochen.«

»Ja, aber über die Tabletten.«

»Wir haben auch über andere Dinge gesprochen. Darüber, wie es Ihnen geht und wie Sie sich hier in der Psychiatrie fühlen. Es muss nicht um Medikamente gehen. Wir können uns auch einfach so unterhalten.«

Ich sehe ihn verwirrt an. »Ich dachte, das machen nur die Psychologen. Als ich hierherkam, hieß es, die Psychologen sind fürs Reden da und die Psychiater für die Tabletten.«

Dr. Valk lächelt etwas gezwungen. »Die Psychiater sind die Einzigen, die Medikamente verschreiben dürfen, aber sie können auch reden. Und nicht nur über die Medikation. Wir sehen uns also nächsten Dienstag – auf jeden Fall. Oder haben Sie noch eine Frage?«

Ich werde rot. »Ja. Tut mir leid, aber ich muss das fragen: Was meinen Sie, wie lange ich noch hierbleiben muss? Ungefähr, grob geschätzt, ich werd Sie nicht drauf festnageln.«

Einen Moment fürchte ich, die altbekannte Antwort zu bekommen. Doch Dr. Valk sagt etwas anderes. »Wenn ich die Rechnung aufmache, die Sie auch aufmachen würden ... In zwei Wochen wissen wir, ob die Medikamente anschlagen, bis dahin gehen Sie in die Therapiegruppe. Wenn Sie wieder schlafen können, kann Ihr Aufenthalt hier verkürzt werden, und es spricht nichts dagegen, dass Sie wieder arbeiten gehen. Natürlich mit Vorsicht. Das ist meine Antwort.«

»Drei Wochen also. Oder vier«, sage ich schnell, als ich den wachsenden Zweifel in seinen Augen sehe. »Sie brauchen sich nicht festzulegen, das kann man ja nicht vorhersagen – aber meine Rechnung stimmt ungefähr, oder?«

»Ja. Ihre Rechnung stimmt. Mehr sage ich nicht dazu. Bis Dienstag also.«

Dr. Valk steht auf und gibt mir die Hand. Seine hellbraunen Augen halten mich einen Moment fest. Klopfenden Herzens verlasse ich den Raum.

Reden mit einem Psychiater.

Ich mag ihn.

Übertragung

»Simone!«, ruft Yvonne und winkt mit ihrer Zigarette. »Wie war's beim Jugendamt?«

Simone kommt völlig aufgelöst in den Garten und kramt erst einmal in ihrer Tasche nach Zigaretten. »Nicht so laut«, zischt sie dann mit einem Blick zu mir, beginnt aber trotzdem, von dem Kampf mit ihrem Ex um das Sorgerecht für ihren Sohn zu berichten. Als Puzzlezombie und Marjas Zimmergenossin scheine ich zur Runde dazuzugehören. Oder meine Anwesenheit zählt sowieso nicht.

»Und weißt du, was das Schlimmste ist?«, fragt Simone. »Hinterher wollte ich hier noch kurz mit jemandem vom Personal reden. Ich erzähle Leny also, dass Tom jetzt behauptet, ich sei Borderlinerin und könnte meinem eigenen Kind was antun.«

Ich weiß nicht, was eine Borderlinerin ist, aber es klingt schlimm.

»Und weißt du, was sie sagt, die Schlampe? Dass ich mich mehr auf meine eigenen Angelegenheiten konzentrieren soll und weniger auf Tom. Als ob ich ihn als Vorwand benutzen würde! Wenn's nach dem geht, bin ich demnächst dauerhaft weggesperrt und seh mein Kind nie wieder!«

»So schlimm wird's schon nicht werden«, beschwichtigt Marja. »Was Leny gesagt hat, ist nicht nett, aber ihr beide habt ja noch nie so gut miteinander gekonnt. Vielleicht kommt es dadurch schärfer bei dir an, als sie's meint, wegen der Übertragung.«

Simone zieht ein letztes Mal an ihrer Zigarette, dann drückt sie den Stummel aus und seufzt. »Vielleicht ist tatsächlich Übertragung im Spiel. Aber es war einfach der Tropfen, der das Fass zum Überlaufen gebracht hat, erst Tom und dann Leny. Okay, ich geh rein.«

Wir anderen bleiben schweigend am Tisch sitzen.

»Was ist Übertragung?«, frage ich Marja.

»Das ist, wenn man Personen oder Bedürfnisse von früher auf Therapeuten oder Pflegekräfte von heute projiziert. So was in der Art.«

Ich verstehe nicht.

»Ist doch ganz einfach«, schaltet Yvonne sich ein. »Wenn dein Therapeut eine Frau ist, dann zoffst du dich mit ihr, weil du deine Mutter in ihr siehst, und wenn's ein Mann ist, dann verliebst du dich in ihn, dann ist er der ideale Ehemann, weil er dich retten will.«

»Und das soll normal sein?«, frage ich entsetzt.

Marja zuckt mit den Schultern. »Selber merkt man's oft gar nicht, bis man vom Therapeuten oder einer Pflegekraft darauf hingewiesen wird. Und es passiert bei jedem neuen Ansprechpartner wieder, wenn auch vielleicht etwas anders.«

Bestürzt sehe ich meine Zimmergenossin an. Das klingt total unlogisch, nach einer schrecklichen Vergeudung von Therapie und Zeit. Ich werde nicht auf jeden Therapeuten abfahren. Ich habe einen Freund! Das muss auch effizienter gehen. Ich muss weg von dieser Übertragung.

»Es gehört einfach dazu«, fährt Marja fort, als sie meinen Blick sieht. »Man kann's nicht verhindern.«

Schaudernd gehe ich im Kopf meine Ansprechpartner durch. O Gott. Wenn ich bei jedem neuen Therapeuten erst projizieren muss, bis er merkt, dass ich projiziere, sodass er gegen die Projektion angehen kann, bevor wir mit dem weitermachen können, weswegen ich eigentlich gekommen bin …

Und dann hab ich's: mein Blitzableiter. Wenn meine neuen Medikamente wirken, habe ich nächsten Dienstag meinen letzten Termin bei ihm und sehe ihn von da an nur noch zufällig im Flur. Ich kann also von jetzt an meine ganzen Übertragungsgefühle kanalisieren, umleiten und auf einen Punkt konzentrieren, an dem sie das Therapiegeschehen nicht verzögern. Groß, dunkelhaarig, hellbraune Augen und ein schiefes Lächeln, das ihn zur perfekten Besetzung für die Rolle macht: Dr. Valk.

Ich muss grinsen.

Marja verdreht die Augen. »Ich will's gar nicht wissen.«

Blesshühner

Ich stehe am Bordstein und blicke wie versteinert auf die Welt vor mir.

Ich fühle mich gut, mehr als gut, und ich will so schnell wie möglich wieder arbeiten, aber bei der Vorstellung, dass ich einen Meter weiter vorn das Klinikgelände verlasse und in die reale Welt hinaustrete, bricht mir der Angstschweiß aus.

Ich gehe zwar regelmäßig mit einer Pflegekraft zu den Blesshühnern, und zweimal in der Woche scheucht Janet mich und den Rest der Gruppe durch die Gegend, aber da sind wir zu mehreren. Jetzt bin ich allein.

Plötzlich stößt etwas gegen meine Fersen.

»Wird's bald?« Noch einmal rempelt mich der alte Mann mit seinem Rollator an. »Ich hab nicht den ganzen Tag Zeit!«

Ich murmle ein »Sorry« und trete einen Schritt zur Seite. Er wirft mir einen misstrauischen Blick zu und manövriert den Rollator auf den Bürgersteig.

»Zur richtigen Zeit am richtigen Ort!«, ruft er und bohrt den Finger in die Luft. »Darum geht's!«

Erstaunt schaue ich ihm nach.

»Am richtigen Ort«, krächzt er, »und zur richtigen Zeit! Denn der richtige Ort und die richtige Zeit sind Zeichen Gottes des Vaters! Alles andere ist Teufelswerk! Und ich werde feurige Kohlen herabregnen lassen auf die Häupter der Ungläubigen, ich werde ihre Eingeweide zerreißen und ihre Nachkommen verfluchen bis ins siebte Glied …«

Aha, die Gerontopsychiatrie, die in dem Behelfsbau neben mir untergebracht ist.

Also wenn so meine Zukunft aussieht – was der kann, das kann ich auch. Ich schaue noch einmal zum Parkplatz zurück, und dann, als wäre es meine leichteste Übung, betrete ich den Bürgersteig.

Und plötzlich ist alles anders! Wenn andere dabei sind, halte ich den Blick fest auf den Boden gerichtet, aber jetzt sehe ich … alles! Bäume! Sträucher! Die Streifen auf dem Radweg! Eicheln vom letzten Jahr! Autos in allen Farben, Libellen, die sich für die Dämmerung bereit machen, Busse, die an der Haltestelle ihre Fahrgäste ausspucken, das Gewerbegebiet, das sich langsam leert, einen Güterzug in der Ferne und überall Menschen, Menschen, Menschen! Menschen, die mit neutralem Blick vorbeigehen – und die Psychiatriepatientin nicht bemerken. Sie sehen nur einen Menschen.

Nur … mich?

Die Äste hoch über mir verbinden den Himmel mit der Erde, ihr Laub zieht ein schwarzes Spitzenmuster über das tiefe Nachmittagsblau. Ich habe eine Brottüte in der Hand, und vier Blesshühner warten auf mich. Ich wünschte, dieser Moment würde nie vorübergehen. Ich bin glücklich.

Du hyperventilierst, brummt der Karel in meinem Kopf.

Ich seufze. Auf der anderen Straßenseite fährt ein Kleinbus mit winkenden Kindern darin laut hupend an, und eine kleine Frau in Shorts läuft rufend nebenher, winkt ein letztes Mal und bleibt dann stehen.

Ich schaue mich schnell um, ob ich mich irgendwie unsichtbar machen kann, da sehe ich, dass die Frau mitten auf der Straße genau das Gleiche tut. Lustig ist das.

Ich hebe die Hand zu einem halbherzigen Gruß.

Alice zögert, wirft einen Blick zum Krankenhaus hinüber und kommt dann auf mich zu.

»Hallo«, sagt sie.

Ich kenne Alice. Sie ist in Marjas Therapiegruppe, und da Marja mich wie ein Haustier überallhin mitschleppt – sie hat gern Gesellschaft, und ich hasse es, sozial aktiv zu werden, also bilden wir ein perfektes Gespann –, sind Alice und ich jeden Tag viel zusammen. Alices Frau heißt Joske, und die beiden haben zwei Kinder, aber das ist auch schon alles, was ich von ihr weiß. Alice ist ein Mysterium.

Wenn wir hin und wieder zufällig allein im Garten zurückbleiben, dreht sich Alice schweigend eine Zigarette, und ich kämpfe gegen das Schweigen an. Sie ist schon fast sieben Monate hier, ich erst ein paar Wochen. Sie gehört zu den Patienten, für die sich Pflegepersonal und Therapeuten mit Leib und Seele engagieren. Ich bin nur jemand, der ein Bett besetzt hält. Ich habe nicht das Recht, mit ihr zu sprechen, also halte ich, von ein paar albernen Bemerkungen abgesehen, den Mund.

Dass wir jetzt stumm nebeneinander auf einem menschenleeren Bürgersteig stehen, ist allerdings der Gipfel der Peinlichkeit.

»War das deine Familie?«, frage ich schließlich.

Sie nickt. »Frau und Kinder, die stehen jetzt wieder stundenlang im Stau.«

Erneut breitet sich Schweigen zwischen uns aus.

Plötzlich sagt Alice grimmig. »Ich hab so die Schnauze voll von der Psychiatrie, von allem, was dazugehört. Ich würde einen Mord begehen, um mit ihnen nach Hause zu können, weg von dem ganzen kranken Theater hier.«

Ich nicke vorsichtig. Wenn man jemanden in der Psychiatrie nicht sehr gut kennt, geht man auf bestimmte Dinge besser nicht ein. Aber dann schweigen wir nur wieder. »Ich geh Blesshühner füttern«, sage ich deshalb. »Willst du auch ...« Ich halte die Tüte mit dem alten Brot hoch.

Alice legt den Kopf schräg, als wollte sie die Menge an Wasser, Vögeln und Brot abschätzen.

»Gib mir ein paar Brocken.«

Die Blesshuhnküken schwimmen piepsend hin und her, während die Eltern das Futter unter ihnen verteilen.

»Ich dressiere sie«, sage ich, damit kein Schweigen eintritt. »Bevor ich das Brot ins Wasser werfe, schnalze ich mit der Zunge, dann lernen sie, dass auf das Schnalzen immer was zu fressen folgt, und später belohne ich sie nur noch, wenn sie auf das Schnalzen herkommen.«

»Und das funktioniert?«

Mein Fernziel ist, dass sie mir aus der Hand fressen – ein doppelter Sieg, denn sie haben genauso viel Angst vor mir wie ich vor ihnen mit ihren gruseligen weißen Schnäbeln und den psychotischen kleinen Augen.

»Sie kommen jedenfalls schon näher ran«, sage ich leise.

Während ich am Ufer hocke und Brotbröckchen abbreche, mit der Zunge schnalze, richtiges Verhalten der Vögel belohne und falsches ignoriere, lehnt Alice neben mir an einem Baum und beobachtet schweigend das Wasserballett. Eigentlich lastet das gelegentliche Schweigen gar nicht so schwer auf uns.

»Stört's dich, wenn ich rauche?«, fragt sie.

»Nicht, wenn du mir hilfst, noch den Rest Brot zu verfüttern.«

Als die letzten Krümel vertilgt sind, richte ich mich steif wieder auf. Auf dem Rückweg in die Klinik nimmt der Himmel ein zartes Nachtblau an.

Tief im Innern habe ich Angst vor Alice. Weil sie einen so ansieht. Weil sie nicht nur hört, was man sagt, sondern auch, was man verschweigt. Weil sie nicht nur sieht, was man zeigt, sondern auch, was man verbirgt, während man selbst keine Ahnung hat, was in ihr vorgeht. Eine Einwegscheibe.

»Wie geht's mit dem Schlafen?«, frage ich, um irgendetwas zu sagen.

»In manchen Nächten ganz gut, in anderen nicht.«

»Kann man dir nicht Tabletten geben, damit du jede Nacht schläfst?«

Alice kickt einen Stein weg. »Es geht nicht um ... die Tabletten«, antwortet sie stockend. »Es ist auch nicht so, dass ich nicht schlafen kann, aber ... irgendwas in mir reagiert nicht auf Schlafmittel.«

Ich nicke. Ich habe keine Ahnung, wovon sie redet.

»Ich bin ...«, beginnt sie. »Es ist ... Ich kann's nicht erklären. Da ist so eine Angst in mir. Die kommt nur nachts raus, und deshalb kann ich nicht schlafen. Da helfen auch keine Tabletten, jedenfalls nicht, solange das Problem nicht gelöst ist.«

»Und wie kann man es lösen?«, frage ich. Hier ist doch alles voll von Leuten, die Tabletten gegen Albträume bekommen.

»Durch Therapie. Da die Angst nur nachts rauskommt, krieg ich die Therapie dagegen nachts.«

Ich sehe sie irritiert an. Nachts? Ein Therapeut im Zimmer? »Ich glaub, das hab ich schon ein paarmal gehört.«

»Was?«, fragt Alice schroff.

»Schritte«, erkläre ich hastig. »Vom Nachtdienst. Manchmal geht jemand nach der ersten Runde noch mal durch den Flur und kommt erst nach über einer Stunde wieder zurück.

Der war dann bei dir, oder?« Ich werfe Alice einen vorsichtigen Blick zu, aber sie schaut mit ausdrucksloser Miene geradeaus. Dann nickt sie kaum merklich.

»Du hörst zu viel«, sagt sie schließlich, halb beifällig, halb abwehrend.

»Das sagen die Pflegekräfte auch.« Ich höre zu viel und rede zu wenig. Darum sage ich Alice nichts von dem Weinen und dem gedämpften Schreien, die ebenfalls zu diesen Nächten gehören.

Als wir an der Psychiatrie ankommen, klingelt Alice.

»Noch wegen vorhin, als du gesagt hast, du hasst das alles hier«, sage ich. »Wenn du genug von mir hast, begehst du dann bitte nicht gleich einen Mord, sondern sagst es einfach?«

Ich habe zwar kein Recht auf Alices Gesellschaft, aber ich fand das heute richtig schön. Weil der Trübsinn, der sich allmählich wieder in mir breitmacht, sich für eine Weile zurückgezogen hat. Weil ich mich bei Alice nicht groß zusammenreißen muss. Weil ich einfach irgendetwas reden kann.

Alice wirft mir einen unergründlichen Blick zu.

Da wird die Tür aufgeschlossen, und ich schlurfe wieder in die Einsamkeit der Depression hinein.

Wochenende

Als Marja in den Garten kommt, um Bescheid zu sagen, dass sie übers Wochenende nach Hause geht, hängen Simone, Dimitri und ich verdrossen in unseren Gartenstühlen. Simone fährt erst morgen, Dimitri bleibt hier, weil seine Frau am Wochenende nicht da ist und die Verlockung des Alkohols sonst zu stark wird, und ich bleibe, weil diese verschlagenen Pflegekräfte – »*Wie? Sie schlafen immer noch nicht gut? Sollen wir einen Termin mit dem Doktor für Sie machen? Passt es Ihnen heute? Sagen wir, in einer Viertelstunde? Setzen Sie sich schon mal in den Flur, er kommt Sie gleich holen.«* – mich bei Dr. Valk (Dr. Valk!) verpetzt haben, damit er mich über meine Selbstmordgedanken aushorcht.

Vor einer Stunde stand ich mit meiner Tasche vor dem Büro und wollte zu Sergei, da meinte Gwen plötzlich, in meiner Krankenakte stehe nichts davon, dass ich übers Wochenende wegdürfe. Schlimmer noch: Sie fand darin nur einen Vermerk von Dr. Valk, ich dürfe nicht mehr allein hinaus – dabei war ich die letzten vier Tage immer allein draußen gewesen, hatte, wie jeden Tag, im Garten gesessen, und Gwen selbst hatte mir die Tür aufgemacht. Aber da es schon fünf und Dr. Valk nicht mehr zu erreichen war und niemand auch nur eine einzige Tür für mich aufzuschließen wagte, musste ich ins Zimmer zurück, wo ich meine Sachen wieder in den Schrank legte. Dann ließ ich mich neben meinen nicht minder missmutigen Kollegen in einen Gartenstuhl fallen – in den Garten nur in Begleitung, das fanden selbst die Pflegekräfte etwas übertrieben –, um mit ihnen gemeinsam den Freitagnachmittag zu verfluchen.

»Was schaut ihr denn so trübsinnig?« Marja tritt vergnügt zu uns an den Tisch. »Am Sonntagabend sind wir doch wieder da, und das nächste Wochenende kommt bestimmt.«

Aber dieses Wochenende ist Sergei endlich zurück. Nächstes Wochenende fährt er für zwei Wochen nach Italien, und ich könnte höchstens zu meinen Eltern. Und ob ich das will, weiß ich nicht.

»Also dann, bis Sonntag, haltet die Ohren steif!«

»Schönes Wochenende«, sagt Simone über die Schulter. »Und tu nichts, was ich nicht auch tun würde.«

»Und auch nichts, was ich bestimmt tun würde«, ergänze ich zynisch.

»Na, hör mal!«, sagt Marja.

»Und wenn du's tust«, sagt Simone grinsend, »dann bitte richtig. Kein Tablettenmix, den kotzt man nur wieder aus.«

»Immer am Bahnsteigende, sonst gibt's so ein Chaos.«

»Nicht quer schneiden, immer längs.«

»Und nicht vor die Lok«, fügt Dimitri hinzu. »Immer vor den zweiten oder dritten Wagen, sonst macht das den Lokführer total fertig.«

Wir sehen uns an. Dann prusten wir los.

»Mannomann!« Marja schüttelt ungläubig lachend den Kopf. »Bloß gut, dass ihr vorerst noch hierbleibt. Ihr seid echt so was von ...«

»... hilfsbereit«, ergänzt Simone. »Wir sind ungeheuer hilfsbereit. Kollegen helfen sich gegenseitig.«

»Stimmt«, sage ich. »Wir helfen uns gegenseitig ins schwarze Loch rein und aus dem schwarzen Loch raus.« Und ich grinse.

Aliens

»Und, freust du dich aufs Aufnahmegespräch?«, fragt Marja, während sie Simone und Alice die Zigaretten anzündet.

Wir sind die Einzigen, die dem abendlichen Regen die Stirn bieten, und stehen als klägliches Häuflein dicht an der Terrassentür, unter dem kleinen Vordach gerade noch geschützt.

»Nicht wirklich«, antworte ich.

»Aber du willst doch in die Therapiegruppe, oder?«, fragt Simone zwischen zwei Zügen an ihrer Zigarette.

»Schon, aber ich hab keine Lust auf noch ein Gespräch mit noch einem Ansprechpartner. Ich hab von den Psychiatern hier die Nase voll. Können die nicht einfach meine Akte lesen?«

»Das tun sie ja. Außerdem ist Lars kein Psychiater, sondern Psychologe.«

»Ich glaube nicht an Psychologen«, sage ich.

»Er ist auch Psychotherapeut.« Alice lächelt. »Glaubst du an Psychotherapeuten?«

»Was ist der Unterschied?«

Das Tropfen des Regens untermalt die Stille.

»Psychotherapeuten sind teurer«, sagt Simone schließlich.

»Auch teurer als Psychiater?«

»Sieht ganz so aus.«

Ich nicke. Ein Preisunterschied erscheint mir gerechtfertigt.

»Wie weiß man denn, ob man an die glauben kann?«, fragt Alice.

Ich spiele müßig mit Simones Zigarettenpackung. »Es ist ... Psychologen sind wie Aliens. An Aliens glaube ich natürlich. Jedenfalls, sobald sie gelandet sind und ich sie sehen kann. Und an Psychologen glaube ich auch, wenn ich merke, dass sie etwas Therapeutisches machen. Aber bis dahin können sie auch nur Leute sein, die einen stundenlang volllabern. Oder noch schlimmer: die sich volllabern lassen. Da ist mir ein Psychiater lieber. Der redet zwar auch, bringt am Ende aber auf jeden Fall was Konkretes: Schlaftabletten, Antidepressiva, mehr Bewegung. Kein endloses Gefasel von wegen schlimmer Kindheit, unglücklicher Pubertät oder Stilltrauma. Ich will einfach wieder gesund werden.«

»Und dazu kann Reden nötig sein«, sagt Alice. »Nicht alles lässt sich mit Tabletten kurieren. Du schläfst ja auch immer noch nicht.«

»Nein, aber das ist nicht so schlimm. Wenn ich depressiv bin, jammere ich zwar gern, aber im Moment fühl ich mich prima, so schön rational, da hab ich keine Lust auf dieses psychologische Herumgestochere. Augen geradeaus und durch, das ist es, was ich will.«

Meine zukünftigen Gruppenkolleginnen sehen mich stirnrunzelnd an.

»Aber deine Stimmung wechselt doch dauernd«, sagt Marja. »In zwei Wochen sitzt du wieder im schwarzen Loch, und das Einzige, was dann hilft, ist drüber reden.«

Ich zucke mit den Schultern. Tief drinnen weiß ich natürlich, dass ich diese rationale Haltung nicht ewig durchhalten und irgendwann wieder im weiten Meer der Depression versinken werde.

Aber jetzt noch nicht. Ich bin eine Eisscholle, die sich so lange hält, bis nichts mehr von ihr übrig ist.

Aufnahmegespräch

Alles Gute kommt von oben.

Ich sitze mit einer Zeitschrift in der Hand neben dem Kaffeeautomaten im ersten Stock und schaue beglückt auf die Türen vor mir: die Zimmer der Therapeuten.

Zugegeben, die Therapeuten hier sind vielleicht keine klassischen Schönheiten. Man wird sie nicht so ohne Weiteres auf einer Reklametafel sehen. Die Sixpacks sind nicht bei allen sehr ausgeprägt, und auch an der Schulterbreite gibt es da und dort etwas zu bemängeln, aber wenn diese Männer eine Armeslänge entfernt an mir vorbeigehen, lebt etwas in mir auf. Sie gefallen mir.

Die Jüngeren haben noch den jugendlichen Optimismus, die Spannkraft und Vitalität, von der ich nur träumen kann. Die Älteren strahlen die Ruhe und den Charme von Weltmännern aus, die alles schon einmal gesehen und gehört haben und trotzdem noch freundlich und aufmerksam zuhören können.

Wenn mein Status als Psychiatriepatientin von mir verlangt, dass ich Übertragungsgefühle entwickle, dann werde ich das tun. Ich halte den Blick also weiter auf die Türen vor mir gerichtet.

Da geht eine auf. Das adrette Hemd, die dunkle Hose, die kognakfarbenen Schuhe – Dr. Valk.

Der Blick seiner hellbraunen Augen bleibt an mir haften. »Haben wir nicht am Dienstag Termin?«

»Doch«, antworte ich munter, »aber jetzt hab ich ein Aufnahmegespräch für die Therapiegruppe. Bis dann.«

Er lacht, dann geht er kopfschüttelnd davon, Richtung Sekretariat. Zufrieden seufzend lehne ich mich zurück, doch da geht eine andere Tür auf.

»Myrthe van der Meer? Ich muss noch schnell was überprüfen, aber Sie können sich schon mal hier reinsetzen. Ich bin gleich bei Ihnen.«

Kein Händedruck, kein Blickkontakt, nichts von der Standard-Begrüßungszeremonie. Ein hochgewachsener Mann, etwa Mitte fünfzig, mit leicht hängenden Schultern und zerzausten blonden Haaren geht mit langen, lustlosen Schritten den Flur hinunter. Lars de Waal.

O Gott. Mein Therapeut ist der depressivste Mensch in der ganzen Psychiatrie.

Beunruhigt nehme ich in einem der vier niedrigen Sessel in seinem Zimmer Platz.

Lars de Waal leitet als Haupttherapeut der Therapiegruppe zweimal pro Woche die Gruppentherapie. Ein Gruppenpsychopath also. Kein Wunder, dass er etwas schattenhaft wirkt.

Und kein Wunder, dass ich immer noch mit solch ketzerischen Gedanken hier sitze.

Zweck des Aufnahmegesprächs ist das Erstellen eines Therapieplans: eine Zusammenfassung aller Höhe- und vor allem Tiefpunkte im Leben des Patienten auf einer halben DIN-A-4-Seite, gefolgt von einer Liste der Therapieziele, an denen er in der Gruppe arbeiten will.

Ich fasse zum x-ten Mal meine Akte zusammen und berichte, dass ich nach den ersten Wochen der Depression laut Dr. Visser jetzt keine Gefühle mehr habe und dass ich mich dabei prima fühle.

Als ich geendet habe, schreibt der Psychotherapeut noch weiter.

»Ihr wichtigstes Therapieziel ist also, wieder mit Ihren Gefühlen in Kontakt zu kommen«, fasst er meine Ausführungen zusammen.

»Nein, lieber nicht.«

Er schaut unwillig auf.

»Ich find's super so«, erkläre ich. »Keine starken Gefühle mehr, keine depressiven Gedanken. Am besten, ich bleibe bei dieser rationalen Gemütslage, dann kann ich wenigstens wieder Sachen machen, wieder funktionieren!«

»Sie verstehen doch hoffentlich, dass ich das nicht so hinschreiben kann?«

»Natürlich versteh ich das«, sage ich. »Aber wenn Sie mich fragen, was ich will: genau das. Mir ist klar, dass das nicht ewig so geht. Ich empfinde nichts, auch nicht für meinen Freund, und ich hab zwischendurch immer wieder diese Weinkrämpfe. Aber verglichen damit, wie schrecklich depressiv ich bin, wenn meine Gefühle wiederkommen, ist es mir so doch lieber.«

»Weinkrämpfe?«, fragt er mit hochgezogenen Brauen. »Dann fühlen Sie also doch noch etwas?«

Ich zucke mit den Schultern. »Schon, aber ich weiß nicht, was. Ich weiß nur, dass ich weine und nicht wieder aufhören kann.« Als ich seinen skeptischen Blick sehe, seufze ich. »Irgendwann natürlich schon. Normalerweise dauert es ein paar Stunden.«

Der Kugelschreiber stockt. Der Psychotherapeut sieht mich ungläubig an. »Und die Pflegekräfte unternehmen nichts dagegen?«

»Na ja, manchmal reden sie mit mir, aber was sollen sie groß machen? Sie können ja keinen Schalter in mir umlegen, um das Weinen zu stoppen.«

»Wie wär's mit Trösten?«

»Wie sollten sie das denn machen?«

»Sie in den Arm nehmen?«

Entsetzt sehe ich ihn an.

»Also nicht.« Er scheint einen Moment in Gedanken versunken. »Trotzdem – Sie können nicht stundenlang weinen, ohne etwas dabei zu fühlen.«

Erleichtert verbanne ich das Bild einer Umarmung aus meinem Kopf.

»Ich weiß sowieso nicht, was man beim Weinen fühlen sollte. Muss man dabei überhaupt was fühlen? Ist es denn so schlimm, ein paar Stunden zu weinen?«

»Wie wär's mit intensivem Kummer, Schmerz? Die Tränen kommen doch nicht einfach so. Weinen ist ein Zeichen von psychischem Leiden.«

Ich sehe den Psychologen ungläubig an. Weinen aufgrund von psychischem Leiden? Das ist doch absurd! Man weint einfach. Es ist allenfalls ein Zeichen von Schwäche und Wehleidigkeit, aber psychisches Leiden ... Schon bei dem bloßen Gedanken muss ich lachen. »Weinen ist normal, das tu ich praktisch schon mein ganzes Leben«, sage ich. Die sechste Klasse hab ich zum größten Teil weinend hinter mich gebracht, in der Orientierungsstufe hab ich jeden Tag geweint, wenn ich mit dem Rad zur Schule gefahren bin, und seitdem weine ich freizeitmäßig weiter.«

»Und niemand hat etwas dagegen unternommen, auch nicht in der Schule?«

»Nicht dass ich wüsste. Der mit den Problemen war David, mein kleiner Bruder, nicht ich. Die Lehrer haben schon ab und zu mal mit meinen Eltern gesprochen, aber ich war einfach nur überempfindlich, weiter nichts.«

Der Psychotherapeut sieht mich mit unergründlicher Miene an. Es ist eine unwirkliche Situation: Wir sprechen dieselbe Sprache, aber die Wörter scheinen für jeden von uns etwas ganz anderes zu bedeuten. Ich habe keine Ahnung, was ihm durch den Kopf geht, wenn er schweigt, und ich verstehe nicht, was er mir sagen will, wenn er spricht. Mein Psychotherapeut ist eine Sphinx, und seine Worte sind Rätsel.

Die Sphinx seufzt tief auf und streckt sich. Dann beugt sie sich wieder vor und stützt den Kopf in die Hände. Schließlich sieht sie mich aus zusammengekniffenen Augen an und schiebt demonstrativ ihr Notizbuch beiseite. »Okay, wir machen's anders. Es ist ein Experiment, mal sehen, was dabei rauskommt. Ich werde keinen Therapieplan für Sie erstellen. Das machen Sie selbst. Ihre Vorgeschichte zusammenzufassen dürfte kein Problem sein, die haben Sie ja eben schon erzählt.«

»Aber wie ...«

»Moment mal. Die Therapieziele ... Was machen wir mit denen?«

Ich öffne den Mund – vergeblich.

»Sie sind gleich dran«, sagt er belustigt. »Die Therapieziele ... Ich seh schon, da werden wir uns nicht einigen. Schreiben Sie einfach auf, womit Sie sich hier befassen möchten. Überlegen Sie, was Sie über sich herausfinden möchten, wo Sie schon mal hier sind. Anderthalb DIN-A4-Seiten maximal. Wenn Sie fertig sind, schau ich's mir an, und dann können Sie schon diese Woche in die Therapiegruppe. Haben Sie noch Fragen?«

Ob ich noch Fragen habe? In meinem Kopf dreht sich alles. Wie soll das gehen, wie um Himmels willen schreibt man einen Therapieplan? Woher nimmt man die Therapieziele? Ich hab nicht mal einen Computer!

»Geht's auch mit Bleistift?«

Der Psychotherapeut stutzt. Dann fängt er an zu lachen. »Ja«, sagt er. »Bleistift ist okay.«

»Und, kommst du jetzt in die Therapiegruppe?«, fragt Marja, als ich das Zimmer betrete.

»Ja.« Ich lasse mich aufs Bett fallen. »Wahrscheinlich schon diese Woche.«

»Und wie war das Gespräch?«

Nachdenklich schaue ich zur Decke hinauf. »Komisch.«

Marja, die gerade ihre Tasche auspackt, hält inne. »Ja«, sagt sie. »Lars ist sehr gut in seinem Fach, aber er kann schon manchmal ein bisschen komisch rüberkommen.«

Ich weiß nicht recht, ob das heute an ihm lag.

Therapieplan

»An meine Geburt kann ich mich kaum erinnern.«

Triumphierend betrachte ich die Wörter auf dem Schreibblock, schaue einen Moment seufzend auf und radiere dann eines nach dem anderen wieder aus. Sechsundzwanzig Jahre soll ich zusammenfassen, in weniger als einem Satz pro Jahr. Und wovon soll dieser Satz handeln? So vieles weiß ich nicht mehr. Mein Anfangssatz könnte auch lauten: »An meine Kindheit kann ich mich kaum erinnern.«

An die Jahre, bevor ich mich durch die sechste Klasse geheult habe, kann ich mich so gut wie gar nicht mehr erinnern. Aus meiner Kindheit weiß ich nur: Vater bei der Arbeit, Mutter zu Hause, Kinder im Garten und Kekse zum Tee. Ich war als Kind mit einer stabilen häuslichen Umgebung gesegnet. Einer derart stabilen möglicherweise, dass sie sich in meiner Erinnerung zu einem einzigen starken nostalgischen Gefühl verdichtet hat, einem Gefühl der …

Angst.

Ich hab ihn, meinen Anfangssatz! Enthusiastisch kritzle ich ihn aufs Papier: »Als Kind hatte ich immer Angst.« Volltreffer! Mein ganze Kindheit, in einen einzigen Satz gepackt.

Das Schöne an dem Satz ist, dass es sich noch dazu um eine ganz neutrale, sachliche Feststellung handelt. Nichts von wegen Ursache und Wirkung, keine Schuldfrage, nur die simple Tatsache, dass ich als Kind Angst hatte. Rückblickend weiß ich natürlich, dass ich eine glückliche Kindheit hatte, aber damals war mir das offenbar nicht bewusst. Es ist, als wäre etwas in mir aufgebrochen: Erinnerungssplitter wirbeln durch meinen Kopf und machen immer mehr Fragmente eines Lebens sichtbar, das ich vergessen hatte. Und dann befinde ich mich plötzlich in einem Auto vor dem Supermarkt. Als Älteste darf ich vorn sitzen, hinter mir streiten meine Geschwister um die Verfügungsgewalt über die Rückbank. David wirft Tim vor, er sitze immer am Fenster, Tim schreit David an, er lüge, und David bricht in Gebrüll aus. Tim versucht, seine Schläge abzuwehren, und Elise beißt in jeden Körperteil, der in die Nähe ihres Kindersitzes kommt. Ich höre alles, sehe aber nur den Eingang zum Supermarkt, in dem meine Mutter verschwunden ist. Ich als Älteste müsse auf die anderen aufpassen, hat sie gesagt, ich müsse vor allem David ruhig halten und sie komme gleich wieder. Ich habe die Ungeduld in ihrer Stimme gehört, als sie meine wachsende Panik bemerkte – denn was heißt »gleich«? Fünf Minuten? Zehn Minuten? Eine Viertelstunde? Und wie lange muss ich warten, bis feststeht, dass sie nicht wiederkommt? Eine Stunde? Einen Tag? Muss ich dann jemand Wildfremdem sagen, dass unsere Mutter verschwunden ist? Und wie soll man sie finden, wenn ich nicht mehr weiß, was sie anhatte? Wie kann ich so etwas vergessen, wo doch auch das Leben meiner Geschwister davon abhängt? Wie erkläre ich ihnen, dass unsere Mutter nicht wiederkommt? Dass alles meine Schuld ist? Dass ich ein schreckliches Kind bin, zu dem keine Mutter jemals freiwillig zurückkehren würde? Man überträgt mir eine einzige simple Aufgabe – pass auf deine Geschwister auf und sieh zu, dass sie Ruhe halten, bis ich wiederkomme –, und selbst da versage ich. Ich versuche, das kreischende Knäuel auf der Rückbank zu entwirren – Mama kommt gleich zurück, ihr wisst doch, wie böse sie wird, wenn ihr rauft –, aber ich weiß, dass sie nicht zurückkommt. Nicht zu mir. Nicht zu dem bösen, faulen Kind auf dem Vordersitz. Ich hasse sie. Ich hasse sie so sehr, dass es mir am liebsten wäre, es gäbe sie gar nicht.

Das Mädchen auf dem Vordersitz weint lautlos und wischt sich den Rotz von der Nase, bevor die anderen etwas merken, bevor die Angst auf die Rückbank überspringt und alles zu spät ist, und deshalb erstarrt sie, sitzt da wie ein nasser Sack, registriert mit ausdrucksloser Miene, dass ihre Mutter wieder einsteigt und das Auto anfährt, steigt zu Hause aus, lässt ergeben Davids Schläge über sich ergehen, nimmt stumm die Vorwürfe ihrer Mutter hin, weil sie die Einkäufe im Auto hat liegen lassen, dabei verdirbt doch alles so schnell, da hätte man das Einkaufen ja gleich sein lassen können.

Ich bin fünf Jahre alt. Ich bin ein böses Kind. Ich wünschte, ich hätte ein Pony.

Ich klappe den Block zu und lege ihn befriedigt auf das Tischchen neben meinem Bett. Wenn ich den Text nachher ins Reine schreibe und ihn vor dem Mittagessen in Lars' Fach lege, dann komme ich noch diese Woche in die Therapiegruppe, und in ein paar Wochen gehe ich wieder arbeiten.

Schön. Ein produktiver Tag.

Gruppe

Gruppenpsychotherapie – ich bin kein Fan.

Wahrscheinlich könnte ich mehr von der Gruppe profitieren, wenn ich weniger auf den Boden starren und mich am Gespräch beteiligen würde, aber ich bekomme auch so viel mit: Man erkennt anderer Leute Probleme und fühlt sich dadurch, dass man anderen hilft, automatisch auch selbst besser. Dimitris Frau zum Beispiel hat ein Alkoholproblem, behauptet Dimitri, also erklärt ihm die Gruppe zweimal in der Woche, dass seine Frau zu Recht ein Problem damit hat, dass er zwei Flaschen Wodka pro Tag trinkt. Simone fragt sich, ob die schwierige Beziehung zu ihrer Mutter nicht daher kommt, dass sie den ganzen Frust wegen Tom, ihrem Ex, auf sie projiziert. Gut möglich, meint Alice, aber dass ihre Mutter unangekündigt bei ihr aufkreuzt oder ihr einen Heidenschrecken einjagt, wenn sie unaufgefordert ihren Sohn von der Schule abholt, spielt dabei auch eine Rolle. Und wie steht es mit Alices Eltern? Haben die eigentlich akzeptiert, was mit ihrer Tochter los ist?

Die Gruppe ist die Hölle für mich, weil es nichts gibt, worüber ich sprechen möchte, und so versuche ich vor allem, mich bis auf die eine oder andere vorsichtige Bemerkung unsichtbar zu machen.

Trotzdem merke selbst ich: Es ist eine gute Gruppe.

Natürlich tritt manchmal ein lastendes Schweigen ein. Natürlich ist die Diskussion mit Dimitri schon tausendmal geführt worden, und natürlich geht Lars regelmäßig mit einem lässigen »Ich sage nur, was ich denke, Sie können damit machen, was Sie wollen, aber ich an Ihrer Stelle …« dazwischen, in dem Bewusstsein, dass die Worte des Therapeuten mehr Gewicht haben als alles andere: Schließlich ist er der Einzige im Raum, der nachweislich psychisch gesund ist. Aber getragen wird die Therapie von der Gruppe. Und auch wenn ich es nicht sehen will: Der Blick, mit dem Lars in die Runde schaut, wenn er sich unbeobachtet glaubt, sagt alles. Wie ein Vater, der seinem Sohn das Radfahren beibringt, mit ihm mitläuft und dann staunend sieht, dass sein Kind beherrscht, was er ihm beigebracht hat. Genau so macht es Lars. Er wärmt seine Seele daran.

Jetzt sieht er mich an. Fuck!

»Myrthe«, sagt er mit hochgezogenen Brauen. »Von Ihnen haben wir noch nicht viel gehört. Kommt Ihnen an dem, was Alice von ihrer Mutter erzählt, irgendwas bekannt vor?

Fuck!

Simone nickt. »Du bist jetzt seit zwei Wochen bei uns in der Gruppe, aber eigentlich weiß ich gar nicht, wie's dir geht.«

»Du sagst immer, du bist glücklich.« Alice runzelt die Stirn.

»Aber du weißt selbst, dass das nicht stimmt. Du bist ja nicht ohne Grund hier. Wie geht's dir wirklich?«

»Gut«, antworte ich angespannt. »Mir geht's gut. Jedenfalls besser als am Anfang, als ich hierhergekommen bin. Vielleicht bin ich ja wieder gesund.«

»Dann willst du also nicht mehr sterben?«

»Was hat das damit zu tun? Ich halte es eben wieder aus.«

»Das kann man doch nicht gesund nennen«, protestiert Marja. »Das ist kein Leben, das ist Überleben. Es ist doch schrecklich, dass du trotzdem lieber tot wärst – obwohl du dich gut fühlst. Dann tust du ja nur so.«

»Ich tu nicht nur so«, entgegne ich verärgert. »So bin ich nun mal, so war ich schon immer. Und wenn das falsch ist, was muss ich dann tun, um es richtig zu machen, um das Richtige zu fühlen? Wie sind die Spielregeln?«

Marja schüttelt den Kopf.

»Das ist kein Spiel«, sagt Alice. »Das wollen wir damit sagen. Du bist nicht ohne Grund hier.«

»Natürlich ist es kein Spiel, das ist mir schon klar. Aber es ist auch nicht echt. Nicht *echt* echt. Das hier ist eine vorübergehende Sache. In ein paar Wochen arbeite ich wieder, und die ganze Psychiatrie hat's nie gegeben.«

Alice wirft mir einen düsteren Blick zu. »Du allein entscheidest, ob sich in der Zeit hier etwas für dich verändert oder nicht.«

Frustriert schaue ich zu Boden. Können die anderen mich nicht verstehen, oder wollen sie nicht?

»Was soll ich denn tun? Alle sagen, ich mach was falsch, aber niemand sagt mir, was richtig ist. Das geht doch nicht. Welche Schritte muss ich machen, welche Fertigkeiten muss ich lernen? Was muss ich tun?«

»Es geht nicht darum, was du tust«, sagt Alice. »Es geht ums Sein. Darum, mal einfach nichts zu tun, statt dauernd die anderen zu beobachten und dann zu dem Menschen zu werden, von dem man glaubt, dass er bei ihnen gut ankommt. Das machst du nämlich ständig. Hier und bestimmt auch zu Hause und im Beruf. Immer nett sein, lustig sein, die Leute zum Lachen bringen, damit sie nicht merken, wie du dich wirklich fühlst. Das ist furchtbar anstrengend. Nicht nur für dich, sondern auch für die Leute um dich herum, denn die wollen dich so kennenlernen, wie du wirklich bist.«

Ich erschrecke. Alices Worte schneiden mir ins Herz.

»Also bin ich nicht ich selbst?«, frage ich heiser. »Ich bin nicht die, die ich bin? Wer bin ich dann?«

Verzweifelt suche ich in den Gesichtern ringsum nach Antworten, aber alle schauen weg.

Das bin ich also. Nicht gut genug. Eine Belastung für die anderen. Selbst in einer Gruppe aus lauter psychischen Grenzfällen mache ich's falsch, gehöre ich nicht dazu. Was bleibt dann noch von mir übrig?

Niemand sagt etwas.

Schließlich reckt Lars die Glieder, wirft einen Blick auf die Uhr und nimmt seinen Becher von dem Stuhl neben sich. »Die Zeit ist um«, sagt er. »Am Freitag machen wir weiter.«

Mit einem Kopf voll Watte stehe ich auf und schleppe mich hinter den anderen her.

Im Hinausgehen legt mir Marja behutsam die Hand auf die Schulter. »Mach dir keine Sorgen«, sagt sie. »Es ist immer schwierig, wenn man selbst dran ist. Fürs erste Mal hast du dich prima geschlagen.«

Fürs erste Mal … Großartig. Es kommt also noch mehr.

Hand

Vorsichtig öffne ich die Tür.

Da Dr. Visser unser Gespräch heute für die Zeit eingeplant hat, in der die Kunsttherapie stattfindet, sitzen die anderen schon an dem großen Tisch in der Mitte des hellen Raumes, als ich hereinkomme, und es ist nur noch eine Viertelstunde übrig. Mein erstes Mal Kunsttherapie, und ich komme zu spät. Ich will sterben.

Der Hocker, der mir am nächsten steht, dreht sich, und eine schlanke Frau mit einem Kopf voller Locken mustert mich interessiert. »Ah«, sagt sie melodisch. »Sie sind bestimmt Myrthe. Ich bin Stella, die Kunsttherapeutin. Schade, dass Sie beim ersten Mal so spät kommen, aber ich hab schon gehört, die Psychiater sind schuld.«

Ich werde nicht weinen.

»Wir haben gerade mit der Nachbesprechung angefangen«, fährt sie munter fort. »Was möchten Sie machen? Wie können Sie die Viertelstunde noch nutzen?«

Trübsinnig fasse ich den Korb mit den Teppichmessern ins Auge.

»Möchten Sie zuhören oder lieber noch was mit den Händen machen? Vielleicht mit Ton arbeiten? Es muss ja nicht gleich was daraus werden, in einer Viertelstunde legen Sie den Ton in den Eimer zurück und fertig. Was meinen Sie?«

Ich meine: Mir ist alles recht, Hauptsache dieser Blick richtet sich auf jemand anderen. Ich lasse mir den Toneimer zeigen und setze mich auf einen Hocker zwischen Dimitri und Marja. Voller Verzweiflung drücke ich meinen Selbsthass in einen Tonklumpen. Der Rest der Nachbesprechung ist *audio only.* Dimitri spricht über eine Zeichnung, die ich nicht sehe, Alice kann noch nicht über ihre Arbeit sprechen, Simone sagt, ihre frisch gebrannte Tonskulptur stehe für die Beziehung zu ihrer Mutter, und Marja fängt an zu weinen, weil sie nicht weiß, was sie zu ihrer Collage sagen soll, oder weil ihre neuen Tabletten sie ein bisschen dünnhäutig machen, so genau weiß sie das nicht. Dann ist es still. Ich hebe vorsichtig den Blick – ja, alle sehen mich an.

»Wir haben noch drei Minuten«, sagt Stella zu mir. »Wenn

Sie uns sagen möchten, was Sie in der letzten Viertelstunde gemacht haben …«

Das will ich nicht.

Da nimmt Dimitri ein Töpfchen aus dem Schutzwall, den ich um meine Tonarbeit herum aufgebaut habe. Er sieht mich überrascht an. »Hast du das jetzt eben gemacht?«

»Was? Was ist es denn?«, will Yvonne wissen. »Nimm doch die blöden Töpfchen da weg.«

»Leg's mal in die Mitte«, sagt Simone. Auch Alice schaut von der anderen Tischseite neugierig her.

»Geht nicht«, antworte ich leise. »Es klebt fest.«

Da beugen sich alle zu mir herüber. Stille breitet sich im Raum aus, und ich werde auf meinem Hocker immer kleiner.

Stella betrachtet meine Arbeit. »Ah ja, eine Hand«, sagt sie ruhig. »Wenn Sie möchten, brenne ich sie, dann können Sie sie nächstes Mal glasieren. Aber Sie können sie natürlich auch wieder in den Eimer tun, kein Problem.«

»Nein, nicht!«, ruft Dimitri. »So was darf man nicht kaputt machen! Das ist eine richtige kleine Hand, die musst du aufheben! Sonst nehm ich sie!«

Die anderen nicken enthusiastisch. Nur Alice sieht nicht die Hand an, sondern mich, als würde sie sich mehr dafür interessieren, wie ich mich entscheide, als dafür, was ich gemacht habe.

Stella mischt sich ein. »Das ist Myrthes Tonarbeit«, sagt sie, »Myrthe bestimmt, was damit geschieht, und das kann sie auch noch später tun. Möchten Sie noch was dazu sagen, Myrthe? Haben Hände eine besondere Bedeutung für Sie? Stehen sie für etwas?«

Ich weiß es nicht. Ich habe den Tonklumpen geknetet und dabei ans Meer gedacht, daran, wie man einen Handabdruck im Sand hinterlassen kann, ein Negativ sozusagen. Also habe ich eine kleine Hand geformt und einen Rand darum gemacht, sodass ein Schälchen entstanden ist. Und jetzt klebt es am Tisch fest.

»Ich weiß nicht«, sage ich. »Es gibt doch solche Ausdrücke: jemandem die Hand reichen, die ausgestreckte Hand ergreifen, jemandem eine helfende Hand bieten, etwas vertrauensvoll in jemandes Hände legen, lauter Dinge, die ich anscheinend hier lernen muss.«

Alle nicken zustimmend. Ich schlucke und falte die Hände um meine kleine Arbeit.

»Aber das war's nicht. Ich hab gar nichts gedacht. Ich hab nichts gefühlt. Ich hab einfach irgendwas gemacht, und es hat überhaupt nichts zu bedeuten.«

»Ah ja, das kann natürlich auch sein.« Stella steht auf. »Ich seh gerade, dass wir fünf Minuten über der Zeit sind. Räumen Sie Ihre Sachen weg, wir sehen uns dann am Donnerstag wieder. Myrthe, bleiben Sie noch einen Moment?«

Ich nicke, wische mir die Tränen ab und schaue auf meine Hände hinab, bis die anderen hinausgegangen sind. Als die Tür zu ist, setzt sich Stella mir gegenüber und beugt sich vor. »Kann ich's noch mal sehen?«

Ich nehme die Hände weg.

Sie nickt.

»Wenn Sie möchten, können Sie's mit einer Drahtsäge vom Tisch lösen. Ein bisschen Ton bleibt dann zwar kleben, aber wenn Sie den Draht straff über die Tischplatte ziehen, muss es nicht kaputtgehen. Auch wenn Sie's wegwerfen möchten: Das ist die beste Methode, Ton vom Tisch abzukriegen.«

Unentschlossen nehme ich den Draht.

Als ich fertig bin, liegt das Händchen in meiner Handfläche. Verrückt. Es passt genau.

»Wenn Sie's aufheben wollen«, sagt Stella leichthin, »legen Sie's zum Trocknen auf den Schrank, dann können Sie sich immer noch entscheiden, was Sie damit machen wollen.«

Ich nicke. Stella ist eine super Therapeutin, finde ich. Und sie weiß genau, wie sie einen dahin kriegt, wo sie einen haben will.

»Nächstes Mal setzen wir uns am Anfang kurz zusammen, dann erkläre ich Ihnen, was Kunsttherapie genau ist und was wir in der nächsten Zeit hier machen werden.« Sie steht auf, um in ihr Büro zu gehen. »Aber eigentlich war das heute schon ein sehr schöner Anfang, finde ich.«

Ich betrachte die kleine Hand.

Einmal zudrücken, und weg ist sie.

Langsam balle ich meine Hand zur Faust.

Hölle

»Wie geht's?«, fragt Lars.

Ich sinke tiefer in meinen Sessel.

Psychologen werden traditionell auf das messerscharfe Interpretieren nonverbaler Kommunikation trainiert. Meine Körpersprache sagt wahrscheinlich genug: toter Vogel im Sessel. Lars mustert mich kritisch, während ich hartnäckig zu Boden schaue.

»Okay, andere Frage: Wie ist es für Sie, hier zu sein?«

»Gut.«

»Spöttisch« ist nicht das richtige Wort für die Art, wie Lars mich ansieht. »Zynisch« kommt der Sache schon näher.

»Ich bin einfach froh, dass es diesen Ort gibt«, murmle ich störrisch. »Jetzt, wo ich wieder depressiv bin, würde ich am liebsten bleiben, bis ich achtzig bin. Anscheinend bin ich doch irgendwie glücklich hier.«

»Hier?«, fragt Lars. »In dieser Hölle, dieser *boîte de merde,* der Psychiatrie? Hier kann man gar nicht glücklich sein. Klar, besser gehen kann's einem schon. Das ist ja auch der Sinn der Sache. Man kann hier zur Ruhe kommen, und die Beschwerden können zurückgehen, aber glücklich sein ist was anderes. In der Psychiatrie ist *niemand* glücklich, schon gar nicht die Patienten.«

»Ich find's schön.«

»Das ist doch so was von trist hier«, sagt er voller Abscheu. »Ein kranker Bau voller kranker Menschen. Manchmal hab ich spät abends noch unten zu tun, was ich nach Möglichkeit zu vermeiden suche. Von dem taghellen Flur kann man ja in diesen neonbeleuchteten Raum schauen, den die hier ›Freizeitraum‹ nennen. Und da hocken ein paar Patienten apathisch an einem tristen Tisch herum. Schlimm ist das. Die Hölle ist das.«

»Das ist der Puzzletisch!«, rufe ich. »Natürlich sitzen wir da! Was sollen wir denn sonst machen? Wiederholungen von irgendwelchen Serien schauen? Okay, Atmosphäre sucht man da vielleicht vergeblich, aber wenn man mit anderen was spielt, ist es doch prima. Von wegen Hölle.«

Lars hebt theatralisch die Hände, aber ich bin noch nicht fertig. »Wer das hier Hölle nennt, der ist ein glücklicher Mensch.«

Lars mustert mich bedächtig schweigend, und ich habe plötzlich das Gefühl, zu viel gesagt zu haben.

»Wissen Sie, was meiner Meinung nach mit Ihnen los ist?«, fragt er schließlich.

Ich weiß es nicht.

»Meiner Meinung nach sind Sie gar nicht depressiv. Meiner Meinung nach sind Sie nur traurig. Ich frage mich, ob bei Ihnen überhaupt eine echte klinische Depression vorliegt oder ob es sich eher um eine Art Trauer handelt, Trauer über alles, was Sie erlebt und nie verarbeitet haben.«

Er scheint eine Reaktion zu erwarten.

»Was ist der Unterschied?«, frage ich und denke, dass ich mit einer »Depression« hier vielleicht noch eine gewisse Daseinsberechtigung hätte, während »Trauer« nur bewirkt, dass ich mir eine Gabel tief in den Arm rammen will, weil das alles nicht der Rede wert ist: wehleidiges Getue, das Handtuch werfen, während der Rest der Welt ganz normal weitermacht, eine sinnlose Verschwendung von anderer Leute Zeit und Energie und vor allem ein elendes Gejammer, das ich so schnell wie möglich abstellen sollte.

»Das wissen Sie genau«, antwortet Lars. »Wenn man traurig ist, fühlt man sich nicht wohl in seiner Haut, man denkt negativ über sich selbst und die Welt und grübelt viel. Depression heißt nicht mehr schlafen, nichts mehr essen, keine Energie mehr haben und ständig an den Tod denken.«

Der tote Vogel liegt reglos in meinem Sessel.

Lars seufzt. »Das trifft alles auf Sie zu.«

Ich schweige. Soll er's doch nennen, wie er will. Ist sowieso egal.

»Wie steht's mit dem Schlafen?«

»Zwei, drei Stunden pro Nacht«, murmle ich. »Manchmal gar nicht.«

»Welche Schlafmittel haben Sie schon bekommen?«

»Weiß ich nicht genau.«

»Na, hören Sie.« Lars runzelt die Stirn. »Sie werden doch wissen, welche Medikamente man Ihnen gibt! Sagt Ihnen das der Psychiater denn nicht?«

»Doch, aber ...«

»Okay, wie viele verschiedene haben Sie schon probiert? Zwei, drei?«

Ich sehe ihn ungläubig an. Reden die Psychiater und Therapeuten hier denn nicht miteinander?

»Ich weiß es nicht genau«, wiederhole ich langsam. »Die werden immer wieder anders kombiniert. Insgesamt acht oder neun, glaub ich, es können aber auch mehr sein.«

Lars verschlägt es die Sprache, aber er reißt sich grandios zusammen.

»In welchem Zeitraum – fünf, sechs Wochen? Das ist wieder mal typisch für meine biologisch ausgerichteten Kollegen hier.« Er grinst. Der Vogel ist sich plötzlich nicht mehr sicher, ob er tot sein will.

»Gut«, fährt Lars fort. »Jetzt der Plan. Ich mache Ihnen einen Vorschlag, und dann sagen Sie mir, ob Sie damit einverstanden sind oder nicht: alle Schlafmittel absetzen und ein paar Nächte wach bleiben, dann kommt Ihre biologische Uhr wieder ins Lot, und am Ende schlafen Sie ganz von selbst ein.«

Aus völliger Erschöpfung, ja. Erschrocken sehe ich ihn an. Sterben nicht immer wieder Leute bei dem Versuch, den Weltrekord im Wachbleiben zu brechen? Andererseits: Körper versus Geist, dafür habe ich etwas übrig. Ich will nämlich, dass dieser Körper leidet. Ich will ihn brechen. Ich lächle und nicke.

»Wer ist Ihr Psychiater?«

»Dr. Visser.«

»›Dr. Visser‹«, wiederholt er belustigt, »das klingt ja so förmlich. Sie wissen doch hoffentlich, dass Marian kaum älter ist als Sie?«

Ich zucke mit den Schultern. »Marian« mag ja kaum älter sein als ich, aber sie ist ein erfolgreiches, nützliches Mitglied der Gesellschaft, und ich bin ein psychisches Wrack. Wenn Dr. Visser möchte, dass ich sie Dr. Visser nenne, dann werde ich die Welt nicht komplizierter machen, als sie es ohnehin schon ist.

»Sie ist in Urlaub«, sage ich. »Momentan ist Dr. Valk für mich zuständig.«

»Wollen Sie Gideon – sorry, Dr. Valk – selbst den Vorschlag machen, oder soll ich das tun?«

»Das mach ich selbst«, sage ich ruhig. »Ich frag ihn einfach, ob ich die Medikamente absetzen darf, dann sagt er entweder Ja oder Nein.«

»Sie müssen es ihm natürlich ein bisschen schmackhaft machen«, meint Lars alarmiert, »sonst stimmt er nie zu.«

Das ist mir klar.

»Sagen Sie ihm … sagen Sie ihm, dass nach einer Medikamentenpause der Umfang des Schlafproblems genauer beurteilt werden kann. Ich halte es für unwahrscheinlich, dass er bei so was widerstehen kann«, sagt Lars zufrieden. Dann schaut er auf.

»Nichts gegen meine Kollegen, versteht sich«, fährt er fort, »aber das Problem mit diesen biologisch ausgerichteten Psychiatern ist, dass sie alle Welt mit Tabletten vollstopfen, wenn sie Gelegenheit dazu haben. Und da Gideon der Chef ist, haben die Pillendreher hier reichlich Gelegenheit dazu, und ich als Psychologe habe permanent mit gedopten Patienten zu tun. Wär doch schön, wenn man bei Ihnen der Natur ihren Lauf ließe und Ihr Körper von allein wieder in seinen Schlafrhythmus finden würde. Das wäre ein großartiges Signal an diese Pillenapostel hier. Und für Sie wär's natürlich auch angenehm.«

Klar.

»Also: Finden Sie das gut?«

Ich nicke. Nicht weil ich keine Wahl habe, nicht weil mir sowieso alles egal ist, sondern weil ich plötzlich die seltsame Idee habe, dass der Plan funktionieren könnte. Und weil ich es spannend finde, wenn Therapeuten ihre Patienten dazu benutzen, sich gegenseitig ans Bein zu pinkeln. Und weil es Lars von seinem vorherigen Plan ablenkt: diesem grässlichen Kindheitstrauma-Aufschreibauftrag. Widmen wir uns also erst mal Myrthes Schlafproblemen, denke ich halb resigniert, halb belustigt.

»Schön.« Lars schaut zufrieden auf die Uhr. »Dann sagen Sie also Gideon Bescheid – sorry, für Sie ›Dr. Valk‹.«

Ich nicke.

»Und Dr. Visser auch«, sage ich. »Sorry, für Sie ›Marian‹ – wenn sie aus dem Urlaub zurück ist.«

Dr. Valk

»Wie geht's?«

Es ist die abgedroschenste Einleitungsphrase aller Zeiten, aber Dr. Valk kann sich das erlauben.

»Mit den Tabletten?«

»Nein, wie geht's Ihnen selbst?« Seine hellbraunen Augen sehen mich neugierig an. »Sie sind ja jetzt in der Therapiegruppe. Kommen Sie dort einigermaßen zurecht? Ist es sehr viel anders als in der Aufnahmegruppe?«

»Äh ... ja«, sage ich verwirrt, »ja, schon.«

»Sorry, ich bin mal wieder zu schnell. Aber nach allem, was ich so höre, sind Sie in der Therapiegruppe gut aufgehoben, besser als in der Aufnahmegruppe.«

»Die Aufnahmegruppe ist ja vor allem dazu da, dass man zur Ruhe kommt. Jetzt hab ich das Gefühl, ich tu auch was.«

»Und was ist das im Moment?«

Ich zögere. Darf man mit Therapeut A über Therapeut B sprechen? Theoretisch tauschen sich A und B natürlich regelmäßig über ihre gemeinsamen Patienten aus, aber wir sind hier in der Psychiatrie.

»Ich schreibe meine Kindheitserinnerungen auf«, antwortete ich diplomatisch.

»Und hilft Ihnen das?«, fragt er ebenso diplomatisch zurück.

»Ich bin noch nicht sehr weit.«

»Das ist keine Antwort auf meine Frage«, sagt er amüsiert. »Wie ist es, über Ihre Vergangenheit zu schreiben, vielleicht auch Schmerzhaftes wieder aufzurühren?«

»Das ist ...«, beginne ich – fuck, ich hab's probiert. »Das ist echt eine Scheißarbeit. Ich hasse jeden Buchstaben, den ich schreibe, und hab jedes Mal mehr Lust, den Block zu zerreißen, weil das alles so ein elendes Gejammer ist, wegen nichts und wieder nichts. Mir ist natürlich klar, was das Ganze soll, aber wenn ich den ganzen alten Kummer wieder aufwärme, treibe ich mich nur noch tiefer in die Depression rein, und das will ich nicht. Ich will konstruktiv sein: raus aus der Psychiatrie, wieder arbeiten, zurück ins wirkliche Leben, in die Zukunft.«

»Wer hat Ihnen denn den Auftrag gegeben?«

»Lars. Als Hausaufgabe, weil er demnächst in Urlaub geht.«

»Aha.« Dr. Valk lächelt. »Hätte ich mir denken können. Typisch jungianischer Psychologe. Bei manchen Patienten wirkt so was sehr gut, aber nachdem ich Sie nun ein bisschen kenne, frage ich mich, ob das für Sie der richtige Weg ist. Oder ob Sie Ihre Zeit hier nicht besser nutzen können.«

»Dabei hab ich noch nicht mal die Hälfte.«

»Die Hälfte Ihrer Kindheitserinnerungen haben Sie schon aufgeschrieben?«

»Ach was. Zehn Seiten bisher, aber es sollen mindestens fünfundzwanzig werden.«

»Hat Lars das gesagt?«, fragt er.

»Ja.« Wenn auch erst, nachdem ich zehn Minuten lang mit allen Mitteln versucht hatte, mich davor zu drücken. »Ich will ja nicht undankbar sein. Ich bin heilfroh, dass ich hier sein kann, aber gleichzeitig will ich auch wieder weg. So blöd es klingt: Ich will Geld verdienen, für mich selbst sorgen, statt versorgt zu werden.«

»Eine gesunde Einstellung«, sagt Dr. Valk. »Es ist nichts verkehrt daran, Ziele zu haben, die hab ich auch. Aber … Psychologen sind eher prozessorientierte Denker, besonders Jungianer. Sie denken langfristiger, möchten gern den ganzen Prozess von Anfang bis Ende beobachten, bevor sie eine Schlussfolgerung ziehen. Das ist eine sehr sorgfältige Herangehensweise, aber nicht unbedingt die schnellste. Oder die effizienteste. Man könnte sogar sagen, dass es, wenn ein Psychologe Hauptbehandler ist, oft länger dauert, bis ein Patient wieder nach Hause kann.«

»Wie lange?«, frage ich beunruhigt.

Dr. Valk sieht mich amüsiert an. »Ich glaube manchmal, Psychiater denken in Wochen, Psychologen eher in Monaten.«

»Ich denke eher in Tagen«, sage ich entschieden. »Bestimmt nicht in Wochen und schon gar nicht in Monaten. Ich will so schnell wie möglich wieder arbeiten, und wenn's sein muss, zieh ich dafür auch das Ding mit der Lebensgeschichte durch. Ich frag mich aber, ob das sinnvoll ist.«

Dr. Valk legt die Fingerspitzen aneinander. »Wenn man alles aufdröselt, stößt man oft auf neue Probleme, die dann auch wieder analysiert werden müssen. Das ist schön und gut, sofern man die Zeit dazu hat, aber wenn Sie nicht wollen … dann müssen Sie das Lars klarmachen, und zwar so, dass er Sie nicht unnötig lange hierbehalten kann.«

Ich muss grinsen. Es fühlt sich gut an, einen Mitstreiter zu haben. Dass sein Kollege, mein Lars, unser Gegner ist, hat einen gewissen Reiz.

»Schreiben Sie doch mal auf, was Sie bis jetzt in der Psychiatrie gelernt haben«, sagt er nachdenklich, »was Sie hier noch erreichen möchten und wie viel Zeit Ihrer Meinung nach dafür nötig ist. Wenn Ihre Ziele schwarz auf weiß dastehen, kann Lars sie nicht ignorieren.«

Ich nicke. Habe ich Ziele?

Dr. Valk strafft sich. »Lars hat doch sicherlich mit Ihnen gemeinsam einen Therapieplan aufgestellt. Wenn Sie die Therapieziele nehmen, die er Ihnen genannt hat, und einen Zeitplan dafür machen, dann muss er den akzeptieren.«

Ich sehe meine Chance und schlage vor, die Schlafmittel abzusetzen. Zu meinem Erstaunen willigt Dr. Valk sofort ein.

»Falls Lars recht hat und Sie nach einer Woche ohne Schlafmittel tatsächlich wieder von allein schlafen können«, sagt er, »dann ist das ein Grund mehr, mit dem Herumwühlen in Ihrer Vergangenheit aufzuhören und Sie nach Hause zu entlassen.«

Lächelnd schüttle ich meinem Komplizen die Hand. Ein Plan, ein Feind und ein alles andere als uncharmanter Mitstreiter in einem einzigen Gespräch.

Kein schlechter Tag.

»Das haben die echt gesagt?«

Simone, Marja und Yvonne sehen mich mit großen Augen an. Alice schüttelt den Kopf. Wir sitzen unter dem Vordach der Tür, weil der Garten von einer hysterischen neuen Patientin und zwei Pflegekräften in Beschlag genommen wird, die sie für die veterinärmedizinische Behandlung einzufangen versuchen. Oder, wie Yvonne es formuliert: für eine Spritze in den Hintern.

Simone sieht zum bleiernen Himmel auf. »Wenn die genauso viel Zeit drauf verwenden würden, ihren Patienten zu helfen, wie darauf, ihre Kollegen in die Pfanne zu hauen, dann könnte man hier vielleicht tatsächlich gesund werden.«

»Und du willst es wirklich ohne Schlaftabletten probieren?«, fragt Marja. Sie und die anderen sehen mich besorgt an.

Ich zucke mit den Schultern. »Ab heute geh ich clean ins Bett. Ein weißer Rabe in der Psychiatrie, sagt Lars.«

Plötzlich prasselt der Regen los. Simone klingelt und flüchtet sich mit Marja und Yvonne ins Haus. Alice drückt sich dichter an die Scheibe, und ich schüttle den Kopf, als Leny fragt, ob ich auch hineinwill. Die Tür wird wieder abgeschlossen, und ich schaue schweigend zu, wie der Regen alles verdunkelt.

Alice zündet sich eine Zigarette an. »Ein weißer Rabe«, murmelt sie. »Hat Lars das wirklich gesagt?«

Ich nicke. Lars sagt öfter so komische Sachen.

Alice blickt geistesabwesend in den Regen hinaus.

»Ich nehm auch keine Schlaftabletten.«

Das überrascht mich. »Gar keine? Aber das weiß Lars doch, oder? Ich meine, du bist ja schon über ein halbes Jahr hier, da muss er das doch wissen.«

»Dachte ich auch.«

»Wenn du willst, dass ich ihn verprügle, musst du's nur sagen.«

Sie lächelt. »Mach ich.«

Als sie die Kippe auf dem Boden austritt, scheint sie einen Moment zwischen draußen und drinnen zu schwanken. Dann holt sie ihren Tabak wieder aus der Latzhose und dreht sich eine neue Zigarette.

»Was hast du eigentlich mit Lars?«

Der Zweig, mit dem ich in einer Pfütze herumgestochert habe, bricht ab. »Ich hab überhaupt nichts mit Lars. Lars hat was mit mir.«

Alice wirkt interessiert.

»Nicht so! So mein ich das nicht.«

»Bring's in die Gruppe ein.«

Ich werfe ihr einen düsteren Blick zu. »Ich meine, was er so macht. Wie er die Gruppe leitet. Dass er zu mir sagt, die Psychiatrie sei die Hölle, und auf dem Umweg über mich Dr. Valk eins auswischt.«

»Vor allem Letzteres findest du natürlich echt schlimm«, sagt Alice grinsend.

»Ja! Nein!« Ich bin ganz durcheinander. »Das ist genau der Punkt! Ich bin viel schlimmer! Lars mag ja einen miesen Charakter haben, aber wenn ich in Form bin, dann bin ich noch tausendmal ätzender. Frag Sergei. Im wirklichen Leben hab ich ihn ziemlich untergebuttert, und jetzt ist plötzlich er obenauf. Und nicht ich.«

»Im wirklichen Leben hast du dich selbst so gründlich untergebuttert, dass du jetzt hier sitzt.«

»Das ist was anderes.«

»Nicht wenn du dich in ihm wiedererkennst. Offenbar rückt er dir dadurch zu nahe.«

Ich schüttle angewidert den Kopf. Niemand kommt mir zu nahe. »Das ist wie mit den Ponys«, sage ich. »Unser Tierarzt ist ein furchtbar netter Mensch, und er tut alles, um ihnen zu helfen, und trotzdem: Wenn man sie ließe, würden sie ihm einen Tritt zwischen die Beine verpassen. So ein Gefühl ist das.«

»Du bist ja nicht ganz dicht.«

»Genau!«, rufe ich. »Das mein ich ja! Und wegen Lars kann ich jetzt nicht so sein, wie ich wirklich bin. Zum Wahnsinnigwerden ist das! Nur weil ich vorübergehend stimmungstechnisch gehandicapt bin, darf er sich jetzt zu meinem Herrn und Meister aufschwingen. Das ist so was von frustrierend! So was von demütigend!«

»Könnte es nicht sein, dass du jetzt, wo alles Konventionelle wegfällt, einfach nur noch du selbst bist?«

»*Das* soll ich selbst sein?«, frage ich entsetzt. »Ein selbstmordgefährdetes Frustpaket? Das soll mein wahres Ich sein? Wow, ja, ich merk schon, wie ich plötzlich viel nachsichtiger mit mir selbst bin, meine Gefühle sind total im Einklang mit meinen Gedanken, Körper und Geist sind jetzt eins. Super.«

Alice schüttelt mitleidig den Kopf.

»Es liegt nicht an mir«, fahre ich fort. »Es liegt an ihm. Ich will nicht, dass Lars mich dominiert. Ich will nicht, dass mich *irgendjemand* dominiert. Ich will einfach wieder mir selbst gehören.«

Alice seufzt. »Vielleicht solltest du darüber mal …«

»… mit Lars sprechen?«, ergänze ich sarkastisch.

»Das wär eine ziemlich schlechte Idee.« Alice grinst wieder. »Nein, ich dachte eher an Dr. Visser.«

»Wieso denn das?«

»Ich glaub, die muss mal was an deiner Medikation ändern.«

»Sehr witzig.«

Nel

»Guten Morgen, meine Herren!«

Ich öffne die Augen. Im anderen Bett stöhnt Marja aus tiefster Seele und zieht sich das Kissen über den Kopf.

Nebenan ist energisch die Tür aufgerissen worden, und man hört verschlafenes Gemurmel.

Nels Organ übertönt alles: »Zeit, dass wir uns wieder mal waschen, meine Herren!«

Marja verflucht ihren letzten Morgen in der Psychiatrie und drückt sich das Kissen noch fester auf die Ohren. Seit meinem neuesten Schlafmittelexperiment lausche ich wieder nächtelang auf die Stille, sodass mir jede Ablenkung willkommen ist. Ich krieche tiefer unter die Decke und versuche, die Geräusche jenseits der Wand zu verfolgen.

»Herr van Oord, Sie gehen heute unter die Dusche und Sie ans Waschbecken, Herr de Bruin.«

Toon de Bruin ist eine Woche nach mir eingewiesen worden, und auch von seinen Fortschritten sind die Ärzte nicht gerade begeistert. Wir beide sind kein guter Jahrgang. Während bei mir der geistige Verfall stetig fortschreitet, baut Toon de Bruin vor allem körperlich ab und hinkt seit einer Woche mühsam hinter einem Rollator her. Sein Gedächtnis hat er schon vorher im Alkohol ertränkt.

Ein undeutliches Murren – das muss Johan sein – wird durch eine unverständliche Frage, vermutlich aus dem anderen Bett, unterbrochen.

»Wir sind hier in der Psychiatrie, Herr de Bruin. Da wollen wir uns doch ein bisschen frisch und munter präsentieren – nein, nicht wieder ins Bett, Herr van Oord, wir stehen jetzt auf und waschen uns. Herr de Bruin, hier haben Sie Handtuch und Waschlappen. Herr van Oord, Sie können schon mal unter die Dusche Aber die Tür nicht zumachen, damit ich ein Auge auf Sie haben kann.«

Wasser fließt ins Waschbecken, Schranktüren klappern.

»Was machen denn die Drecksocken unter Ihrer Matratze? Wir sind hier in der Psychiatrie, und da geht es ordentlich zu, Herr de Bruin. Und geben Sie mal den Bademantel her, der starrt ja vor Schmutz. Fertig? Auch hinter den Ohren? Nein? Dann machen wir das noch schnell.«

Schritte im Flur. Die Tür zum Duschraum quietscht.

»Und wie sieht's bei Ihnen aus, Herr van Oord? Nehmen wir auch genug Seife?«

Die genuschelte Antwort vermag Nel offenbar nicht zu überzeugen.

»Kann ich mal den Waschlappen sehen?«

Die Ringe des Duschvorhangs klackern.

»Nehmen Sie mal noch ein bisschen mehr Seife, sicherheitshalber. Kann ja nicht schaden. Ich leg Ihnen jetzt frische Unterwäsche hin, die ziehen Sie dann an.«

Mit welch geballter Energie Nel die Patienten überrollt! Und mit welch gutmütiger Ergebenheit sie das über sich ergehen lassen! Plötzlich habe ich einen Kloß im Hals, ich weiß auch nicht, warum.

Nach einer Weile ertönt ein Klopfen an der Tür zum Duschraum.

»Schon abgetrocknet, Herr van Oord? Dann dürfen Sie mir jetzt Ihre Unterhose geben.«

Wieder quietscht die Tür.

»Die schmutzige Unterhose, nicht die saubere. Wo ist sie denn?«

Genuschel.

»Ziehen Sie die mal wieder aus. Heute nehmen wir eine Frische, die Schmutzige geben Sie mir. Wir wollen doch nicht, dass sie wieder irgendwo rumfliegt. Die übrigen frischen Sachen liegen auf Ihrem Bett. Alles klar?«

Eine undeutliche Frage.

»Sie sind hier in der Psychiatrie, Herr de Bruin!«

Gemurmel, eine Tür fällt zu, Schritte entfernen sich.

Es ist wieder Montag.

Karten

»Du kriegst nicht oft Besuch von deiner Familie, was?«

Marja legt einen Stapel Hosen in ihren Koffer und sieht mich prüfend an. Ihr Bett war eben noch ein einziges Chaos, aber jetzt stehen gepackte Koffer und Taschen davor, und morgen ist ihre Seite des Zimmers leer. Dann ist es nicht einmal mehr ihre Seite. Ich weiß nicht, ob ich das gut finde.

»Mein Vater war doch heute da«, sage ich lässig. »Meine Eltern haben furchtbar viel zu tun, aber meine Mutter war auch schon dreimal hier.«

»In all den Wochen?« Marja sieht mich ungläubig an und zieht mit einem Ruck den Reißverschluss ihres letzten Koffers zu. »Hast du nicht auch einen Bruder, David? Warum kommt der nicht?«

Ich erstarre. Die Psychiatrie gehört mir. Ich kann meine Eltern schon kaum hier ertragen, und David ...

»Ich hab zwei Brüder und eine Schwester«, sage ich schroff. »Tim war mal hier, aber jetzt ist er wieder in Schottland, er studiert da, und Elise ...«

Ich muss schlucken. Die Schuldgefühle umschließen mich wie ein Panzer. Es ist, als wären alle anderen mit ihrem Leben vorangekommen, nur ich ...

»Und ... David?«, fragt Marja vorsichtig.

Und David. Immer läuft alles auf David hinaus.

»David studiert Mathematik und Physik«, antworte ich matt. »Er wohnt in einer WG und ist gerade dabei, seine psychische Stabilität wiederzugewinnen, da darf man natürlich nicht dazwischenfunken mit so was wie ...« Ich umfasse mit einer Geste das Zimmer. »... dem hier.«

Marja zieht die Brauen hoch, und mir wird bewusst, dass ich mich genau wie meine Eltern anhöre.

»David ist ... anders«, versuche ich zu erklären. »Er hat Verhaltensprobleme. Meine Eltern haben unsere ganze Kindheit über nach den Ursachen geforscht, aber ich war vor allem damit beschäftigt, die Symptome abzuwehren. Alles hat sich um David gedreht. Schließlich haben sie einen Verein gegründet, gegen den Einsatz von Medikamenten bei Kindern mit Verhaltensproblemen, weil man nichts über die Langzeitwirkungen weiß. Das Beste für ein sogenanntes schwer erziehbares Kind waren ihrer Meinung nach Ruhe, Sauberkeit und Regelmäßigkeit.« Ich lache zynisch. »Irgendwann wurde die Situation unhaltbar, und sie haben ihm doch Medikamente gegeben. Damals sind meine Eltern einem Arbeitskreis beigetreten, der sich dafür einsetzt, Kinder mit schweren Verhaltensstörungen so lange wie möglich zu Hause zu behalten. Angeblich ist die Geborgenheit und Vertrautheit der Familie auf jeden Fall besser, als wenn man das Kind in eine Einrichtung steckt. Und jetzt sitze ich hier!«

Spöttisch betrachte ich unser Zimmer. »Ich glaub nicht, dass meine Eltern sehr glücklich darüber sind.«

Marja setzt sich auf ihr Bett und sieht mich forschend an. »Ich hab ja lange in einer psychiatrischen Klinik mit Kindern gearbeitet«, sagt sie. »Und ich weiß noch genau, was für enorme Auswirkungen so eine Verhaltensstörung hat. Nicht nur auf das Kind selbst, sondern auf die ganze Familie. Alle Aufmerksamkeit konzentriert sich automatisch auf das Problemkind, aber die anderen leiden unter seiner Aggressivität. Das muss echt schwer für euch gewesen sein.«

Ich zucke ärgerlich die Schultern. »Wenn's jemand schwer hatte, dann David und meine Eltern, ich konnte mich nicht beklagen.«

Marja schüttelt unwillig den Kopf, und ich wende schnell den Blick zur Wand. »Deine Karten!«, rufe ich, froh über die Ablenkung. »Vergiss deine Karten nicht!«

Marja nickt, steht auf und beginnt schweigend, die Nadeln aus der Pinnwand zu ziehen. Ich helfe ihr. Als wir fertig sind, hält sie einen dicken Stapel Karten in der Hand, und die großen Pinnwände über unseren Betten sind leer, bis auf drei Karten an meiner: zwei von Kollegen und eine von einer Freundin.

»Jetzt sieht es hier so öde aus.« Marja schaut schuldbewusst auf ihre Karten. »Könntest du nicht Sergei bitten, dir mal eine Karte ...?«

Sie verstummt. Ich gehe langsam zu meinem Bett. Einen Moment lang zögere ich, dann fasse ich unter die Matratze und drücke Marja einen Stapel Karten in die Hand.

»Die hast du alle bekommen?«, fragt sie überrascht.

Ich nicke verschämt und bedeute ihr, sie anzuschauen.

»Da ist … eine Art Ente drauf.« Sie betrachtet die oberste Karte. »Und da ein Tempel, in Griechenland? Und hier ein Schloss, irgendwo in Frankreich?« Sie blickt auf. »Und was soll das sein?« Sie zeigt auf einen kleinen schwarzen Krakel. »Das ist ja auf allen Karten drauf!«

»Ein Blesshuhn«, antworte ich verlegen. »Na ja, es soll jedenfalls eins sein.« Ich zeige Marja die Karte mit der Radierung eines Blesshuhns, die ich nach meinem Spaziergang mit Sergei bekommen habe. »Die hatte ich zufällig noch! Tausend Küsse, S.«, steht auf der Rückseite. Dann eine weitere Karte: »Zwischenstopp in Zürich, leider keine Blesshühner, aber die könnten ungefähr hinkommen« – zwei weiße Schwäne, bis auf Kopf und Schnabel mit einem dicken Stift schwarz angemalt. Es folgen hingekritzelte Vögelchen auf dem Parthenon, auf einer griechischen Fähre, über dem Ätna, auf dem Eiffelturm.

Marja staunt. »Das hat er alles gemacht?«

»Natürlich nicht! Wieso sollte er auf den Eiffelturm steigen? Er war zu einem Vortrag in Paris, und …«

»Ich mein die Karten. Die hat er alle für dich gemacht?«

»Ja, für mich.« Mir wird plötzlich bewusst, wie besonders das ist. Mit einem warmen, stolzen Gefühl betrachte ich die Karten.

»Warum hängst du sie nicht auf?«

»Es sind meine.«

Marja sieht mich fragend an.

»Die sind nur für mich. Ich will sie nicht teilen. Ich will endlich mal was nicht teilen.«

»Gut.« Marja lächelt. »Sehr gut. Behalt sie für dich, bis du so weit bist, dass du sie anderen zeigen kannst. Ich finde das sehr gut.«

Ich nicke und schiebe die Karten wieder unter mein Kopfkissen.

Irgendwie habe ich das Gefühl, etwas verpasst zu haben, aber ich weiß nicht genau, was.

Tief

Normalerweise wartet beim wöchentlichen Themengespräch jeder darauf, dass die Stunde endlich um ist und der freie Mittwochnachmittag beginnt. Aber heute läuft uns die Zeit davon. Das Thema: nach dem Psychiatrieaufenthalt wieder selbstständig zu Hause leben. Seit Marja weg ist, wittert die Gruppe Morgenluft. Alle sprechen einander Mut zu, und ich mache der Form halber mit. Ich schaffe es, mich bis zum Ende der Stunde zusammenzureißen, und bringe sogar ein Lächeln zustande, als Jacqueline mich fragt, ob ich okay bin, dann gehe ich mit Bauchschmerzen vor Kummer auf den Flur hinaus. Die Gruppe zerstreut sich, und ich bleibe allein zurück.

Ich weiß nicht mehr weiter.

Der Freizeitraum ist leer. Ich sinke auf einen Stuhl am Tisch, rühre in der Schachtel mit den Puzzleteilen und versuche mich abzulenken – Ablenkung, Halt, Bewegung –, aber vergeblich. Ich kann die Tränen nicht mehr zurückhalten. Alles ist weg. Alles, was ich hier in den vergangenen Wochen nach und nach aufgebaut habe, ist verschwunden. Ich habe mich verirrt, zum x-ten Mal, und das will ich nicht mehr.

Ich will nicht mehr.

Die Patienten machen mit einem beklommenen Blick in meine Richtung einen Umweg, die Pflegekräfte bleiben nach einer hilflosen Bemerkung auf Abstand, die Therapeuten gehen in Gedanken versunken vorbei, und in mir regt sich auch dann nichts, als Dr. Valk durch den Flur geht und im Büro verschwindet. Zwei Minuten später taucht er wieder auf. Er kommt mit großen Schritten auf mich zu, setzt sich mir gegenüber und sieht mich direkt an. Ich will etwas sagen, aber ich weiß nicht, was, und ich weiß auch nicht mehr, wie. Ich kann nur noch weinen. Er steht seufzend auf. »Kommen Sie mit«, sagt er lapidar. »So geht das nicht weiter.«

Und da ich auch nicht mehr weiß, wohin das alles führen soll, stolpere ich hinter ihm her.

»Wie lange geht das schon so?«

»Ein paar Tage«, antworte ich mühsam. »Alle gehen nach Hause …«

Der Besprechungsraum umschließt uns weiß und kühl.

»Die Pflegekräfte sagen, es geht Ihnen schon länger nicht gut.« Dr. Valk sieht mich unverwandt an. »Wie lange nehmen Sie das Citalopram jetzt?«

In mir sträubt sich alles. Keine neuen Tabletten! Nicht die Antidepressiva! Dann müsste ich todsicher noch wochenlang hierbleiben! »Seit fünf Wochen, sechs vielleicht«, antworte ich verzagt. »Aber vielleicht wirkt es noch nicht richtig? Vielleicht muss die Dosis erhöht werden?«

»Dr. Visser hat die Dosis nach ihrem Urlaub zweimal erhöht, mehr geht nicht. Wenn das Medikament wirken würde, hätten Sie's schon gemerkt.«

»Aber es ging mir gut, echt, es ging mir besser«, sage ich verzweifelt.

»Und jetzt geht's leider wieder schlechter.«

»Vielleicht ist es ja nicht so schlimm, wie's aussieht?«, sage ich flehentlich. »Vielleicht ist es nur ein vorübergehendes Tief.«

»Ein Tief ist es allerdings«, sagt Dr. Valk. »Ein Tief namens Depression. Und dagegen gibt es Medikamente. Weil es sehr schwer und schmerzhaft ist, mit einer Depression zu leben, und weil das niemand allein und ohne Hilfe durchmachen sollte.«

Da breche ich zusammen. Ich krümme mich auf meinem Stuhl, von Schluchzern geschüttelt, die mich innerlich zerreißen. Plötzlich wird mir bewusst, wie ich mich wirklich fühle. Nicht trübsinnig, nicht depressiv, nicht einfach ein bisschen elend oder emotional, nichts von alledem, was ich mir in den letzten Wochen eingeredet habe. Ich bin kaputt. Am Boden. Eine ausgefranste, offene Wunde, die meine Seele spaltet und mich von innen her zerstört. Ich verblute. Es ist nur noch eine Frage der Zeit.

Dr. Valk wartet, bis ich mich ein wenig gefasst habe, und unterbreitet mir dann seinen neuen Plan: Umsteigen von einem Serotonin-Aufnahmehemmer auf ein trizyklisches Antidepressivum, von Citalopram auf Nortrilen, von einem modernen, relativ leichten auf ein älteres, stärkeres Mittel mit mehr Nebenwirkungen. Ich schaue die ganze Zeit nur wie betäubt zu Boden. Ich verstehe nicht, was da passiert ist.

Vorige Woche sagte Dr. Visser mit kritischem Blick: »Ich hab das Gefühl, Sie werden wieder depressiv. Wenn sich das bis nächste Woche nicht bessert, müssen wir uns auf die Suche nach einem anderen Medikament machen.« Ihre Worte trafen mich hart: Ich bin eine Belastung. Ich falle allen zur Last.

Jacqueline legte mir ans Herz, mich ans Pflegepersonal zu wenden, wenn es gar nicht mehr ging. Aber das konnte ich nicht, denn das hätte bedeutet: Ich musste glauben, dass ich wieder – wieder! – depressiv wurde. Und so zwang ich mich zu einem Lächeln und zerstreute höflich ihre Sorge, diese schwere, drückende Besorgnis, die mich noch tiefer in den Sumpf stieß.

Doch Dr. Valk hält sich nicht an die Spielregeln. Er sagt schlichtweg: »Sie sind krank. Ich werde Ihnen helfen.«

Und wieder muss ich weinen. Nicht wegen der langen Reihe der Nebenwirkungen, die er nun aufzählt, oder weil mir klar wird, dass ich noch wochenlang hierbleiben muss, sondern vor Schmerz. »Sie sind krank. Ich werde Ihnen helfen.« Er nimmt mir freundlich, aber bestimmt und mit größter Selbstverständlichkeit das Heft aus der Hand.

Ich hieve mich hoch und gebe ihm die Hand. Ich lächle mühsam, und er lächelt aufmunternd zurück. Als seine hohe dunkle Gestalt den Besprechungsraum verlässt, nimmt sie alle Wärme mit sich.

Ich will sterben.

Herz

»Geht's?«

Benommen sehe ich auf.

»Myrthe sieht gar nicht gut aus«, höre ich Simone sagen. »Müssen Sie da nicht was tun?«

Ihre Stimme tönt durch den Raum, in dem wir beim Themengespräch sitzen. Ich nicke langsam.

»Geht's wirklich?«, fragt Leny.

»Mja«, murmle ich schläfrig. Aufrecht sitzen bleiben. Die Augen dürfen ruhig einen Moment zufallen, aber ich muss aufrecht sitzen bleiben, dann ist alles in Ordnung.

»Sie zittert ja richtig«, kommt eine Stimme von weither. »... ganz grau im Gesicht, und wie sie atmet – Sie müssen was tun, schnell!«

»Myrthe?«

Mit Mühe öffne ich die Augen. Leny, eben noch auf der anderen Seite des Kreises, kauert vor mir und sieht mich besorgt an. Komisch. So nahe und doch so weit weg. Oder umgekehrt? Wieder zuckt ein Schmerz durch meinen Körper, und ich greife mir an die Brust. In Zeitlupe. Ulkig. Leny nimmt meine Hand und fühlt mir den Puls. Von mir aus. Gleich ist das Themengespräch vorbei, dann muss sie mich gehen lassen, und ich kann wieder in Ruhe abwarten. Aber jetzt bin ich müde. Ich betrachte Lenys verschwommene Silhouette. Sie schaut auf die Uhr.

»Hundertdreißig. Wie hoch ist Ihr Ruhepuls normalerweise?«

»Sechzig«, keuche ich, dann erfasst mich ein so heftiger Krampf, dass ich einen Moment lang nichts mehr sehe.

»Myrthe? Dableiben, Myrthe! Wir gehen jetzt in den Sanitätsraum. Können Sie aufstehen?«

Ich suche nach einer Antwort, doch da umschließen mich schon zwei Arme, und mein Körper wird Schritt für Schritt zur Tür hinausgeführt.

Es dauert ewig, ich komme immer langsamer vorwärts. Ich sinke gegen die Wand. Als wir im Flur angelangt sind, bin ich fix und fertig.

»Können Sie sich einen Moment hier hinsetzen? Ja? Ich schau, ob jemand da ist.«

Ich nicke und sinke zähneklappernd auf einen der Stühle. Geht nur, denke ich, als die Welt um mich herum kippt. Es kann nicht mehr lange dauern. Lasst mich. Lasst mich einfach.

»Stopp! Aufrecht bleiben!«

Zwei Hände packen mich. Ich will nicht mehr, ich will schlafen.

»Können Sie Ihren Ärmel hochschieben? Warten Sie, ich mach's selber.« Karel zerrt mich hoch, und von allen Seiten wird an mir gezupft und gezogen. Ein Pikser. Trockener Mund. Als ich die Augen wieder aufbekomme, sehe ich vier besorgte Pflegergesichter und ein paar Patienten als Katastrophentouristen um mich herum. Ich wollte, sie ließen mich alle in Ruhe.

»Nicht weinen«, tröstet mich Gwen. Sie zieht die Manschette des Blutdruckmessgeräts fest. »Es wird gleich besser. Vielleicht ist es nur die Hitze. In der Gerontopsychiatrie sind heute schon ein paar Leute umgekippt, und … Hundertvierzig? Moment … Bleiben Sie hier sitzen, Karel und Leny bleiben bei Ihnen, ich spreche kurz mit dem Psychiater.«

Es wird gleich besser.

So fühlt es sich nicht an. Es fühlt sich an, als würde ein Elefant auf meinem Brustkorb stehen und immer weiter durch die Rippen brechen. Seit vier Tagen schon, aber jetzt kann ich es nicht mehr verheimlichen.

Schlaff hänge ich zwischen meinen Bewachern und warte auf das Ende.

Ich öffne die Augen und sehe die Hecke draußen vor dem Fenster. Eine Amsel schaut mit geöffnetem Schnabel zu mir herein. Bei dem Wetter schnappen sogar die Vögel nach Luft.

»Sie müssen im Bett bleiben, bis der Psychiater kommt«, sagt Karel. »Wenn Sie was brauchen, einfach klingeln, wir kümmern uns drum. Möchten Sie jetzt irgendwas?«

Zähneklappernd zeige ich auf Marjas Bett. Ich bin schweißgebadet und zugleich völlig durchgefroren.

»Die Decke? Es sind zweiunddreißig Grad draußen.« Karel runzelt die Stirn. »Sie haben doch schon zwei. Sind Sie sicher?«

Ich nicke.

Karel nimmt die Decke vom anderen Bett und breitet sie über mich. »Jetzt alles nach Wunsch, die Dame?« Er lächelt. »Kann ich sonst noch mit irgendwas dienen?«

Ich versuche ein Lächeln als Antwort, aber mein Körper ist zu müde. Er kann nicht mehr. Ich kann nicht mehr.

Als ich die Augen wieder öffne, ist die Amsel weg.

»Was machen Sie denn hier?«, fragt Leny indigniert. »Sollten Sie nicht im Bett liegen?«

Ich zeige keuchend auf die Toilettentür, aus der ich eben hervorgetaumelt bin.

Sie kneift die Augen zusammen. »Sagen Sie in Zukunft kurz Bescheid, ich hab Sie gesucht. Der Psychiater will Sie sprechen.«

Ich nicke und stütze mich so unauffällig wie möglich an der Türklinke hinter mir ab. Ich will nicht an Lenys Schulter gelehnt durch den Flur gehen. Zum Glück wird sie durch Schritte hinter uns abgelenkt. Ich drehe mich um und muss trotz allem lachen.

»Was ist?«, fragt Dr. Valk besorgt. »Warum lachen Sie?«

Also echt! Ich bin zwar kein Fan von Dr. Visser, aber muss es heute ausgerechnet Dr. Valk sein?

»Sie?«, keuche ich. »Warum sind immer Sie da, wenn ich kollabiere?«

»Dr. Visser hat heute einen Lehrgang«, sagt er. »Wollen wir in Ihr Zimmer?«

Ich nicke langsam, und er geht mit Leny voraus. O Gott. Was mache ich bloß? Langsam setze ich mich in Bewegung. Der Krampf in meiner Brust verstärkt sich. Gekrümmt wanke ich weiter. Meine Beine werden schwerer, mein Puls schießt hoch, und mein Atem geht pfeifend. Ich friere.

Als ich aufblicke, wartet Dr. Valk vor meiner Tür. »Was machen Sie denn für Sachen?«, sagt er.

Seine entgeisterte Miene ist fast schon wieder komisch. Ich bleibe zitternd stehen. »Nichts«, keuche ich. »Gar nichts.«

Dr. Valk setzt sich aufs andere Bett, und als ich unter den Decken liege, unterzieht er mich einem Verhör.

»Haben Sie eine Überdosis genommen?«

Ich schüttle den Kopf. Nicht wirklich.

»Aus Versehen zu viele Tabletten geschluckt? Drogen? Andere Medikamente, von außerhalb? Paracetamol? Antibiotika? Schmerzmittel?«

Ich lausche mit geschlossenen Augen auf meinen Herzschlag und warte darauf, dass ich eine Frage bejahen kann.

Dr. Valk fährt sich nervös durchs Haar. »Wann haben die

Beschwerden denn angefangen? Heute Nachmittag oder schon vorher?«

Ein Stich. »Am Freitag.«

»Letzte Woche schon? Aber sie waren nicht gleich so stark, oder?«

Ich schlucke mühsam. Die Welt um mich herum versinkt allmählich.

»Haben Sie eine Idee, woher die Beschwerden kommen?«, höre ich ihn noch fragen. »Was sie ausgelöst hat?«

Dann fallen mir die Augen zu, und alles wird dunkel.

Die perfekte Selbsttötung: Man muss auch wirklich sterben, es muss wie ein Unfall aussehen, und man darf nicht von Verwandten oder Freunden gefunden werden.

Ich hatte die perfekte Selbsttötung gefunden. Aber ich habe versagt.

»Myrthe? Dableiben!« Eine Hand auf meiner Schulter holt mich zurück. Als ich die Augen öffne, sieht mich Dr. Valk besorgt an. »Haben Sie eine Idee, woher die Beschwerden kommen?«

»Das Nortrilen«, antworte ich verzweifelt. »Damit hat's angefangen.«

»Sind Sie sicher?«, fragt er wie elektrisiert. »Am Tag nach dem ersten Nortrilen? Und dann wurde es immer schlimmer?«

Ich nicke. Ich will weinen. Es ist vorbei.

»Dann müssen wir das sofort absetzen«, sagt er aufgeregt. »Außerdem müssen Sie vorläufig Ruhe halten, damit Ihr Herz nicht zu stark belastet wird, während Ihr Körper das Medikament abbaut. Es sieht nach einer schweren allergischen Reaktion aus. Wir können froh sein, dass wir's rechtzeitig bemerkt haben.«

»Was?«

»Das Serotoninsyndrom. Ein Koma oder Schlimmeres tritt aber nur dann ein, wenn es zu spät entdeckt wird, und bei Ihnen waren wir meiner Meinung nach gerade noch schnell genug. Ich glaube nicht, dass mit bleibenden Schäden zu rechnen ist.«

Ich nicke kläglich.

Dr. Valk steht auf. »Kann ich Ihnen noch den Puls fühlen?«

Ich will meinen Arm von der Decke heben, aber er rutscht schlaff herab, und Dr. Valk fängt ihn auf, was mir plötzlich viel zu intim erscheint.

»Moment«, sagt er, und schiebt seine Finger etwas weiter hoch. »Immer noch viel zu schnell. Ich werde mich sicherheitshalber mit dem Kardiologen kurzschließen. Ich schicke gleich jemanden, der ein EKG macht. Sieht nicht so aus, als ob bereits eine Schädigung eingetreten ist, aber wir können nicht vorsichtig genug sein.« Er lächelt beruhigend und sucht meinen Blick, doch ich wende die Augen ab. »Ich komm dann später noch mal vorbei. Bleiben Sie inzwischen ruhig liegen und machen Sie sich keine Sorgen, wir kriegen Sie schon wieder auf die Beine.«

Genau das befürchte ich.

Waffe

»Wer macht eigentlich so ein EKG?«, frage ich Alice. »Jemand von der Klinik?«

»Hier auf der Station gibt's auch ein Gerät«, antwortet sie und lässt sich – ungewohnt für mich – auf Marjas Bett nieder. »Ich glaub, zwei von den Pflegekräften können damit umgehen, Gwen und … ich hab vergessen, wer noch. Bei Frauen macht es jedenfalls immer eine Frau. Bist du sicher, dass du nicht rausdarfst? Frische Luft würde dir guttun.«

»Wenn ich mich aufsetze, kippe ich um.« Ich versuche zu lachen. Schmerzen. Keine gute Idee.

Alice seufzt. Da klopft es. Die Tür geht auf, und ein Rollwagen voller Elektronik wird hereingeschoben. Bas.

»Bei Ihnen soll ein EKG gemacht werden?«

Also Bas. Auch egal.

Während Alice die Tür hinter sich schließt, beginnt er, ungeschickt die Kabel zu entwirren.

»Muss ich mich ausziehen?«, frage ich in dem verzweifelten Versuch, ihm die Befangenheit zu nehmen.

»Nur oben rum«, antwortet er, ohne mich anzusehen.

Ich ziehe langsam Bluse, Hemd und BH aus. Eine Tortur. Danach bin ich völlig erschöpft und durchgefroren. Ich lege eine Decke um mich und schaue zu, wie Bas sich abmüht. Seine Verlegenheit ist mit Händen zu greifen. »So, ich glaub, ich hab's«, sagt er schließlich mit rotem Kopf.

Ich schlage die Decke zurück und schalte auf Autopilot.

Es ist grauenvoll. Drei Mal geht die Messung daneben, weil Bas sich nicht getraut hat, die Elektroden fest genug auf meinen Körper zu drücken, sodass sie eine nach der anderen wieder abfallen. Beide wollen wir die Sache möglichst schnell hinter uns bringen, aber es dauert und dauert. Als es endlich geschafft ist, steht ihm der Schweiß auf der Stirn, und ich lechze nach meiner Decke.

Mir ist eiskalt.

Ich hoffe, er vergisst das Ganze und sieht mich nächstes Mal wieder so an wie vorher und nie mehr so wie heute: peinlich berührt.

»Ich glaub, Sie kriegen noch Ihr Abendessen.« Gwen kommt mit einem Tablett herein. Aus dem Wohnzimmer ist das Klirren von Gläsern und Besteck zu hören.

Ich drehe mich auf die Seite und richte mich mühsam auf.

Sie stellt das Tablett auf den Nachttisch und sieht mich unschlüssig an. Als ich den Arm danach ausstrecke, fährt mir ein Stich durchs Herz, sodass ich nach Luft schnappen muss. Gwen nimmt den Deckel ab, schiebt das Tablett zu mir hin und setzt sich dann aufs andere Bett.

Erbsen.

Langsam lasse ich die Gabel sinken. Ich bin zu müde zum Essen. Ich will nicht mehr. Das Schlimmste ist Gwens Blick: besorgt, mitfühlend, forschend.

»Der Kardiologe hat sich übrigens Ihr EKG angeschaut«, sagt sie. »Sie wollen Ihnen jetzt Betablocker geben, damit Ihr Herz wieder zur Ruhe kommt, aber sonst scheint so weit alles in Ordnung zu sein. Das sind doch gute Nachrichten, oder?«

Als mir die Gabel aus der Hand fällt, lasse ich sie liegen. »Für mich nicht«, flüstere ich.

Gwen scheint nicht zu wissen, wie sie darauf reagieren soll. »Ach«, sagt sie nur.

»Hätte ich bloß …«, beginne ich leise, »hätte ich bloß … Ich hab gemerkt, dass was nicht stimmt, vorige Woche schon, aber ich dachte, das ist eine gute Möglichkeit, um … Deshalb hab ich nichts gesagt. Und jetzt … Alle waren so besorgt, und jetzt sind alle so froh, und ich … Es tut weh, dass alle so froh sind. Weil ich's nicht bin.«

Weinend und voller Scham wende ich den Blick ab. Sie versuchen, mich zu kurieren, und ich benutze ihre Medikamente, um … Ich habe sie verraten. Aber Gwen schüttelt nur den Kopf.

»Mein Gott«, sagt sie, »das war bestimmt schlimm für Sie. Und wie allein Sie sich gefühlt haben müssen.«

Ich senke den Kopf.

»Aber gut, dass Sie's gesagt haben. Dass Sie immer noch an Selbstmord denken, meine ich. Sprechen Sie darüber, unbedingt, mit uns, in der Therapiegruppe, mit Lars, Dr. Valk …«

»Dr. Visser.«

»Sprechen Sie drüber, Sie können das, haben es ja heute bewiesen. Nur würde es Ihnen und uns helfen, wenn Sie's früher tun würden.«

Mein Puls steigt, ich muss mich wieder hinlegen.

Gwen steht auf. »Geben Sie Bescheid, wenn Sie was brauchen? Einfach klingeln.« In der Tür bleibt sie kurz stehen. »Ich bin froh, dass Sie wieder auf die Beine kommen, auch wenn Sie selbst vielleicht anders darüber denken.«

Ich lächle resigniert.

Mitten in der Nacht fahre ich hoch. Der Schmerz krallt sich in meinen Brustkorb, und ich breche in Tränen aus.

Das Nortrilen! Ich habe kein Nortrilen mehr!

Nicht die Selbstmordwaffe, nicht die Aussicht auf ewige Ruhe, sondern die Chance auf ein normales Leben. Mein zweites Antidepressivum. Meine zweite Hoffnung auf Heilung, die zweite Chance, die Depression zu durchbrechen. Das alles ist jetzt weg.

Ich muss wieder ganz von vorn anfangen.

Birnen

Aus dem Garten höre ich Gläserklirren und das angeregte Stimmengewirr einer Abschiedsparty, als ich mit einem Körper, der schwer vor Kummer ist, durch den Flur schleiche.

Marja ist weg. Vorige Woche hat Yvonne in der Gruppe davon gesprochen, dass von der »alten Garde« jetzt alle verschwinden. Heute Abend feiert sie ihren Abschied, Simone geht nächste Woche, und auch Dimitris Aufenthalt hier neigt sich dem Ende zu. Ich habe angemessen erfreut und mit den gebührenden Glückwünschen auf die Entlassungsmitteilungen reagiert, die durch die Gruppe wirbelten, bin aber innerlich mit jedem Wort ein bisschen mehr gestorben. Denn die Gruppe löst sich auf, und ich bleibe zurück. Allein.

»Hier gibt's Kuchen, Myrthe, Birnenkuchen!«, ruft Yvonne und schwenkt ein imponierendes Brotmesser in meine Richtung. »Von zu Hause mitgebracht, schneidet viel besser als die stumpfen Dinger hier! Kommst du?«

Ich nicke steif, rühre mich aber nicht vom Fleck. Ich will mich auflösen, vergessen, dass ich existiere. Und der aller-, allerungeeignetste Ort dafür ist Yvonnes Abschiedsparty mit Kuchen, Kindersekt und Gesprächen darüber, dass »die alte Garde« jetzt endgültig geht und hier bald nichts mehr so ist, wie es mal war. Es kommt mir vor, als würde ich langsam zerfallen, als würde jeder, der geht, ein Stück von mir mitnehmen. Ich nehme immer noch ein Kilo pro Woche ab, das Herzmittel wirkt nicht richtig, und ich kann nach wie vor nicht schlafen. Es wird nicht besser. Ich sterbe nur nicht.

Plötzlich wird mir das Weiß der Wände zu viel. Ich muss hier weg, an die frische Luft, nach draußen.

Ich schlucke meine Tränen hinunter, straffe mich und gehe ins Wohnzimmer. Das Stimmengewirr im Garten schwillt an.

»Bin gleich da«, sage ich in der Tür und halte mein Handy wie einen Schild hoch. »Ich muss erst noch Sergei anrufen.«

Weitergehen ans Ende des Gartens, hinter einem der beiden Flügel mit den Patientenzimmern verschwinden, außer Sichtweite der Terrasse, allein.

Bei der anderen Station geht ein psychotischer Neuzugang nervös telefonierend auf und ab.

Ich stolpere hastig in den Schatten unseres eigenen Flügels, da sehe ich eine Gestalt. Klein, zerknautscht. Ein weinendes Häufchen Elend, das sich im abgelegensten Winkel der Psychiatrie verkrochen hat. Alice.

Ich bleibe wie angewurzelt stehen. Was soll ich tun?

»Äh … sorry«, stottere ich. »Macht's dir was aus, wenn ich mich kurz hierhin setze? Ich … du brauchst nicht mit mir zu reden, ich muss nur … ich muss mich irgendwohin setzen, weg von den anderen.«

Unsicher bleibe ich stehen. Alice zuckt kaum merklich mit den Schultern.

Und dann sitzen wir da, in sicherer Entfernung voneinander, im Schatten verborgen.

Ich fange ebenfalls an zu weinen. Ich bin in der Psychiatrie. In der Psychiatrie! Wie lange schon, wie lange noch? Ich weiß es nicht, und sonst weiß es auch niemand – was bleibt da noch? Keine Hoffnung? Keine Zukunft? Kein …? Ich kann nicht mehr.

Verkrampft vor Schmerz und Angst, lege ich den Kopf auf die Arme, um mich vor dem Rest der Welt zu verstecken.

Da spüre ich eine Hand auf meiner Schulter. Ganz kurz und zaghaft nur – Alice. Ich schüttle den Kopf. Sie soll bleiben, wo sie ist – in ihrem eigenen Winkel. Ich kann ihr nicht helfen. Ihre Probleme sind so viel größer als meine.

Sie lässt sich neben mir an der Wand auf den Boden gleiten. Ich wische mir die Tränen ab, aber es kommen immer neue.

»Lass sie fließen«, sagt sie.

Ich grabe die Nägel noch tiefer in meine Handflächen.

»Es ist …«, beginne ich, dann versagt mir die Stimme.

»Du brauchst nicht zu reden.«

Ich will auch nicht reden, aber weinen will ich auch nicht mehr.

»Ein Mist ist das!«, stoße ich schluchzend hervor.

Alice nickt und wischt sich mit dem Ärmel übers Gesicht.

Schweigend lauschen wir den Stimmen von der Terrasse, wo die Party allmählich zu Ende geht.

Schließlich steht Alice auf und reckt sich. »Ich bin total steif«, stöhnt sie. »Das ist nichts für meine alten Knochen. Ich hol mir was von dem Kuchen. Und du musst auch was essen. Komm.«

In Panik blicke ich auf. Kuchen holen? Bei den anderen? Aber ich nicke.

Alice biegt um die Ecke und verschwindet aus meinem Blickfeld. Ich schließe die Augen und lehne den Kopf an die Wand. Ein dumpfer Schmerz wühlt in meiner Brust.

Gerade als ich mich mühsam hochhieve, kommt Alice zurück.

»Hier.« Unbeholfen drückt sie mir einen Teller in die Hand. »Ich dachte, dir ist vielleicht nicht so nach Party.«

Wieder schießen mir Tränen in die Augen. »Danke.« Ich koste ein Stück von dem Kuchen. Er ist süß. Über uns ertönt ein hohes Piepsen. Fledermäuse. Kleiner als meine Handfläche, tanzen sie mit fast unsichtbaren Flügeln durch die Luft. Ich lausche ihren Rufen und kaue langsam meinen Kuchen. Birnenkuchen.

»Ein Mist ist das!«, wiederholt Alice meine Worte.

»Mist mit Birnen«, sage ich unter Tränen.

»Gib dir keine Mühe«, antwortet sie. »Du musst nicht immer witzig sein. Manchmal darf man auch einfach weinen.«

»Ich hab das Gefühl, als wär ich wieder bei null angelangt«, murmle ich. »Als wär ich wieder genauso am Ende wie bei meiner Einweisung. Nur dass ich jetzt nicht mehr neben dem Kühlschrank heule, sondern neben dir. Immerhin etwas.«

Alice muss lachen, und so sitzen wir eine Weile nebeneinander, zwischen uns die beiden halben Kuchenstücke.

Dann steht sie auf, klopft ihre Hose ab und späht um die Ecke. »Die Luft ist rein. Ich geh ins Haus, Frau und Kinder anrufen.« Sie sieht mich unschlüssig an.

»Geh ruhig«, sage ich. »Ich muss auch noch Sergei anrufen.«

»Sicher? Bleib aber nicht zu lange hier sitzen. Kann ich noch was für dich tun?«

Ich schüttle den Kopf. Sie hat heute schon genug für mich getan.

»Oder doch: Kannst du mich bitte von meinem Leiden erlösen, falls ich hier je den Ausdruck ›alte Garde‹ gebrauche?«

Sie grinst. »Gern sogar.«

Die anderen gehen nach Hause, und ich bleibe, aber Alice bleibt auch. Vielleicht findet sie mich ja gar nicht so unausstehlich wie ich mich selbst. Vielleicht bin ich doch nicht ganz allein.

Diclofenac

Draußen ist es frisch, aber drinnen ist die Stimmung noch kühler.

Es ist Donnerstag. Die Therapiegruppe hat den Geist aufgegeben, Alice ist einen Tag früher ins Wochenende, Simone war heute unterwegs und geht morgen endgültig. Ich verstecke mich auf der Terrasse vor den neuen psychotischen Patienten, die die ganze Station in ihren Wahnsinn hineinzuziehen versuchen. Eine dicke Frau mit finsterem Blick wirft sich jedes Mal, wenn sie etwas nicht darf, schreiend auf den Boden, aus dem Isolierzimmer dringt ein solcher Höllenlärm, dass man meinen könnte, der Raum wird demoliert, und ständig läuft einem so ein Fitnessstudiotyp über den Weg, der den ganzen Tag in sein Handy brüllt und entweder an Verfolgungswahn leidet oder tatsächlich von der Polizei gesucht wird. Das Personal versucht gerade herauszufinden, was von beidem zutrifft, und bis es so weit ist, verschanze ich mich hier draußen, allein.

Als hinter mir jemand an die Scheibe klopft, fahre ich zusammen. Simone lässt sich von Leny die Tür aufschließen und stellt sich dann neben mich an die Mauer. Drinnen wird eine Tür zugeknallt.

»Was hat denn die Neue?«, fragt Simone und zündet sich eine Zigarette an.

Ich zucke mit den Schultern. »Gestern kam sie mir noch ganz okay vor, aber dann war auf einmal die Hölle los. Dafür müssen wir natürlich ganz viel Verständnis haben, aber wenn die drinnen ist, bleib ich lieber draußen.«

Simone schließt die Augen und zieht an ihrer Zigarette. »O Gott. Das hab ich jetzt echt gebraucht. War das ein Affentheater! Ich bin direkt froh, dass ich wieder hier bin.« Verbittert schüttelt sie den Kopf. »Von wegen Information!«

»Warst du in der Musikschule?«, frage ich vorsichtig.

»Nein, im Gemeindehaus. Der größte Raum in der Musikschule ist der Orchesterraum, da wollten die meisten Eltern verständlicherweise nicht so gern hin.«

Ich nicke.

»Man sollte doch meinen«, fährt sie fort, »dass die Eltern der Opfer eines Pädophilen sich gegenseitig unterstützen und gemeinsam dafür sorgen, dass so etwas nie wieder passiert.«

»Man weiß eben nicht, was andere brauchen. Hat's denn was gebracht?«

Sie starrt vor sich hin. »Ich hab gefragt, ob es nicht eine gute Idee wäre, neben den Hilfen für die Kinder auch so was wie eine Elterngruppe zu organisieren. Als Sammie ... Wir hatten früher schon mal Probleme, mit einem Nachbarjungen, als wir noch in unserem alten Haus gewohnt haben. Damals sind Tom und ich ein paarmal in so eine Gruppe gegangen. Das löst die Probleme zwar nicht, aber man fühlt sich wenigstens nicht so alleingelassen. Was soll man denn machen, wenn das eigene Kind jede Nacht Albträume hat? Wenn die Nachbarn einen meiden, als hätte man eine ansteckende Krankheit? Wenn der Täter weiterhin jeden Tag pfeifend zur Schule geht, als wär nichts passiert? Aber nein, kein Bedarf, eine Elterngruppe braucht von denen keiner, die meinen alle, sie kommen allein klar. Man musste sich bloß mal umsehen: lauter wohlanständige Ehepaare, die ihre spießige Fassade der glücklichen Familie aufrechterhalten wollen: fröhliche Kinder, funktionierende Ehen, keiner ist einsam. Wie die mich angeschaut haben: alleinerziehende Mutter, geschieden, der Sohn früher schon mal missbraucht. War nicht mal auf der Musikschule, geschweige denn im Orchester. Das ist keine von uns, die gehört nicht dazu.«

»Vielleicht müssen sie sich erst an den Gedanken gewöhnen, ihre Probleme mit anderen zu teilen?«

»Ja, hinterher kamen auch ein paar Frauen auf mich zu.« Simone spuckt die Worte förmlich aus. »Weißt du, was eine von denen gesagt hat? ›Vielleicht ist es für Sie leichter, Sie haben das ja schon mal durchgemacht.‹ Leichter! Wie kann so was jemals leichter werden! Wie kann es leichter für mich sein, mit dem Gedanken zu leben, dass er … Dass mein Kind …«

Simone drückt sorgfältig ihre Zigarette aus und blickt lange auf den Tisch.

»Ich hasse ihn. Ich hasse ihn so furchtbar. Ich will, dass er stirbt. Ich will, dass er jeden Tag von allen seinen Mitgefangenen und allen Wärtern vergewaltigt wird und stirbt, jeden Tag wieder, für den Rest seines Lebens.«

Von drinnen ertönt ein Schrei.

Simone seufzt. »Aber gut, reden wir nicht mehr davon. Du musst zusehen, dass du heute Nacht schläfst, und ich geh morgen nach Hause. Nach Hause!«, wiederholt sie bitter. »In eine leere Wohnung, zu einem Rechtsstreit, aber nicht zu meinem Kind, das jetzt bei meinem Ex wohnt. Warum?«

»Weil du deinen Sohn liebst und bei ihm sein möchtest«, antworte ich. »Weil du gerade wieder einen guten Draht zu deinem Ex hast und ihr diese Sorgerechtsgeschichte regeln wollt. Und weil es hier jetzt ziemlich übel wird, nachdem Marja und Yvonne weg sind und bald nur noch aggressive Neuzugänge und Psychos auf der Station rumlaufen. Weil du da lieber allein zu Hause sitzt als hier bei uns.«

Simone muss lachen. Hinter uns wird ein Schlüssel ins Schloss gesteckt.

»Okay«, sagt sie, als sich die Neue zwischen uns nach draußen schlängelt und die Tür wieder abgeschlossen wird. »Ich muss mir noch meine Tabletten holen, bevor ich gehe. Diclofenac. Das mach ich jetzt mal.«

»Miststück!«

Ehe ich begreife, was los ist, stürzt sich die Neue auf Simone. »Ich hab's genau gehört! Ich schlag dich zu Brei, du Fotze!«

»Ich hab doch gar nichts gesagt!«, sagt Simone erschrocken.

»Ich hab's doch gehört! Du wolltest mir die Fresse polieren! Nur zu, dann schlag ich dich tot! Joke hat's auch gehört!« Sie gestikuliert wild zu einer anderen Frau im Garten hin.

Joke ist Mitte fünfzig, sie ist schon zum zweiten Mal, seit ich hier bin, mit einer Depression eingewiesen worden und wird jedes Mal aggressiver. Ihre feuerrote Dauerwelle wippt boshaft auf und ab, als sie die Neue zu dem Mäuerchen mitzieht. »Ich hab's auch gehört!«, ruft sie Simone zu. »Als Tamara rauskam, hast du ihr Prügel angedroht. ›Die kriegt eins aufs Dach‹, hast du gesagt. Also beklag dich nicht, wenn sie's dir heimzahlt.«

Ich sehe Simone erschrocken an.

Die Tränen schießen ihr in die Augen. »Ich hab doch nicht von dir geredet!«, ruft sie. »Ich hab von meinen Tabletten geredet, Diclofenac hab ich gesagt!«

»Da hörst du's!«, knurrt die Neue. »Die schlag ich zu Brei ... Lass mich los!«

»*Diclofenac,* das sind Schmerztabletten, die muss ich mir noch holen!«

»Ja, klar. Plärr hier ruhig rum!«, ruft die Frau. »Heul denen die Ohren voll: Das war Tamara, mal wieder! Aber wenn ich höre, dass du mich verpfiffen hast, kannst du dich auf was gefasst machen, dann schlag ich dich zu Brei.«

Ich greife nach Simones Arm. »Du bist natürlich im Recht, aber egal, was du sagst, sobald du den Mund aufmachst, geht Tamara wieder auf dich los.«

»Aber das ist doch unmöglich! Heute ist mein letzter Abend hier – was mach ich denn jetzt?«

»Am besten gar nichts.«

Ich schaue zu den beiden Frauen auf dem Mäuerchen hinüber. »Geh einfach schon heute Abend«, sage ich. »Tu dir das nicht länger an. So seh ich das. Mir wär's natürlich lieber, du würdest noch einen Tag bleiben, ab hier geht's um dich.«

»Aber ich muss das doch klären! Ich kann mich von der

doch nicht fertigmachen lassen, genau das hab ich doch hier gelernt!«

»Klären kannst du so was wieder in der realen Welt, in normalen Gesprächen mit normalen Leuten. Tamara ist gestört. Wenn die sich wieder eingekriegt hat, ist sie bestimmt ganz normal, aber im Moment hat sie's anscheinend auf dich abgesehen. Das liegt an deiner Anziehungskraft.«

Simone muss unwillkürlich lachen. Tamara sieht argwöhnisch zu uns her.

»Weißt du was?«, sagt Simone, »vielleicht hast du recht. Ich muss ja nicht unbedingt noch bleiben. Ich geh zu Sam. Meine Schwester hat gesagt, ich kann bei ihr übernachten, wenn ich aus der Psychiatrie komme, und das Angebot nehm ich an. Dann muss ich auch keine Abschiedsfete machen. Mein Abschied war hier im Garten mit dir. Wie sich's gehört.«

Sie drückt kurz meinen Arm und steht auf.

»Ja, renn ruhig weg!«, tönt es von der anderen Seite des Gartens. »Renn ins Büro, ich krieg dich schon noch!«

»Also nach Hause«, sagt Simone mit einem brüchigen Lächeln.

Sandra lässt Simone ins Haus, und ich bleibe mit einem unguten Gefühl zurück. Wie uneigennützig war mein Rat eigentlich? Würde Simone bleiben, würde uns die neue Patientin den Abend zur Hölle machen. Wenn Simone aber geht, herrscht Ruhe. Und plötzlich frage ich mich, ob ich so anders bin als die anderen. Anders als Simones Nachbarn, die wegschauen, weil es einfacher ist, das Opfer zu ignorieren als den Täter zur Rechenschaft zu ziehen. Ich stehe auf und gehe zur Tür.

»Ja, geh ruhig auch ins Büro!«, tönt es schrill vom Mäuerchen her. »Geh petzen, dich krieg ich auch noch!«

Als Sandra die Tür aufschließt, spiegeln sich in der Scheibe die bösen Blicke aus dem Garten.

»Wollen Sie rein?«

»Ja.« Ich zögere einen Moment. »Und könnte ich vielleicht was melden?«

Sie nickt verwundert.

Ich gehe hinein.

Es ist ein Anfang.

Waldspaziergang

Glauben Psychologen eigentlich an ihre Patienten?

Ich blicke gähnend in den dunklen Garten. Haben Patienten eigentlich ein Leben außerhalb der Therapie, oder existieren wir nur während dieser einen Gesprächsstunde pro Woche?

»Woran denkst du?«, fragt Alice abwesend.

»Woran ich denke: Die Pflegekräfte haben Lars anscheinend erzählt, dass ich obsessiv puzzle, und jetzt hat er gesagt, dass er darin nichts Obsessives erkennen kann und es deshalb auch nicht so ernst nimmt. Aber was denkt er? Dass ich ein Puzzle mit in die Gruppe nehme, für den Fall, dass mir langweilig wird? Dass ich nur während unserer Gespräche Probleme habe? Er ist doch der Psychologe!«

»Psychologen sind auch nur Menschen. Er kann nicht in dich reinschauen.«

»Doch, kann er.«

»Nein, kann er nicht.« Alice verdreht die Augen. »Wenn du willst, dass er was über dich weiß, musst du's ihm sagen.« Sie lacht. »Du glaubst das doch nicht im Ernst? Dass Therapeuten in ihre Patienten reinschauen können?«

»Doch, natürlich«, antworte ich irritiert. »Das haben sie doch studiert.«

»Sie stellen nur Fragen und hören zu. Wenn du willst, dass Lars oder sonst jemand etwas über dich weiß, dann musst du reden.«

Ich kicke einen Zweig unter meinem Gartenstuhl weg.

»Ich will gar nicht, dass er was über mich weiß.«

»Das will niemand.« Sie wirft ihren Tabak auf den Tisch. »Niemand will was mit Psychologen zu tun haben. Man muss seine Probleme selbst lösen können. Und nicht andere damit belasten.«

»Wie laufen die Gespräche eigentlich bei dir?«, frage ich.

»Gut«, sagt sie leichthin.

Ich warte.

»Schlecht.«

»Aha.« Manchmal gehen die Dinge nahtlos ineinander über.

»Wann musst du wieder zu Lars?«

»Morgen. Morgen wollen wir …« Sie schluckt. »Morgen ist …«

»Du musst es mir nicht sagen.«

»Ich will aber.« Es klingt gereizt. »Ich muss doch endlich normal drüber reden können. Ich hab dir doch mal von dem Angstanteil in mir erzählt.«

Ich nicke. »Bei den Blesshühnern.«

»Lars hat ihn als Erster zum Reden gebracht. Jacqueline und Gwen haben dann nachts immer mehr von ihm erzählt bekommen. Und jetzt ist er fertig damit. Er hat alles erzählt.« Sie zupft an ihrem Pullover.

»Alles worüber?«, frage ich behutsam.

»Über mich.« Sie sieht mich beklommen an. »Ich hab DIS.«

»Ich hab keinen blassen Schimmer, was das ist«, muss ich zu meiner Schande gestehen.

»Dissoziative Identitätsstörung, früher hat man's multiple Persönlichkeitsstörung genannt.«

Ich schlucke.

»DIS kann schon in frühester Kindheit entstehen. Wann es bei mir angefangen hat, weiß ich nicht. Aber Lars meint, die ältesten Persönlichkeitsanteile sind sehr jung. Manche können noch nicht mal sprechen.«

»Und wieso wird dir jetzt erst geholfen?«

»Ich wusste ja nicht, dass ich das habe«, flüstert sie.

»Ich wusste auch nicht, dass ich krank bin«, sage ich verlegen. »Ich dachte, meine Gedanken seien normal und jeder wäre lieber tot.«

Alice zögert. »Mir haben immer wieder ganze Zeitabschnitte gefehlt«, sagt sie dann. »Und ich dachte auch, das ist normal, das ist bei jedem so.«

»Man verpasst sich selbst eine Gehirnwäsche.«

»Ja! Ich hab Sachen gemacht, an die konnte ich mich später überhaupt nicht erinnern. Manchmal bin ich in einem fremden Bett aufgewacht und hatte keine Ahnung, wer da neben mir lag, wo ich war und wie ich dahin gekommen war. Ich bin zu Tode erschrocken – aber das war ja alles normal, nicht wahr? Und irgendwie hab ich mich auch immer aus der Affäre gezogen. Als ich Joske geheiratet habe, wurde es besser. Aber dann kam unsere Älteste auf die Welt ...« Sie schluckt. »Irgendwas ist da in mir zerbrochen. Die Gedächtnislücken wurden immer größer. Ich ging in den Supermarkt, und als ich zurückkam, stand alles Kopf, weil ich drei Tage weg gewesen war. Da wurde es dann etwas lästig.«

»Was du nicht sagst«, spotte ich.

»Okay, aber die Nächte fand ich schlimmer. Ich hab mich gar nicht mehr einzuschlafen getraut, und wenn ich doch eingeschlafen bin, hab ich das ganze Haus zusammengebrüllt und bin mit blauen Flecken aufgewacht. Joske übrigens auch. Irgendwann ging's dann nicht mehr. Ich bin zu einem Therapeuten und hab ihm gesagt, ich hätte Schlafprobleme, aber sonst sei alles in Ordnung mit mir.«

»Klar«, sage ich.

»In der Therapie kam raus, dass sich regelmäßig ein anderer Teil von mir zu Wort meldet, ohne dass ich davon weiß. Dass ich DIS habe. Dass ich selbst, Alice, immer mehr verschwunden bin, weil immer öfter andere Persönlichkeiten in den Vordergrund getreten sind.«

»Und das kam alles, weil ihr ein Kind bekommen habt?«

»Das war der Auslöser. Ich glaub, es ist passiert, als ich unsere Tochter zum ersten Mal im Arm hatte. Sie war so klein und hilflos. Das hat alles aufgerührt, wovor mich die anderen Anteile geschützt hatten. Und schließlich bin ich hier gelandet, für eine einwöchige Auszeit. Lars hat dafür gesorgt, dass die jetzt schon acht Monate dauert.«

»Lars?«, frage ich alarmiert.

»Er hat jahrelang mit DIS-Patienten gearbeitet. Er hat es geschafft, mit den verschiedenen Teilpersönlichkeiten zu sprechen, aber so, dass ich im Hintergrund immer noch anwesend war, sodass ich …«

Ihre Wangen glänzen im Licht, und mein Herz krampft sich zusammen, als ich sehe, dass es Tränen sind.

»Na ja, sodass ich herausgefunden habe, warum ich so geworden bin: ein Freak. Warum mindestens acht andere Persönlichkeiten in meinem Körper wohnen. Durch die Gespräche mit ihnen kommen die Erinnerungen, die sie übernommen haben, jetzt allmählich wieder zurück.«

Wir blicken gedankenverloren in den Garten.

»Diese anderen Persönlichkeiten haben dir das Leben verdammt schwer gemacht«, sage ich schließlich. »Aber es hört sich so an, als wollten sie dir helfen. Vielleicht war's ein bisschen extrem, wie sie das gemacht haben, aber anders wär's wohl nicht gegangen. Du bist kein Freak. Echt nicht. Finde ich jedenfalls«, sage ich schnell, als ich sehe, wie ihr die Tränen herunterlaufen. »Ich bin ja auch nicht ohne Grund hier.«

Alice lächelt und wischt sich die Wangen ab. Dann stößt sie einen abgrundtiefen Seufzer aus. »Jede dieser Persönlichkeiten hat einen Teil der Erinnerungen übernommen, sodass ich davon unbelastet weiterleben konnte. Jetzt müssen die Erinnerungen wieder zu mir zurück, wo sie hingehören, dann kann ich anfangen, sie zu verarbeiten. Das alles muss jetzt wieder zusammenkommen.«

»Mit Lars?«, frage ich.

»Mit mir, du Schaf. Das heißt ja, mit Lars' Hilfe. Dieser Angstanteil, der nachts rauskommt … es ist ein Mädchen …, hat durch eine andere Persönlichkeit alles mitgeteilt, was sie weiß. Jetzt ist es Zeit, dass wir wieder … eins werden.«

»Sie?«, wiederhole ich leise. »Wie alt ist denn … dieses Mädchen?«

Alice räuspert sich. »Drei, vier Jahre, meint Lars.« Über uns sind Rufe von Fledermäusen zu hören. Drei, vier Jahre …

»Morgen passiert es«, fährt Alice fort. »Morgen muss sie sich wieder mit mir integrieren.« Sie sieht mich verzweifelt an. »Ich hab furchtbar Angst davor. Es können ja immer noch Erinnerungen kommen, von denen sie noch nichts erzählt hat. Und das, was sie erzählt hat, hab ich selber nie erlebt und nie gespürt. Aber morgen kriege ich alle ihre Erinnerungen, alle ihre Gefühle auf einen Schlag zurück. Dann wird es real. Dann ist plötzlich alles wirklich passiert.«

»Aber wie soll das denn gehen? Wie …«

»Auf einem Waldspaziergang, sagt Lars. Nicht in echt natürlich. Es wird eine geführte Meditation oder so was Ähnliches. Dabei bittet Lars diesen Angstanteil dann, wieder mit mir zu verschmelzen.«

Mich packt das kalte Grausen.

»Schau nicht so«, sagt sie. »Mehr weiß ich auch nicht. Mehr wollte er mir nicht sagen, damit ich mich nicht drauf vorbereite. Es soll eine Überraschung sein.«

»Schöne Überraschung! Erinner mich dran, dass ich Lars auf keinen Fall zu meinem Geburtstag einlade.«

»Das wär wohl sowieso keine gute Idee.«

Sandra macht uns ein Zeichen, dass sie die Tür abschließen will, weil gleich der Nachtdienst übernimmt. Alice nickt mir zu. Die Vertrautheit dieser Geste berührt mich. Und auf einmal wird mir bewusst, wie zerbrechlich alles ist, wie wenig es braucht, um viel kaputt zu machen.

»Du sagst mir doch morgen gleich, wie's gelaufen ist?« Ich bin plötzlich beunruhigt.

»Klar.«

Sie seufzt, und ich weiß es, ich weiß es.

»Ich hab Angst.«

»Ich auch.«

Schrank

Als Lars endlich mit einem Blick auf die Uhr seine therapeutischen Kräfte abschaltet und die Gruppensitzung beendet, seinen Becher von dem Stuhl neben ihm nimmt und ohne erkennbaren Abschiedsgruß den Raum verlässt, fasse ich nach Alices Hand.

»Ich hab Angst.« Sie zittert.

»Ich warte auf dich«, sage ich im Hinausgehen. »In einer Stunde ist alles vorbei. Heute Abend sitzen wir zusammen im Garten!«

Sie nickt beklommen, folgt Lars den Flur hinunter und verschwindet durch die Tür zur Treppe. Mir wird plötzlich bewusst, dass ich mich ohne Alice verloren fühle. Dass sie es ist, die mein Leben hier erträglich macht.

Voller Unruhe gehe ich in den Freizeitraum. Am Puzzleschrank steht Tineke, die Hauswirtschaftsleiterin, die Hände in den Hüften, vor sich einen Eimer mit Seifenlauge. Auf dem Billardtisch türmen sich Puzzleschachteln.

»Ein Schweinestall ist das hier«, murrt sie und wirft zwei weitere Puzzles auf den Stapel. »So was von versifft!«

Da bricht die unterste Schachtel ein, und die darüberliegenden geraten ins Wanken. Mir blutet das Herz, als Tineke die Hände um das springende Pferd schließt. Mein erstes Puzzle! Ehe ich mich's versehe, nehme ich ihr die Schachtel ab.

»Ich helfe Ihnen«, sage ich.

Und als ich ihr verdutztes Gesicht sehe, füge ich hinzu: »Ich könnte die Schachteln sauber machen und die kaputten wegwerfen.« Um meinen Worten Nachdruck zu verleihen, nehme ich das Staubtuch vom Billardtisch und wische damit über das Pferdepuzzle. Das gelbe Tuch wird grau, und ich begreife jetzt den Grund dieser Putzwut.

Tineke sieht mich schweigend an, und ich warte mit angehaltenem Atem.

Schließlich nickt sie. »Gut, dann machen Sie mal.«

Wir arbeiten gemeinsam weiter. Ab und zu schaut jemand vom Pflegepersonal vorbei, oder ein Mitpatient bleibt auf einen Plausch stehen, aber wir gehen nicht darauf ein. Wenn Tineke mit einem Fach fertig ist, mache ich das nächste für sie leer, und während sie es auswischt, suche ich auf dem Billardtisch die Puzzles heraus, die wieder in den Schrank können.

Nach zwei Stunden ist alles sauber, in den Fächern liegen nur noch Schachteln, die in Ordnung sind. Die kaputten stapeln sich auf dem Billardtisch. Ich fühle mich seltsam stolz.

»Gute Idee, die Puzzles auszusortieren«, sagt Tineke. »So können wir mit unserer Arbeit Ehre einlegen.«

»Moment!«, rufe ich. »Bin gleich wieder da.«

Ich spurte in mein Zimmer, greife mir meine eigenen Puzzles vom Fensterbrett und laufe in den Freizeitraum zurück, wo Tineke bereits ihre Putzsachen einsammelt. Ich verteile die Schachteln auf die Fächer und trete dann einen Schritt zurück. Fertig. Geschafft. Großartig.

Tineke stellt sich neben mich und betrachtet das Stillleben.

»Ob das so eine gute Idee ist?«, fragt sie. »Ihre eigenen Puzzles da reinzulegen? Am Ende gehen sie kaputt, oder ein Patient verschlampt Teile davon.«

Ein Patient. Ich muss lachen. »Wenn andere ihren Spaß an einem Tausendteilepuzzle haben, dann macht's mir nichts aus, wenn hinterher ein paar Teile fehlen.«

Tineke schüttelt den Kopf. Aber ich weiß, dass es so ist.

Neu

Wo ist Alice?

Die Zeit kriecht vom Abendessen zum Frühstück und weiter zum Mittagessen, und ich sehe bei den gemeinsamen Mahlzeiten die ganze Zeit unglücklich auf meinen Teller hinab. Ich habe keinen Appetit. Mein Magen ist ein einziger großer Knoten, und ich behalte nur eines bei mir: meine Sorgen. Alice ist weg, schon seit drei Tagen. Pflegekräfte und Therapeuten schweigen sich aus, denn jegliche Information über die Patienten fällt unter die Schweigepflicht und darf nicht weitergegeben werden. Aber Alice ist doch keine Patientin. Alice ist … Alice. Anfangs hatte ich noch gewartet, weil ich dachte, sie muss sich erst noch erholen, aber sie kam nicht.

Ich nehme mir ein Schmelzkäse aus dem schmuddeligen Korb und streiche ihn auf mein Brot, in der Hoffnung, dass es dann leichter an dem Kloß in meinem Hals vorbeirutscht.

Erst spät am Abend kamen mir Zweifel: Vielleicht ist Alice gar nicht weg. Vielleicht will sie mich nur nicht mehr sehen. Vielleicht ist die Alice, die ich kannte, verschwunden, und sie weiß jetzt, wer ich wirklich bin: ein Niemand. Ein Nichts, an das man keine Zeit verschwendet.

Als ich ein Geräusch an der Tür höre, schrecke ich hoch.

Leny bringt einen neuen Patienten herein und schiebt ihn in seinem Rollstuhl samt Infusion und allem Drum und Dran zu uns an den Tisch. »So«, sagt sie munter, »hier haben Sie ein bisschen Gesellschaft. Das ist doch nett.« Dann geht sie hinaus.

Der Mann sieht sich hilflos um und stößt heisere Laute aus. Die Pflegekräfte haben oft eine andere Vorstellung von »nett« als die Patienten. Wir stellen uns verlegen vor und essen dann in drückender Stille weiter. Alice hätte gewusst, was jetzt zu tun ist. Der Neue beobachtet das Geschehen am Tisch, und ich beobachte ihn. Ein alter Mann in einem eisblauen Pyjama, mit einer Haut wie Pergament. Hellblaue Augen, die staunend über die abgepackten Wurstscheiben, den Käse, die Marmeladentöpfchen und das Brot wandern. Schließlich streckt er die Hand nach dem Brot aus, aber der Infusionsschlauch zieht sie zurück, und sein Arm fällt kraftlos auf den Tisch.

Joke, die seit Tamaras Entlassung noch genauso depressiv, aber nicht mehr so aggressiv ist, legt ihr Besteck hin und rückt rasch ihre Dauerwelle zurecht, dann greift sie in den Brotkorb und nimmt eine Scheibe heraus.

»Eine oder zwei?«, fragt sie den alten Mann. »Ich zeige auf den Belag, und bei dem, was Sie draufhaben wollen, nicken Sie einfach. Die Pflegekräfte meinen wohl, wenn sie einen Patienten an den Esstisch schieben, heißt das automatisch, dass er auch was isst. Marmelade oder Käse? Ich schneide Ihnen das Brot klein – können Sie's dann allein essen? Wenn nicht, sagen Sie's nur.« Und schon macht sie sich ans Werk.

Der Pergamentmann spießt mit der Gabel ein Brotstückchen auf und führt es vorsichtig zum Mund. Dann saugt er lange daran, als wäre es eine Hostie, und seinem Blick nach zu schließen ist er froh – nein, *dankbar* –, dass wir dabei sind.

Ich schaue peinlich berührt weg.

Als wir fertig sind und ich die letzten Teller in den Geschirrspüler gestellt habe, ist er verschwunden. Düster betrachte ich den Platz, an dem er gesessen hat. Alices Platz.

Beschwerden

Es ist dunkel. Im Isolierzimmer ist keiner, fünfundzwanzig Seelen schweben wohlsediert durch die Nacht, von fern kommt ein leises Stöhnen und ab und zu, kaum hörbar, ein Geräusch aus dem Büro. Es ist still auf der Station heute Nacht – bis auf ein seltsames Piepen.

Ich liege mit dem Rücken zur Heizung unter meinen Decken und versuche, das Piepen zu ignorieren. Ich habe das Modul

»Relaxation« mitgemacht und dort gelernt, mich durch Synchronisieren von Atmung und Gedanken immer und überall zu entspannen.

Einatmen, entspannen …

Piep.

Einatmen und entspannen.

Piep.

Einatmen und ausatmen.

Piep.

Nein, nicht ausatmen, entspannen!

Piep.

Einatmen – ausatmen.

Piep.

Nein, entspannen!

Fuck! Piep!

Ich werde noch wahnsinnig! Was ist das? Zehn Minuten geht das nun schon so! Irgendjemand muss doch dieses gottverdammte Piepen abstellen! Ich bin ja wohl nicht die Einzige, die es hört.

Piep.

Ich ziehe mir die Decke über den Kopf. Ich muss etwas tun, aber ich will nicht. Ich will nicht aus dem warmen Bett raus. Ich will nicht ins Büro. Ich will, dass alles wieder so ist wie vor zehn Minuten. Ich will nur meine Ruhe haben.

Piep.

Ich schlage die Decke zurück. Es ist kalt im Zimmer, der Boden ist kalt, meine Strickjacke ist kalt, meine Schuhe sind kalt. Ich könnte heulen. Aber wenn ich Ruhe will, brauche ich Ohrenstöpsel. Bibbernd öffne ich die Tür und blinzle in das kalte Licht auf dem Flur. Rechts um die Ecke ist das Büro – aber das Geräusch kommt von links. Ich gehe ihm nach. Erst mal sehen, wo es herkommt …

Vor einer angelehnten Tür bleibe ich stehen. Ich warte einen Moment, da piept es wieder. Vorsichtig schaue ich in das

Zimmer. Eine Nachttischlampe verbreitet sanftes gelbes Licht. Neben einem Klinikbett steht ein Ständer mit einem Kästchen und ein paar Flüssigkeitsbeuteln. Die Seitengitter des Bettes sind hochgeklappt, und dazwischen liegt, flach atmend, der Pergamentmann, wie eine von ihren eigenen Flügeln umarmte sterbende Taube. Das Kästchen piept, der Mann keucht.

Erschrocken trete ich zurück. Da stimmt was nicht! Der Mann beginnt zu stöhnen, und dann sehe ich, dass er die Augen offen hat. Er will die Hand heben, kommt aber nicht weit.

»Ich ... ich hol jemanden«, stottere ich und stolpere über meine Schnürsenkel, als ich mich umdrehe, um ins Büro zu flüchten. »Der Neue, der Mann im Rollstuhl«, sage ich, als ich keuchend dort anlange. »Ich hör dauernd so ein Piepen.«

»Ich geh schon«, sagt Gwen zu ihrer Kollegin. Sie nimmt Piepser und Handy vom Tisch und verlässt den Raum. »Kommen Sie mit«, sagt sie zu mir. »Konnten Sie nicht schlafen?«

»Ich hab wach gelegen, und plötzlich war da dieses Piepen. Und weil es gar nicht wieder aufgehört hat, hab ich nachgesehen.« Zehn Minuten. Ich habe zehn Minuten gewartet. »Es ist doch nichts Schlimmes?«, frage ich beunruhigt.

»Nein, das hat mit dem Schmerzmittel zu tun«, sagt sie, als sie mir in das Zimmer vorausgeht. »Wenn die Infusion durch ist und wir eine neue anhängen müssen, piept es.«

Ich bleibe in der Tür stehen.

»Aber Sie hören das Piepen im Büro doch gar nicht.«

Gwen fingert an dem Kästchen herum. »Er kann ja klingeln.« Sie zeigt auf das Seitengitter. »Oh.« Von der obersten Strebe hängt ein Stück Klebeband herab. Unter dem Bett liegt ein Kabel mit einem Klingelknopf. Gwen hebt es auf und befestigt es wieder.

»Tut mir leid«, sagt Gwen und umfasst die Hand des Mannes, als er sie ächzend heben will. »Aber die Gitter sind für Ihre eigene Sicherheit. Sie haben sich im Schlaf schon mal in den Schläuchen verheddert, und so kann das nicht passieren.

Hat der Doktor das nicht mit Ihnen besprochen? Wenn Sie irgendwelche Beschwerden haben, können Sie jederzeit klingeln, dann komme ich sofort.«

Sie wendet sich ab, und mein Herz wird zu Eis.

Erst jetzt sehe ich, dass der Mann im Bett angebunden ist. Ein Mensch, der angebunden ist, ein Schmerzmittel, das alle ist, und eine Klingel, die auf dem Boden liegt. Und niemand hört ihn, außer einer depressiven Patientin, die zufällig nicht schlafen kann und sich nur Ohrenstöpsel holen wollte.

Zehn Minuten.

Der Gesichtsausdruck des Mannes geht von Angst in Panik über. Wieder versucht er, die Hand zu heben, doch Gwen geht schon mit genervter Miene zur Tür. Da richtet er seinen flehenden Blick auf mich.

Ich erstarre. Das hier ist Gwens Terrain. Sie weiß doch wohl, was sie tut? Aber ich kann diesen Blick nicht ignorieren.

»Ich … Die Klingel«, stammle ich. »Ich glaub, er kommt nicht ran. Wahrscheinlich hat er sie aus Versehen runtergerissen, weil er nur an das Kabel rankommt, aber nicht an den Knopf.«

Gwen sieht mich erstaunt an. Dann dreht sie sich zu dem Mann um.

»Aber ich kann die Klingel auch nicht einfach ins Bett legen, da verliert er sie ja im Bettzeug.«

»Können Sie sie nicht an seiner Hand festkleben?«, frage ich. »Dann verliert er sie nicht und kommt jederzeit ran.«

Gwen schaut auf das Bett.

Ich halte den Atem an.

»Keine schlechte Idee«, sagt sie schließlich. »Könnte funktionieren. Was halten Sie davon?« Sie horcht auf das heisere Flüstern des Mannes und nickt. Dann sieht sie mich mit schräg gelegtem Kopf an. »Müssen Sie nicht auch wieder ins Bett? Sie erfrieren ja, wenn Sie noch länger da stehen.«

Da merke ich plötzlich, dass ich tatsächlich friere. Dass ich völlig durchgefroren bin.

»Gehen Sie schon mal in Ihr Zimmer.« Sie greift nach der Klebebandrolle. »Ich schau gleich noch mal nach Ihnen.«

Ich nicke. Der Pergamentmann liegt mit geschlossenen Augen da, als wäre seine Schlacht nun geschlagen.

Ein leises Klopfen. Gwen steckt den Kopf durch die Tür, und erst jetzt wird mir bewusst, dass ich immer noch angezogen auf dem Bett sitze.

»Sie schlafen noch nicht?« Sie geht zu Marjas altem Bett. »Geht's denn?«

Ich nicke und zucke dann mit den Schultern.

»Sie haben das Richtige getan, es war gut, dass Sie uns Bescheid gesagt haben. Wir hätten zwar in einer halben Stunde sowieso nach ihm geschaut, aber es ist natürlich schöner für ihn, wenn es schneller geht.«

»Kontrollieren Sie jede Stunde bei ihm?«

»Ja. Eigentlich sind wir hier überhaupt nicht auf solche Fälle eingestellt, aber manchmal sind alle Stationen belegt und wir müssen einspringen. Der Mann gehört gar nicht hierher. Er hat Krebs. Im Endstadium.«

»Deswegen die Schmerzmittel«, sage ich mit rauer Stimme.

»Morphium, ja.«

Wir vermeiden es, einander anzusehen.

Dann räuspert sich Gwen. »Er hat das Pech, dass die Onkologie sein Bett gebraucht hat und im Hospiz noch kein Platz frei ist. Nun ja.« Sie holt etwas aus ihrer Hosentasche. »Ich hab Ihnen die Ohrenstöpsel mitgebracht. Wir müssen später noch mal eine neue Infusion anhängen, aber damit hören Sie das nicht mehr.«

Ich lege die Ohrenstöpsel auf den Tisch.

Gwen betrachtet mich prüfend. »Sind Sie sicher, dass Sie klarkommen?«

»Ich glaub, ich brauch einfach nur Schlaf.«

Doch als sie die Tür hinter sich zugemacht hat, kann ich

nicht einschlafen. Ich muss weinen. Ich versuche, das Schluchzen in der Decke zu ersticken, bis ich kaum noch Luft bekomme. Weil zwei Zimmer weiter ein Mann liegt, der gar nichts mehr kann. Nicht mehr schlafen, essen, sprechen, sich bewegen, nichts. Er kann nur noch eines: Schmerzen leiden. Ein Mensch an der Schwelle des Todes, und diese Schwelle ist die Psychiatrie, ein Ort, an den er nicht gehört, an dem ihn niemand haben will. Die Pflegekräfte tun ihr Bestes, aber das macht es nur noch schlimmer. Denn es ist nicht genug. Er hat es nicht verdient, hier zu sein, hier … in dieser Hölle. Und ich hasse sie, zum ersten Mal hasse ich die Psychiatrie, wegen alldem, was sie mit einem Menschen macht.

Ich hatte das Piepen gehört und auch das Stöhnen des Mannes. Aber man hört hier so viel: weinen, an die Wand hämmern, schreien. Psychiatriegeräusche wie einen tropfenden Wasserhahn, die Räder des Essenswagens und das ewige Schlüsselgerassel. Man vergisst sie, man stumpft gegen sie ab, und irgendwann hört man sie nicht mehr. Und man vergisst, dass Stöhnen mehr ist als nur ein Geräusch. Ich bin nur nachsehen gegangen, weil mich das Piepen gestört hat.

Zehn Minuten.

Am nächsten Morgen ist das Klinikbett nicht mehr da. Ein normales Bett steht in dem Zimmer. Der Pergamentmann ist verschwunden.

»Ach, halten Sie mir bitte eben die Tür auf?«

Ich drehe mich um: Nel bringt eine Decke und Bettwäsche. Ich lasse sie vorbei und schaue zu, als sie das Bett bezieht.

»Gestern stand hier noch ein Klinikbett«, sage ich.

»Das scheußliche Ding steht inzwischen wieder da, wo es hingehört.« Nel stopft das Kissen in den Bezug. »Die Schlepperei mit den Betten macht mich ganz verrückt, und der Mann braucht es auch nicht mehr. Der ist jetzt zum Glück an einem besseren Ort.«

Ich erstarre.

»Im Hospiz ist endlich was frei geworden.« Nel klopft das Kissen zurecht. »So jemand gehört einfach nicht hierher.«

Eine Art Verlustgefühl regt sich in mir.

Wieder ein Bett bereit.

Wieder Platz für einen neuen Patienten.

Kim

Ein Rums.

Schlagartig bin ich hellwach. Es ist mitten in der Nacht. Oder? Ich lege mich auf die Seite und spähe unter dem kleinen Tisch zwischen den beiden Kopfenden durch zum Bett meiner neuen Zimmergenossin hinüber: Kim. Hat sie es auch gehört?

Ihr Bett sieht ordentlich aus. Ich will mich schon wieder umdrehen, da fällt mir auf, dass es zu ordentlich aussieht.

Verwirrt knipse ich meine Nachttischlampe an. Das Bett ist leer. Daneben, auf dem Boden, liegt Kim. Sie sieht mich mit leeren Augen an, und ihr Körper wird von Zuckungen geschüttelt.

»O Gott!«

Entsetzt springe ich aus dem Bett und greife mir meine Strickjacke vom Stuhl. Ich weiß nicht, was ich tun soll. Ich weiß nur, was ich tun *will:* ganz schnell weglaufen, nichts sehen.

»Kim? Kim!«

Ich fummle meinen rechten Arm in den linken Jackenärmel und umfasse mit der anderen Hand Kims zuckende Schulter. Ich rüttle sie leicht und rufe noch einmal ihren Namen. Keine Reaktion.

Sie hat sich völlig in einer Decke verheddert, und ich habe Angst, sie erstickt, wenn die sich noch enger um ihren Hals wickelt. Ich mache die Decke los und ziehe sie weg. Und jetzt? Hilflos sehe ich mich um.

Ins Büro!

Ich renne los.

Im Büro schauen Jacqueline und Gwen eine DVD, und ich hasse mich dafür, dass ich ihre Gemütlichkeit störe.

»Sorry, aber Kim ist aus dem Bett gefallen, sie hat irgendwelche Krämpfe. Ich hab sie angesprochen, aber sie reagiert nicht.«

Jacqueline schnappt sich das Handy, eine Taschenlampe und ihren Piepser und läuft sofort los. Gwen schließt das Büro ab. Es sei gut, dass ich Bescheid gegeben hätte, sagt sie.

Als ich wieder in unserer Tür stehe, sitzt Jacqueline neben Kim, redet auf sie ein und massiert ihr die Hände. Gwen scheint mit den Sanitätern zu telefonieren. Ich werde nicht mehr gebraucht.

Ich setze mich im grellen Neonlicht des Freizeitraums an den Puzzletisch und starre verloren vor mich hin. Aus dem Augenwinkel sehe ich Gwen vorbeilaufen, dann höre ich, wie sie die Tür zur Treppe aufschließt und auf dem Weg in unser Zimmer mit den Sanitätern spricht.

Hoffentlich geht alles gut.

Es war ein schrecklicher Anblick.

Schon Kims Ankunft heute verhieß wenig Gutes. Sie ließ ihre Reisetasche aufs Bett fallen, besah sich den Wäschestapel am Fußende, drehte sich zu ihrer Mutter um, die in der Tür stand, und schluchzte: »Ich will nicht wieder hierher.«

Ihre Mutter schüttelte nur stumm den Kopf.

»Ich will nicht wieder zu den Verrückten! Ich tu alles, was du willst, aber lass mich nicht hier!«

Ihre Mutter nahm sie in die Arme, Gwen forderte Max, den neuen Arzt im Praktikum, mit einer Kopfbewegung auf, ein Beruhigungsmittel zu holen, und ich saß peinlich berührt auf meinem Bett.

Als die Tabletten wirkten, Kims Mutter gegangen und auch

Gwen wieder verschwunden war, betrachtete ich Kim, die mit hängenden Schultern auf dem anderen Bett saß. Glatte rote, trübselig herabhängende Haare. Etwas jünger als ich.

»Das hat Ihnen bestimmt einen Schrecken eingejagt.« Plötzlich steht Gwen an meinem Tisch. »Aber keine Sorge, Kim geht es schon wieder besser. Der Arzt kommt nachher noch, um zu sehen, ob sie auch keine Gehirnerschütterung hat, aber Sie können schon mal wieder ins Bett. War's schlimm, sie so zu sehen?«

Ich schüttle den Kopf, doch plötzlich kommen mir die Tränen. »Ich wusste nur nicht, wie ich ihr helfen kann.«

»Sie haben genau das Richtige getan. Etwas anderes hätten sie gar nicht machen können, und es ist ja alles gut gegangen. Gehen Sie ins Zimmer zurück, ich sehe zu, dass wir leise sind, wenn wir nachher noch mal reinschauen.«

Als ich endlich im Bett liege, spähe ich wieder unter dem Tischchen durch zu Kim hinüber. Sie liegt mit geschlossenen Augen da, eine Spuckschale neben sich. Über ihr Kissen ist ein Handtuch gebreitet.

»Geht's wieder?«, frage ich.

Keine Antwort.

»Mir ist schlecht«, sagt sie schließlich.

»Ach. Wollte nicht noch der Arzt kommen?«

»Doch, um zu sehen, ob ich auch keine Gehirnerschütterung habe«, murmelt sie. »Jetzt hab ich alle aufgescheucht. Das Pflegepersonal, dich.«

»Kein Problem, ich hab sowieso nicht geschlafen«, sage ich. »So sind meine Nächte wenigstens nicht allzu öde.«

Aus dem anderen Bett kommt ein unterdrücktes Kichern, und ich drehe mich beruhigt um.

Als der Arzt kommt und leise mit Kim spricht, sehe ich an dem blauen Spalt zwischen den Vorhängen, dass es etwa vier

Uhr sein muss. Ich kehre den beiden den Rücken zu und spiele die schlafende Mitpatientin in diesem nächtlichen Schauspiel.

Essen

Neben mir studiert Kim ihr Abendbrottablett.

Es war ganz schön, das Zimmer für mich allein zu haben: eine menschenfreie Zone in der Psychiatrie, in der ich ganz ich selbst sein konnte.

Kim ist zwar nachweislich gestört – sie bekommt epileptische Anfälle, ohne Epileptikerin zu sein, sie erpresst das Personal mit spektakulären Weinkrämpfen, sie hat die Psychiatrie vor einiger Zeit gegen jedermanns Rat verlassen, ohne dass sich ihr Zustand gebessert hatte, und sie geht zu meiner großen Verwunderung auch jetzt noch dreimal in der Woche Fußball spielen –, aber andererseits ist sie eine wunderbare Jammerpartnerin und eine Versicherung gegen eine schlimmere Zimmergenossin.

Der Tisch ist heute Abend voll besetzt, bis auf einen Platz an der Schmalseite. Alice. Enttäuscht sehe ich auf mein Tablett hinab.

Auch heute hat wieder ein total verwirrtes Wesen mein Essen zusammengestellt: ich. Eine vegetarische Tortilla mit Grünkohleintopf, ein Schälchen süßsaure eingelegte Gurken, Schellfischfilet in Backteig mit Fleischsoße, und neben meinem Teller steht ein Schälchen mit radioaktiv aussehendem Ananaspudding. Ich mag gar keinen Fisch.

Ich tauche meinen Löffel in den Pudding und lecke ihn misstrauisch ab. Es ist wie ein Schlag ins Gesicht. Es hat keinen Zweck. Ich kann mich nicht mehr konzentrieren, ich kann keine Geschmäcker mehr kombinieren, und trotzdem wird von mir erwartet, dass ich mir jeden Tag von Neuem eine sinnvolle Mahlzeit zusammenstelle. Ich nehme einen

Happen von der Tortilla. Köstlich. Schweigend vertilge ich sie.

»Wo sind eigentlich die Pflegekräfte?«, fragt Kim.

»Sie holen Joke«, flüstert eine schmächtige grauhaarige Frau uns gegenüber.

Kim sieht mich fragend an.

»Die kennst du nicht«, sage ich knapp.

Vom Flur her hört man eine schwere Tür aufgehen, gefolgt von Schlüsselgerassel und den langsam näher kommenden, bemüht munteren Stimmen von zwei Pflegekräften.

Joke ist der Albtraum aller Patienten. Sie wurde vor einer Woche zum dritten Mal eingewiesen, mit einer Depression, die sie angeblich schon seit fünfzig Jahren hat. Als man ihr mein derzeitiges Schlafmittel, ein Antipsychotikum, als Beruhigungsmittel gab, stellte sich eine Nebenwirkung ein: eine Psychose.

Sie hat den Tag im Isolierzimmer verbracht.

Ich beuge mich fremdbeschämt über meinen Teller, als Joke ins Wohnzimmer geschlurft kommt. Ihre Dauerwelle, ihr ganzer Stolz, hängt in knallroten Strähnen traurig herab. Karel führt sie zu einem Stuhl, und Sandra holt ihr ein Tablett.

Erst als sie sich hungrig über das Essen hermacht, entspannen wir uns wieder halbwegs.

Ich klaube den toten Fisch aus meinem Eintopf, Kim fragt Karel, was auf der Station an Nikolaus und Weihnachten gemacht wird, und Karel antwortet, dass dann besondere Gerichte auf dem Speisezettel stehen.

Da sieht Joke auf. Sie zeigt mit ihrer Gabel auf Kim. »Ich kenn dich!«

»Mich?«, fragt Kim. »Ich kenn dich nicht, soviel ich weiß.«

»Doch, ganz sicher! Du hast drei Schwestern, stimmt's? Und du bist die Jüngste.«

»Ja, aber …«

»Na bitte. Du warst doch immer im Tagescamp. Weißt du noch?«

»Ich war noch nie in einem …«

»Doch, ich hab dort mit den anderen Betreuern Pfannkuchen gebacken, und du hast beim Essen immer eine Riesenschweinerei gemacht, aber da konntest du natürlich nichts dafür.«

»Ich war in keinem Camp!« Kim sieht verzweifelt Karel und Sandra an, aber die hören interessiert zu.

»Was war denn das für ein Camp?«, frage ich.

»Da seid ihr Kinder mit einem Kleinbus hingebracht worden, damit eure Eltern mal einen Tag Ruhe hatten. Aber du warst ein ganz liebes Kind. Ich musste dir nur ein Stück Zeitungspapier geben und einen Keks, dann hast du stundenlang nicht gemuckst. Niemand hat gemerkt, dass du geistig ein bisschen zurückgeblieben warst.«

»Kim war früher geistig behindert?«, frage ich ungläubig lachend.

»Das ist nicht zum Lachen. Da kann sie auch nichts dafür. Gott hat es so gewollt, da musst du dich nicht drüber lustig machen.«

»Aber du siehst doch, dass ich normal bin!«, ruft Kim. »Ich bin nicht geistig behindert! Karel, sagen Sie doch was!«

»Dafür brauchst du dich doch nicht zu schämen«, meint Joke.

»Das ist die Leugnungsphase«, sage ich. »Joke hat recht: Das ändert nichts daran, wie wir dich hier sehen.«

»Halt die Klappe, Myrthe!«, ruft Kim. Karel wirft ihr einen mahnenden Blick zu. »Okay«, murmelt sie gekränkt und rammt die Gabel in ihr Kalbsvögelchen. »Aber sie soll nicht so einen Quatsch reden. Ich bin nicht geistig behindert, und ich war auch in keinem Mongo-Camp.«

»Ich glaub, du bist nur ein bisschen durcheinander«, fährt Joke fort. »Ich würde dich überall wiedererkennen mit deinen roten Haaren. Geht's mit dem Fleisch? Soll ich's dir klein schneiden?«

Kim reißt ihren Teller weg. »Kapierst du's nicht, Joke?«,

sagt sie mit einem vernichtenden Blick in meine Richtung. »Wie kann ich denn früher geistig behindert gewesen sein?«

»Vielleicht bist du ja jetzt wieder gesund«, gebe ich zu bedenken. Joke nickt.

»*Gesund?*« Kim sieht mich an, als würde sie mich am liebsten erwürgen.

»Aber das ist doch super!«, sage ich. »Der erste Mensch, der je von einer geistigen Behinderung geheilt worden ist – und das in der Psychiatrie!«

»Zum letzten Mal!«, brüllt Kim. »Ich bin nicht geistig behindert!«

Da bricht der ganze Tisch in schallendes Gelächter aus.

»Idioten«, sagt sie. »Mit euch red ich nicht mehr.« Schmollend schiebt sie ihr Kalbsvögelchen weg.

»Lässt du das jetzt stehen?«, frage ich und wische mir die Lachtränen ab.

»Ja. Mir ist der Appetit vergangen, und daran bist du schuld. Du kannst dich freuen.«

»Ich? Hier geht's doch nicht um mich, hier geht's um das Kalbsvögelchen. Das arme Tier ist für dich gestorben! In einem Nest voller gesunder Vögelchen hat dieses eine sein Leben für dich hingegeben, und du lässt es einfach stehen? Dann ist es ja umsonst gestorben!«

»Karel!«, ruft Kim, als die anderen wieder losprusten. »Tun Sie doch was!«

Meine neue Zimmergenossin. Ich mag sie.

Rollstuhl

Als wir nach dem Essen die Tabletts abräumen, höre ich etwas hinter mir. Ich drehe mich um, und da ist sie. »Alice!«

»Myrthe!«

»Wo warst du denn? Was ist passiert?«

Sie wendet verlegen den Blick ab, und plötzlich sehe ich den Rollstuhl. Sandra nickt ihr zu. »Wollten Sie nicht raus?« Sie schließt die Terrassentür auf und schiebt Alice hinaus.

Ein magersüchtiges Mädchen weht wie ein zartes Gewitterwölkchen an mir vorüber.

Ich bleibe stehen. Da dreht Alice sich um. »Kommst du nicht mit?«

Mit einem blödsinnigen Glücksgefühl hole ich zwei Becher Tee aus dem Automaten und folge ihr in den Garten.

Als die Tür hinter uns abgeschlossen wird, bricht es aus mir hervor: »Wo warst du denn? Die wollten mir nichts sagen, ich dachte schon, du willst mich nicht mehr sehen ...«

»Und ich dachte, *du* willst *mich* nicht mehr sehen! Ich war auf meinem Zimmer.«

Wir schauen uns einen Moment an, dann platzen wir los.

»Und das da? Was soll das?« Ich versetze dem Rollstuhl einen Tritt. »Ich hab mir solche Sorgen gemacht! Ist die Therapiesitzung missglückt?«

»Es lag nicht an Lars«, antwortet sie leise. »Er wusste auch nicht, dass es so kommen würde. Und wie lange es dauern würde.« Sie sieht sich scheu um, ob auch niemand in der Nähe ist, aber angesichts der dunklen Wolken bleiben die anderen lieber drinnen. »Die Verschmelzung hat geklappt.«

»Echt?«

»Ja. Aber dass es so heftig werden würde ... Ich weiß nicht genau, was passiert ist, aber als es passiert ist, hab ich mich so ... leicht gefühlt!« Ihre Augen strahlen. »Als wäre eine Zentnerlast von meinen Schultern genommen worden, als ob ich einen Moment lang ganz ... ganz und gar heil wäre. Wie ein Kind! So was hab ich noch nie erlebt. Das war total schön«, flüstert sie. »Unglaublich schön.«

Sie räuspert sich. »Und dann ging's los. Alle Erinnerungen, die dieser Angstanteil übernommen hatte, kamen zu mir zurück. Und nicht nur die Erinnerungen, auch die Gefühle. Es ist … Mein Körper erinnert sich jetzt an alles, als wär's gestern gewesen und … Es fühlt sich an, als wär da drinnen alles kaputt, so furchtbar weh tut es. Ich hab die letzten Tage nur noch im Bett gelegen und geheult, mit Wärmflaschen, in der Hoffnung, dass die den Krampf ein bisschen lösen, ich konnte nicht mal sitzen.«

Sie lacht unter Tränen. »Wenn du wenigstens da gewesen wärst – aber nein.«

»Sorry«, sage ich betroffen, »ich dachte, du hast mich vergessen.«

Sie nickt mir zu.

»Macht ihr jetzt mit dem nächsten Anteil weiter?«

»Nein!«, ruft Alice erschrocken. »Ich muss erst wieder auf die Beine kommen und … Da ich jetzt weiß, wie schwer es ist, muss ich mir überlegen, ob ich überhaupt mit der Behandlung weitermachen oder ob ich akzeptieren soll, dass jetzt Schluss ist. Aber was bin ich dann für Joske und die Kinder? Ein schwarzes Loch, das ständig alle Zuwendung und Energie aufsaugt? Will ich das sein?«

Drinnen gehen die Lampen an, eine nach der anderen.

»Ich weiß es nicht«, antworte ich.

»Ich auch nicht. Es ist so frustrierend. Und bei dir weiß ich auch nicht. Ich würde alles tun, damit du nicht mehr so unglücklich bist, aber ich weiß nicht, was.«

Ich muss schlucken. »Gemeinsam am Boden.«

»Besser als allein.«

Viel besser.

Dann schüttle ich den Kopf. »Von mir reden wir jetzt nicht, nachdem du von deinem Waldspaziergang mit Lars im Rollstuhl und immer noch mit DIS zurückgekommen bist. Ich kann mir nicht mal vorstellen, wie schrecklich das ist.«

»Und ich kann mir nicht vorstellen, wie es ist, so unglücklich zu sein, dass man sterben will.«

Ich sehe sie ungläubig an.

Sie zuckt mit den Schultern. »Klar, ich weiß oft auch nicht weiter, wenn so viel aus meiner Vergangenheit wieder hochkommt, aber das ist was anderes, als wenn man sterben will. Ich kann mir unter einer Depression zwar was vorstellen, aber wie sich das genau anfühlt ... Nein.«

Ich sehe an ihr vorbei in den Garten und zerdrücke langsam den Plastikbecher in meiner Hand.

»Es ist ...«, beginne ich zögernd, »... es fühlt sich an, als ob jemand tot ist. Als ob der Mensch, den du am meisten liebst, tot ist. Es ist ein fürchterlich lähmendes Gefühl von Verlust, von abgrundtiefer Trauer. Als ob alles um dich herum aufhört zu existieren.«

Die Asche von Alices Zigarette weht im Wind davon. »Du musst nicht ...«

»Es fühlt sich an, als ob alle deine Freunde, Kinder, Kollegen, Haustiere einer nach dem anderen sterben, bis niemand mehr übrig ist und jede Faser deines Körpers von Kummer durchtränkt ist und du nicht mehr aus und ein weißt. Es gibt nichts anderes mehr als Schmerz, Verzweiflung und Leere, es hat nie was anderes gegeben, und es wird auch nie was anderes geben. Jedes Gefühl in dir ist tot, und du lebst nur noch an der Oberfläche ein bisschen.« Ich räuspere mich. »Ja. So ungefähr fühlt sich das an«, sage ich heiser.

Alice sieht mich mit großen Augen an. »Bin ich froh, dass ich so was nie hatte.«

»Dafür gibt's bei dir nichts, worüber du dich freuen kannst!«, rufe ich. »Mein Gott, du hast DIS! Überleg doch mal – dir fehlen ganze Teile von deinem Ich!«

»Ach ...« Sie tut meine Worte mit einer Handbewegung ab. »Die halbe Zeit merk ich das gar nicht, nur wenn wieder ein anderer Anteil die Regie übernimmt, aber so eine Depression ... Dass man da einfach nicht rauskommt ...«

»Halb so schlimm. Irgendwann gewöhnt man sich dran und ...«

»Du hast doch gerade gesagt, wie schrecklich das ist. Dass man sich an so was gewöhnen kann, macht es nur noch schlimmer!«

Ich zucke mit den Schultern. »Wenn man Lars oder die Pflegekräfte fragen würde, was schlimmer ist, DIS oder eine Depression, was meinst du, was sie sagen würden?«

»Dass das eine blöde Frage ist. Es sind zwei völlig verschiedene Krankheitsbilder, die kann man doch nicht vergleichen.«

»Stimmt. Warum tust du's dann?«

Alice öffnet den Mund, sagt aber nichts. Sie kneift die Augen zusammen und schüttelt den Kopf, zieht noch einmal an ihrer Zigarette und drückt sie dann im Aschenbecher aus.

»Noch eine«, murmelt sie. »Drehst du sie mir?«

Ich nehme ein Blättchen Zigarettenpapier aus der Packung.

Alice hustet und sieht mich fragend an. »Im Moment fühlst du dich hoffentlich nicht so?«

Ich schließe die Augen. Wellen des Kummers rollen vorüber. Es bleibt still. Ich öffne die Augen wieder und sehe Alice an

»Nein«, antworte ich lächelnd. »Im Moment nicht.«

Prüfung

Die psychiatrische Bezeichnung für einen Selbstmordversuch ist *Tentamen suicidii.* Tentamen heißt auch Prüfung, und wenn man die Prüfung besteht, ist man tot.

Lisa, die neueste Borderlinerin auf der Station, hat sich in der Entzugsklinik die Pulsadern aufgeschnitten und musste im Krankenhaus stundenlang warten, bis sie genäht wurde. Schließlich hatte die psychiatrische Pflegekraft, die sie begleitete, die Nase voll, sie packte den zuständigen Arzt im Praktikum am Wickel und sagte, das dauere doch sehr lange, worauf sie zu hören bekam, dass jemand, der sich selbst so etwas antue, nicht erwarten könne, von anderen bevorzugt behandelt zu werden. Erst als sie sagte, dass eine Depression auch eine Krankheit sei, eine der tödlichsten sogar, und dass sie sich über ihn beschweren werde, wenn er sich nicht sofort um die Patientin kümmere, erst dann wurden die Wunden genäht. Was der Arzt dann wiederum sehr ordentlich machte, fand Lisa. Ihre früheren Narben sahen schlampiger aus.

Dass die Psychiatrie einen Namen für etwas hat, heißt noch nicht, dass sie damit umzugehen weiß.

Selbstmord – das klingt wie ein Verbrechen. Da ist »Selbsttötung« schon besser, neutraler. Eine Art Euthanasie. Ein postnataler Abort. Das Wort ist weniger belastet und macht die Grauzone zwischen Leben und Tod für die Hinterbliebenen erträglicher. Mir ist aber klar, dass es nicht passt. Denn einer Selbsttötung geht ein grausamer Kampf zwischen »Opfer« und »Täter« voraus. Wann ist noch von freier Entscheidung die Rede und wann von Mord? Gerade dieser Kampf macht die Sache so menschenunwürdig. Und Kim kämpft diesen Kampf immer wieder, vor meinen Augen, jede Nacht von Neuem.

Ich schlafe im Moment nur etwa drei Stunden pro Nacht. So bleiben mir fünf bis sechs Stunden, in denen ich Kim im Auge behalten kann.

Es ist schlimm.

Es ist schlimm, dass ich inzwischen schon am Geräusch erkenne, wohin sie gefallen ist: mit dem Kopf auf den Boden, mit dem Kopf an die Schranktür, mit dem Kopf auf den Waschbeckenrand. Es ist schlimm, sie zucken zu sehen und zu wissen, dass ich gar nichts tun kann, um ihr zu helfen. Es ist schlimm, immer wieder zum Nachtdienst zu laufen und dabei zu wissen, dass die Pflegekräfte mit jedem Anfall widerwilliger kommen.

Aber am schlimmsten ist es, wenn Kim wach ist. Denn während ich die Zeit vor allem damit totschlage, an die Decke zu starren, mir einzureden, ich würde schlafen, und zu hoffen, dass mein Herz aufhört zu schlagen, wälzt sich Kim weinend hin und her und versucht, den Tyrannen in ihrem Kopf zum Schweigen zu bringen, so lange, bis sie nicht mehr kann und sich in Panik zu den Pflegekräften vom Nachtdienst flüchtet, die immer weniger Geduld für sie aufbringen, weil sie zwar einen helfenden Beruf ausüben, aber nicht helfen können, nichts anderes zu bieten haben als ein Glas Wasser oder Milch und ein paar aufmunternde Worte, die immer dürrer klingen, immer hohler. Kim wird wieder auf den Flur hinausgeschickt, verkriecht sich weinend in einer Ecke, schlägt mit dem Kopf gegen die Wand und sagt immer wieder: »Ich will sterben, ich will sterben, ich will sterben.«

Und ich will sie trösten, aber ich weiß nicht, wie.

Und so starre ich an die Decke, um das alles nicht mehr sehen zu müssen, horche auf meinen Herzschlag, um es nicht mehr zu hören, und versuche mir einzureden, ich würde schlafen, um nicht mehr dabei sein zu müssen.

Was natürlich nicht funktioniert.

Nach dem Frühstück lege ich mich wieder ins Bett. Ein schwerer Verstoß gegen die Regeln, aber ich bin am Ende.

Als Kim nach ihrem Gespräch mit Dr. Valk ins Zimmer wankt, ist sie nicht viel besser dran. Blass und mit einem neuen Pflaster an der Stirn kriecht sie unter die Decke, unkoordiniert wie jemand, der noch fix und fertig ist von der Nacht und schon fix und fertig von den fünf Lorazepam am Morgen.

In der Psychiatrie heben Tabletten den Status: Je mehr man schluckt, desto mehr Zuwendung erfährt man von den Psychiatern und desto schwerer ist die Krankheit. Kims Status hat mittlerweile astronomische Höhen erreicht, aber das scheint sie nicht weiter zu berühren. Sie macht die Augen zu und sperrt die Welt aus.

Da wird mir klar, dass ich das nicht mehr will. Ich will nicht mehr allein sein.

»Wie geht's dir?«, frage ich.

Keine Antwort.

»Scheiße«, sagt sie schließlich. »Das macht mich fertig, so furchtbar fertig. Ich will gar nicht sterben, aber ich weiß nicht, wie ich sonst da rauskommen soll. Ich schaff's einfach nicht.«

Ich weiß nicht, was ich dazu sagen soll, zu einem Thema, das selbst in der Psychiatrie immer noch ein Tabu zu sein scheint. Ich würde gern sagen, dass sie es durchstehen wird, dass sie es überleben wird und dass alles gut wird, aber ich weiß nicht, ob das stimmt. Ich weiß nur, dass der Kampf, den sie im Moment führt, furchtbar schwer ist und dass ich, als ich selbst noch mittendrin gesteckt habe, vielleicht froh gewesen wäre, wenn mir jemand so etwas gesagt hätte. Aber wie formuliert man das? Früher habe ich mich gehasst und wollte tot sein, um jeden Preis, und jetzt hasse ich mich nicht mehr und will trotzdem noch sterben.

»Es ist ein Kampf, den man nicht gewinnen kann«, sage ich schließlich nur. Genau das dürften Angehörige helfender Berufe vermutlich unter gar keinen Umständen zu einem Patienten sagen.

Kim sieht mich benommen an.

Ich wende den Blick ab. »Wenn man nicht Selbstmord begeht, ist man feige, zu schwach, um tatsächlich Schluss zu machen. Wenn man aber ernsthaft dran denkt, dann ist man auch feige, weil man den einfachsten Weg wählt und noch dazu Angehörigen und Freunden unsagbare Schmerzen und gigantische Schuldgefühle aufhalst. Also …«

Als ich mich wieder zu Kim umdrehe, hat sie aufgehört zu weinen. Nicht dass sie deswegen fröhlicher wirkt, aber immerhin.

»Es ist ein zweischneidiges Schwert. Ob man stirbt oder am Leben bleibt – man verliert auf jeden Fall, denn genau das will man letzten Endes. Es bedeutet nämlich, dass man die ganze Zeit recht gehabt hat: Man ist tatsächlich ein schlechter Mensch, eine Niete, einer, der die Hölle auf Erden, die er sich selbst geschaffen hat, auch verdient.«

Meine Stimme klingt seltsam laut in dem stillen Zimmer, aber es ist wahr. Es ist meine Geschichte. Im Flur draußen quietschen die Räder von Toons Infusionsständer über das Linoleum, aus dem Isolierzimmer kommen Rufe, dann verrät das Rasseln von Schlüsseln, dass sich eine Pflegekraft des oder der Gefangenen erbarmt.

»Vielleicht geht's auch gar nicht um einen Kampf gegen den Tod, sondern darum, sich ein neues Leben aufzubauen.« Ich schaue unter dem Tischchen durch zu Kim hinüber. Sie scheint eingedöst zu sein.

Na toll. Und ich rede mir hier den Mund fusselig. Trotzdem muss ich lächeln. Plötzlich öffnet sie die Augen. »Aber du hast es überlebt.«

»Ich arbeite dran«, scherze ich. »Erfolge in der Vergangenheit sind keine Garantie für die Zukunft.«

»Wie machst du das eigentlich, dass du am Leben bleibst, obwohl du tot sein willst? Obwohl jede Faser deines Körpers tot sein will? Denn das willst du ja immer noch …«

»Ja«, unterbreche ich sie schnell. Ich habe es vielleicht nicht mehr eilig, bin ein bisschen geduldiger geworden, aber er ist nach wie vor da: der Wunsch, nicht mehr zu existieren. Den ganzen Tag, in jedem Augenblick, egal, wie gut ich mich fühle – er schlummert unter der Oberfläche, jederzeit bereit zuzuschlagen. Ich spüre ihn immer.

»Ich drücke mich einfach jeden Tag darum herum«, sage ich leise. »Ich suche mir Ablenkung, und manchmal klappt das auch. Aber im Hintergrund ist da immer diese tiefe, stille Traurigkeit. An schlechten Tagen will ich tot sein, an guten wünsche ich mir, alles wäre vorbei. Irgendwann geht natürlich auch alles vorbei. Ein tröstlicher Gedanke, finde ich. Irgendwann geht alles vorbei. Und bis dahin versuche ich zu leben, so gut es eben geht.«

Kim schluchzt. »Grässlich ist das.«

»Ja. Und ich find's scheiße, dass du das Gleiche durchmachst.«

»Ich auch. Aber trotzdem schön, dass ich nicht die Einzige bin«, murmelt sie schläfrig. »Okay, ich glaub, die Tabletten fangen an zu wirken. Super. Du wirst sehen, ich liege wieder die halbe Nacht wach.«

Doch in dieser Nacht schläft Kim zum ersten Mal wieder durch, und ich bin diejenige, die wach liegt.

Weil mir plötzlich klar wird, dass Kim es im Grunde besser macht als ich. Ihr Kampf gegen den Tod mag theatralisch sein, eher ein Hilferuf, aber dadurch zwingt sie andere, mit ihr zu reden. Denn bei aller Verzweiflung will sie doch gerettet werden. Ich rufe nicht um Hilfe. Ich werde keinen halbherzigen Selbstmordversuch unternehmen, keinen Abschiedsbrief hinterlassen und meinen Selbstmord auch nicht ankündigen. Weil ich, sollte ich je wieder zu dem Ergebnis kommen, dass ich um jeden Preis sterben muss, nicht gerettet werden will.

Abstumpfen

Fluchend hebe ich das Blatt vom Boden auf.

»Das schaffst du nie«, brummt Alice, während sie an ihrem Fensterbild weiterarbeitet.

Letztes Mal hat Janet uns im Rahmen der Ergotherapie ein Origamibuch und einen Stapel Faltblätter gegeben. Inzwischen bereut sie es. Ich denke nämlich nach dreißig Kranichen noch lange nicht ans Aufhören. Mein letzter Kranich hat gerade mal auf meine Fingerspitze gepasst. Dieser wird etwa halb so groß.

»Dieses blöde Scheiß…«

»Oh, es ist ja so ruhig hier«, sagt Jacqueline erstaunt, als sie mit Toon in ihrem Kielwasser hereinkommt.

Janet musste zwischendurch weg und hatte auf der Station Bescheid gegeben, dass wir in der Zeit selbstständig arbeiten dürfen. Die Pflegekraft fragte sie daraufhin, ob das zu verantworten sei, so ganz ohne Aufsicht – wir seien immer noch Patienten –, worauf Janet entrüstet ausrief, dass wir in erster Linie erwachsene Menschen seien. Ich mag sie.

»Sie kommen zurecht, wie ich sehe«, sagt Jacqueline, nachdem sie sich ein paar Bastelarbeiten angeschaut hat. »Dann bring ich Herrn de Bruin jetzt wieder nach unten. Ich komm gleich noch mal. Wenn was ist – Sie können mich jederzeit anrufen.«

Als sie die Tür hinter sich zuzieht, sieht mich Alice groß an. »Was ist denn mit Toon? Mit seinen …« Sie zeigt auf ihre Arme und ihr Gesicht. »Dem hängt die Haut so runter.«

»Die haben ihn in der Badewanne vergessen. Aber sie sagen, das gibt sich wieder.«

Alice schüttelt den Kopf.

Ich falte das Blatt zum soundsovielten Mal. Toon. Der Pergamentmann. »Kann man überhaupt hier sein, ohne abzustumpfen?«, frage ich, plötzlich verzweifelt.

»Ja«, sagt Alice leise. »Das kann man. Aber dann wird man verrückt.«

Ich sage nichts.

»Wie lange bist du jetzt hier?«, fragt sie dann.

»Vierzehn Wochen.«

»Genau. Du nennst es Abstumpfen, aber es ist Überleben, eine Frage des gesunden Menschenverstandes: Man scannt jeden Neuzugang auf Stressfaktoren, und dann sorgt man dafür, dass man so wenig wie möglich darunter zu leiden hat. Man ist für sich selbst hier, nicht für die anderen.«

»Und was ist, wenn ich das nicht will?«

»Was ist, wenn du keine Wahl hast?«

Unbehaglich betrachte ich meine Kraniche. »Was bleibt dann noch übrig?«

»Die Pflegekräfte«, antwortet Alice nüchtern. »Die Therapiegruppe. Die Therapeuten.«

»Und du«, sage ich leise.

Ihre Miene verdüstert sich, und ich weiß, warum.

»Noch drei Wochen«, sagt sie nur.

Es bleibt still im Raum, bis Jacqueline zurückkommt.

Sie betrachtet amüsiert die M&Ms auf dem Tisch.

»Hat man Ihnen nichts zu essen gegeben, oder was?«

»Das?« Ich rolle ein paar M&Ms zu Alice hinüber. »Das ist kein Essen, das sind Placebos. Gelb für die Stimmung, Blau für den Schlaf, Rot gegen Aggressionen und Braun ... Wofür war Braun noch mal?«

»Stuhlgang«, antwortet Alice grinsend.

Ich halte Jacqueline die Tüte hin, worauf sie sich aufs Geratewohl eine Handvoll nimmt und sie auf einen Sitz vertilgt. Dann fragt sie: »Kann ich mich zu Ihnen setzen, oder führen Sie gerade ein ernstes Gespräch?«

»Wir führen nie ernste Gespräche«, antwortet Alice.

»Wir reden sowieso nicht miteinander«, ergänze ich.

»Mein Gott, Sie sind ja heute wieder ungenießbar.« Jacqueline holt sich einen Stuhl.

Ich betrachte das Papier in meiner Hand.

»Ist es manchmal nicht furchtbar hart, hier zu arbeiten?«, frage ich. »So wie jetzt mit dem schwer kranken Herrn de Bruin? Ich meine, mit Patienten, die wirklich krank sind?«

Jacqueline zieht die Brauen hoch. »Wirklich krank? Warum sind Sie wohl hier?«

»Du bist auch krank«, sagt Alice mit einem müden Seufzer. »Krank im Kopf.«

»Ja, ja, okay«, entgegne ich. »Psychische Krankheiten gibt's auch, und eine Depression ist schlimm, blablabla, aber Sie wissen schon, was ich meine: todkranke Patienten aus der Inneren. Der Mann mit dem Krebs, Leute, von denen man weiß, dass sie in einer Woche oder in einem Monat tot sind. Das muss doch sehr belastend sein.«

Jacqueline nimmt sich noch ein Placebo aus der Tüte. »Man lernt, damit umzugehen«, sagt sie. »Mit professioneller Distanz, nicht nur zum eigenen Schutz, sondern auch, um die Patienten nicht zu sehr mit den eigenen Emotionen zu belasten. Aber manchmal ist es schon schwierig, ja.«

Ich werfe ihr einen Blick zu, den sie freundlich erwidert.

»Aber es ist auch schwierig, wenn Patienten lange hier waren und dann als geheilt entlassen werden. Das ist natürlich schön für sie, aber du selbst hast wochenlang Freud und Leid mit ihnen geteilt, und plötzlich verschwinden sie aus deinem Leben. Oft schämen sie sich für ihren Psychiatrieaufenthalt und wollen nicht mehr daran erinnert werden. Wir sehen sie nur wieder, wenn sie's draußen nicht schaffen.« Sie nimmt ein Origamiblatt vom Tisch und betrachtet es aufmerksam.

»Da brauchen Sie sich wegen uns keine Sorgen zu machen«, sage ich. »Uns lassen sie hier nicht mehr weg, bei unserer Geschichte.«

»Ganz bestimmt nicht«, sagte Alice lässig und nimmt sich noch ein Placebo. »Wir bleiben bis zum bitteren Ende.«

Jacqueline legt das Blatt zurück und lacht. »Ich weiß gar nicht, warum ich überhaupt noch mit Ihnen rede. Sollten Sie hier nicht was Sinnvolles tun?«

Ich halte grinsend das Vögelchen hoch, das ich gefaltet habe. Es ist so klein, dass man seinen Kopf kaum erkennt. »Fertig.«

Schlimm

Eine mittlerweile klassische Situation.

Während Dr. Vissers Urlaub hat Dr. Valk mir ein neues Schlafmittel gegeben, mit der Anweisung: »Sagen Sie dem

Personal Bescheid, wenn es nicht richtig wirkt, dann erhöhen wir die Dosis.« Das Personal hat der anderen Psychiaterin Bescheid gesagt, und jetzt sitzen wir wieder zusammen, Seite an Seite, Verbündete im Kampf gegen meine Schlaflosigkeit: Dr. Visser und ich.

»Davon weiß ich nichts«, sagt sie stirnrunzelnd.

Ich erkläre es ihr noch einmal.

»Ich versteh Sie schon«, sagt sie. »Aber ich hab nichts von einer Anpassung Ihres Schlafmittels gehört und halte auch nichts von einer Erhöhung der Dosis. Vielleicht klammern Sie sich etwas zu sehr an die Vorstellung, dass Tabletten Sie gesund machen können.«

»Aber dafür krieg ich sie doch?«, antworte ich erstaunt. »Heißt das, sie wirken nicht? Dann sind sie ja völlig sinnlos!«

Dr. Visser sieht mich nachdenklich an. »Das ist genau der Punkt.«

»Was?«, frage ich beunruhigt.

»Na ja, wir haben inzwischen so viele Schlafmittel und Antidepressiva durchprobiert, dass man sich tatsächlich fragen kann, ob Ihr Problem hier überhaupt zu lösen ist.«

»Mit Tabletten, meinen Sie?«

»In der Psychiatrie, meine ich.«

Ich bin perplex.

An ihren langen, schlanken Fingern zählt sie auf: »Die Schlafmittel wirken kaum oder gar nicht. Sie nehmen jetzt Ihr drittes Antidepressivum, aber es wird eher schlimmer mit der Depression. Also müssen wir uns nach anderen Möglichkeiten umsehen.«

»Was für Möglichkeiten?«

»Nun, wenn wir Ihnen hier nicht helfen können, ist es vielleicht besser, Sie gehen woandershin.«

»Aber wohin denn?«, frage ich erschrocken. »In eine andere Einrichtung?«

»Zum Beispiel«, antwortet sie trocken. »Oder nach Hause.«

Ich fasse es nicht.

»Ich glaube zu erkennen, dass Sie das trifft«, sagt sie. »Ist das so? Finden Sie es schlimm, dass ich das zu Ihnen sage?«

Schlimm? Ob ich es *schlimm* finde?

Nach Hause?

Wenn es in der Psychiatrie einen universellen Wunsch gibt, dann ist es der, nach Hause zu gehen. Der schizophrene alte Mann, dessen Haus von seinem Enkel längst verkauft worden ist – er will nach Hause. Alle Patienten wollen nach Hause. Das Pflegepersonal will nach Hause. Die Psychiater wollen nach Hause, und die Psychologen wollen nach Hause. Jeder hier will nach Hause – das ist nicht schlimm.

Schlimm ist es wiederzukommen.

Kim. Einundzwanzig. Früher ein Schemen von der anderen Station, jetzt meine Zimmergenossin.

Joke, die zu meinem großen Vergnügen immer noch behauptet, Kim sei geistig behindert, ist nach jeder Entlassung in noch schlechterem Zustand wiedergekommen, eine Bestätigung dafür, dass sie noch nicht wieder gesund war. Dass sie nicht gesund wird.

Mein schlimmster Albtraum aber ist eine Neue, die zum x-ten Mal in der Psychiatrie und seit letzter Woche auf unserer Station ist. Weil sie wie ein Zombie angeschlurft kam, dachten wir erst, sie sei geistig behindert, aber das waren nur die Nebenwirkungen der Elektroschocks. Sie hatte ihre Feinmotorik und einen Teil ihres Gedächtnisses eingebüßt, allerdings nicht den Teil, der weiß, dass eine chronische Depression die Hölle ist. Gestern hat man ihr gesagt, dass sie austherapiert sei. Dass sie lernen müsse, mit ihrer Depression zu leben. Worauf sie, apathisch wie sie war, zu einem hysterisch weinenden Häufchen Elend in der Wohnzimmerecke wurde. Weil man nicht lernen kann, mit einer Depression zu leben. Mit einer Depression leben zu lernen heißt, man hat die Wahl zwischen sterben und lebendig begraben sein.

Ob ich es also schlimm finde?

Fassungslos sehe ich meine Psychiaterin an. Jeder in der Psychiatrie will nach Hause. Aber die Patienten wollen geheilt nach Hause. Und ich will hier nicht vor die Tür gesetzt werden, weil meine Psychiaterin nicht mehr weiterweiß. Denn es gelingt mir wunderbar, als Patientin ein hoffnungsloser Fall zu sein, aber eine Patientin ohne Hoffnung? Ohne jede Hoffnung?

Nein, »schlimm« ist das falsche Wort.

Es beschreibt nicht einmal annähernd, wie ich das finde.

Morgenbesprechung

An und für sich bin ich eine ziemlich durchschnittliche Patientin: Ich schlucke meine Pillen, mache brav das Programm mit, tue, was man von mir erwartet, und lasse jeden in Ruhe, der mich auch in Ruhe lässt. Mein Zustand bessert sich zwar nicht, aber davon ist es in der Psychiatrie auch noch niemandem schlechter gegangen. Ich gehöre zu den Patienten, auf die in der täglichen Morgenbesprechung der Therapeuten und des Pflegepersonals wahrscheinlich maximal fünfzehn Sekunden verwendet werden: »Dann weiter zu Frau van der Meer – gibt's da irgendwas?« Die Psychiater schütteln den Kopf und sehen die Psychologen an, die schütteln den Kopf und sehen die Pflegekräfte an, und wenn auch die den Kopf schütteln, kommt der nächste Patient dran.

Ich bin eine depressive Nullachtfünfzehn-Patientin. Mit einem Unterschied: Ich schlafe nicht.

Für die Therapeuten hat Schlaflosigkeit große Vorteile. Der Patient stirbt nicht daran, jedenfalls nicht so schnell, und wenn er am Ende doch stirbt, dann an einer so unklaren Mischung von Beschwerden, dass man unmöglich einen bestimmten Therapeuten dafür verantwortlich machen kann.

Schlaflosigkeit ist prima. Sie ist eine Sandkiste, in der sich jeder austoben kann. Die Psychiater experimentieren nach Herzenslust mit immer exotischeren Tabletten in immer exotischeren Kombinationen, die Psychologen spekulieren über die psychischen Ursachen, und die Pflegekräfte behaupten, dass es nichts gibt, was nicht mit einem guten Tag-Nacht-Rhythmus zu beheben wäre. In meiner Akte steht zwar, dass Dr. Visser meine behandelnde Ärztin ist, aber das heißt nicht, dass sie es besser wüsste als die anderen.

Also haben sie und ihre Kollegen mich in den vergangenen Monaten mit fast allen Antipsychotika, Antihistaminika, Antiepileptika und Schmerzmitteln gefüttert, die auch nur ansatzweise schlaffördernd wirken könnten.

Lars spuckte Gift und Galle gegen alle Schlafmittel und meinte, die meisten Menschen fänden nach einigen Nächten Schlafentzug auf natürliche Weise wieder in ihren Rhythmus zurück. Als ich ihm sagte, dass ich auch mit Tabletten manchmal eine halbe Woche nicht schlief, erklärte er, ein bisschen müsse ich doch geschlafen haben, sonst wäre ich nicht so fit, und ich solle trotzdem noch einmal über Schlafentzug als Lösung nachdenken.

Die Pflegekräfte nahmen mich eines Morgens beiseite und sagten, ich dürfe tagsüber nicht mehr schlafen, das bringe meinen Tag-Nacht-Rhythmus durcheinander. Sie erstellten einen Plan, wonach ich mich zwischendurch nur zwei Stunden pro Tag hinlegen durfte. Als ich sagte, dass ich mich tagsüber sowieso nicht hinlege, weil ich mir das für die Nacht aufsparen will, lautete die Antwort, ich müsse mich an den Plan halten, sonst brächte ich meinen Rhythmus durcheinander.

Und in gewissem Sinne half es. Wenn ich wieder nicht schlafen konnte, wusste ich wenigstens, dass das auch andere um den Schlaf brachte, und das war ein gutes Gefühl. Die Therapeuten hatten ihre Sandkiste, die Patientin bekam Zuwendung, und Zuwendung ist alles, was Patienten wollen, und so war's jeder zufrieden.

Bis plötzlich jemand merkte, dass die Patientin nach vier Wochen immer noch nicht schlief.

Und nach weiteren vier Wochen immer noch nicht.

Inzwischen haben alle die Nase voll von meinen Problemen.

Und so sehen die Psychiater in der Morgenbesprechung irritiert von ihren Medikamentenlisten auf und erklären, die Patientin sei viel zu sehr auf ihre Tabletten fixiert, dabei handle es sich doch ganz klar um ein psychisches und nicht um ein physisches Problem, also um einen Fall für die Psychologen und nicht für die Psychiater. Lars ist geradezu rührend einig mit ihnen – seiner Meinung nach sei überhaupt niemand ein Fall für die Psychiater, da aber niemand die Patientin häufiger sehe als das Pflegepersonal, falle das Schlafen ebenso wie ihre ganze Tagesstruktur in dessen Zuständigkeit. Worauf eine Pflegekraft hochgeht und empört darauf hinweist, dass man mit der Patientin längst ein Schema erstellt habe, an das sich jeder gewissenhaft halte, dass aber bei *tatsächlichen* Schlafstörungen eine medikamentöse Lösung gefunden werden müsse, das sei schließlich eine Krankheit, und Psychiater seien Ärzte – womit der Ball wieder bei den Psychiatern landet. Die drei Parteien beäugen sich über den Tisch hinweg argwöhnisch und suchen nach weiteren Gründen, warum dies nicht ihr Problem ist – bis jemand auf die glorreiche Idee kommt, einen Blick in die Akte zu werfen, auf den Namen unter dem Strich, die Person, die die Zeche zahlen muss: Dr. Visser. Probleminhaberin.

Worauf sich alle Augen schlagartig auf sie richten. Wie gedenkt sie das Problem zu lösen? Ach, und übrigens, sagt jemand, das erste Antidepressivum habe nicht gewirkt, vom zweiten habe die Patientin Herzbeschwerden bekommen, und das dritte scheine auch kaum zu helfen. Und da sie bereits seit mehreren Monaten in der Klinik sei, werde es Zeit, dass man sie entlasse, und zwar lieber heute als morgen.

»Kein Wunder, dass Dr. Visser inzwischen etwas feindselige Gefühle mir gegenüber entwickelt hat«, schließe ich meine Ausführungen. Eine schwache Sonne versucht, den Nebel zu vertreiben. Ich verkrieche mich etwas tiefer in meinem Mantel und gähne. »O Gott, wenn ich sie wäre, ich würde mir am liebsten den Hals umdrehen.«

»Ich finde, du denkst zu viel nach«, sagt Alice.

»Find ich nicht.«

Sie sieht mich mitleidig an. »Und was machst du jetzt mit Dr. Visser?«

»Machen? Ich mach gar nichts. Ich hab kein Problem mit ihr, sie hat ein Problem mit mir.«

»Nein, du hast ein Problem mit ihr«, sagt Alice, »also bist du diejenige, die was tun muss. Hast du mal mit Lars darüber gesprochen?«

»Ich? Ich sprech über gar nichts, mit niemandem.«

»Ist das nicht genau dein Problem?«

»Ach«, sage ich mit einer ausladenden Geste, »du nennst es Problem, ich nenne es Lösung, und … Au!«

Erschrocken reibe ich mir das Schienbein.

»Siehst du? Ich geb dir einen Tritt, und dir tut's weh, also hast du ein Problem. Witze darüber zu machen, hilft auch nicht weiter. Du bist doch hier, weil du lernen willst, deine Probleme anders anzugehen.«

Ich schüttle gereizt den Kopf. »Lars geht demnächst für tausend Jahre in Urlaub, da werd ich ihn nicht noch damit nerven.«

»Aber das ist sein Job. Außerdem ist er nur drei Wochen weg.«

»Er weiß doch, wie's mir geht. Und ich will nicht, dass er sich Sorgen macht. Ich will, dass es hier wenigstens *einen* gibt, der sich keine Sorgen um mich macht.«

Alice seufzt, aber ich bin noch nicht fertig. »Als wir in der Kunsttherapie unseren schlimmsten Gedanken zu Papier bringen und ausschneiden sollten, hab ich Stella um ein Teppichmesser gebeten, weil ich damit besser arbeiten kann. Wie die mich angeschaut hat! Als ob ich mich damit sofort … Es ist die Art, wie mich die Pflegekräfte jetzt wieder anschauen, wenn ich sie frage, ob ich einen kleinen Spaziergang machen darf – als ob alle damit rechnen, dass ich … Ich will doch nur, dass es hier noch jemanden gibt, der denkt, dass alles halb so schlimm ist. Dass ich kein hoffnungsloser Fall bin. Dass alles gut wird.«

»Aber Lars denkt doch nicht, dass alles halb so schlimm ist«, protestiert Alice.

»Nein, aber er denkt auch nicht, dass ich jeden Moment Hand an mich legen könnte. Neulich hab ich ihm erzählt, dass Dr. Visser mich am Wochenende nur noch weglässt, wenn Sergei die ganze Zeit bei mir ist. Und weißt du, was er gesagt hat?«

»Was?«

Ich muss lachen. »›Überbesorgtes Theater.‹«

»Aber das war kein ›überbesorgtes Theater‹«, sagt Alice. »Hinterher warst du froh, dass du nicht allein auf dem Bahnsteig gestanden hast.«

»Weiß ich doch. Aber …« Ich betrachte meine Hände. »Wenn es mir richtig schlecht geht, wenn ich nahe dran bin … Dann klammere ich mich an den Gedanken, dass es noch jemanden gibt, der es *nicht* verstehen wird, wenn ich Schluss mache. Der es nicht logisch findet. Ganz einfach nicht logisch. Denn das bedeutet, dass dieser Todeswunsch, so furchtbar logisch er auch daherkommt … Dass ich dem nicht folgen darf.«

Alice sieht mich prüfend an, doch ich weiche ihrem Blick aus. Verdammt. Ich kann einfach nicht darüber sprechen, ohne dass ich einen Kloß im Hals kriege.

Alice klopft behutsam die Asche ihrer Zigarette am Rand des Aschenbechers ab. »Vielleicht solltest du genau darüber mal mit Lars reden.«

Einer der wenigen Vorteile von Lars' Urlaub: Ich muss mal *nicht* mit irgendwem über irgendwas sprechen. Doch ich schüttle den Gedanken ab. Es ist nicht witzig.

»Vielleicht«, sage ich. »Vielleicht sollte ich das mal tun.«

Plan

»Myrthe, haben Sie noch etwas zu berichten?«

Max, der Arzt im Praktikum, der mir in der Morgenrunde gegenübersitzt, versucht, mich fachkundig anzusehen, und Leny wirft mir über den Rand ihrer Brille hinweg einen strengen Blick zu. Einen allzu strengen.

Alarmiert sehe ich Alice an: Die meinen doch nicht etwa Kim?

Gut, meine neue Zimmergenossin ist mit Problemen behaftet: Sie wird tagsüber ohnmächtig und fällt nachts aus dem Bett. Gegen zwei Uhr ist sie am depressivsten und läuft weinend zum Nachtdienst, weil sie Schluss machen will. Ein bis zwei Stunden später muss sie zur Toilette. Wenn sie nicht wiederkommt und ich vom Flur her das typische Rumsen ihres Kopfes gegen die WC-Tür höre, hole ich den Nachtdienst, gehe anschließend in den Freizeitraum und starre dort auf mein Puzzle, bis der Nachtdienst mit Kim fertig ist und ich wieder ins Bett kann. Aber niemand wird mich je klagen hören, schon gar nicht die Pflegekräfte. Denn die können unangenehm lösungsorientiert werden, obwohl es gar kein Problem gibt. Erst seit Kim bei mir im Zimmer ist, wird mir bewusst, dass das leere Bett nicht nur ein Freund war, sondern auch eine latente Gefahr: Denn wer wird meine nächste Zimmergenossin? Kim ist okay, und ich habe nicht vor, sie gehen zu lassen.

Leny kneift die Augen zusammen, und ich sage schnell: »Kim ist heute Nacht zweimal aus dem Bett gefallen, aber das hat mich nicht gestört. Ich hab sowieso nicht geschlafen.«

Leny scheint nicht überzeugt. Sie kritzelt etwas auf ihren Notizblock, und dann spricht sie die tödlichsten aller tödlichen Worte: »Mal sehen, ob wir da nicht was machen können.«

Kaum ist die Morgenrunde beendet, sprinte ich zu unserem Zimmer und treffe im Flur Kim, die gerade von der Morgenrunde der Aufnahmegruppe kommt.

»Die wollen uns trennen!«, ruft sie.

»Psst!«, zische ich und ziehe sie ins Zimmer. Als die Tür zu ist und ich sicher sein kann, dass uns niemand hört, sage ich: »So was hat Leny in der Therapiegruppe auch gesagt.«

Kim beißt sich auf die Lippe. »Wenn ich dich nerve, musst du's sagen, dann frag ich, ob ich in ein anderes Zimmer kann.«

»Überhaupt nicht«, protestiere ich. »Ich will niemand anderen. Dich kenn ich inzwischen, und ich find's gut, so wie's ist. Es ist mir echt egal, ob du einmal pro Nacht aus dem Bett fällst oder dreimal.«

Wir lassen uns auf unsere Betten fallen und blicken zur Decke auf. Dann spähe ich unter dem Tischchen durch verstohlen zu Kim hinüber. Eigentlich ist es ganz einfach. Sie ist zwar depressiv, selbstmordgefährdet und halb epileptisch, sie bekommt dauernd Weinkrämpfe und ist manchmal so lahm, dass ich ihr am liebsten einen Tritt in den Hintern verpassen würde – aber loswerden will ich sie nicht.

»Wir können dich nachts festbinden«, scherze ich.

»Nur zu.« Es klingt gleichgültig.

Ich überlege. »Ich weiß nicht, ob ein epileptischer Anfall aufhört, wenn …« Plötzlich springe ich auf. »Ich hab's! Du fällst doch immer nach links aus dem Bett. Wenn wir dein Bett also mit der linken Seite an die Wand rücken …«

Auch Kim springt auf. »Genau!«, ruft sie begeistert. »Und wenn ich rechts ein paar Decken aus dem Wäscheschrank auf den Boden lege, dann fall ich wenigstens weich!«

Um das Bett drehen zu können, müssen wir das Tischchen verschieben, wodurch meine Hälfte des Zimmers etwas kleiner wird, aber das ist es mir wert. Schließlich steht das Bett an der Wand, und auf dem Boden daneben liegt ein dickes Deckenpolster.

Zufrieden betrachtet Kim ihren neuen Schlafplatz. »Ich geh mal eben ins Büro und sag denen Bescheid. Mit ein bisschen Glück fall ich – wenn überhaupt noch – ab jetzt so weich, dass ich die gar nicht mehr brauche.« Sie sieht mich an. »Es wird doch funktionieren?«, fragt sie unsicher.

Schweigend betrachte ich das Arrangement. Dann nicke ich. »Es kann nur besser werden. Und wenn's nicht funktioniert, basteln wir so lange dran rum, bis es klappt. So leicht lass ich dich nicht gehen.«

»Operation Fallen und Aufstehen läuft an.« Sie zieht die Decken noch einmal zurecht. »Weißt du, was komisch ist? Ich freu mich fast drauf. Ich kann's kaum erwarten, ins Bett zu kommen und zu sehen, ob unser System funktioniert.«

Und plötzlich frage ich mich, ob das so wichtig ist.

Denn selbst wenn es nicht funktioniert, selbst wenn Kim demnächst zehnmal pro Nacht aus dem Bett fällt und wir dann tatsächlich getrennt werden: Zum ersten Mal sehe ich so etwas wie Kampfgeist und Hoffnung bei ihr. Vielleicht ist das der größte Gewinn.

Dr. Visser

Dr. Visser blättert energisch in ihren Unterlagen.

»Okay«, sagt sie dann. »Wir haben ja letztes Mal schon über die ausbleibenden Fortschritte in Ihrer Behandlung gesprochen.«

Ich habe sie noch nie so vergnügt gesehen, und das macht mich misstrauisch.

»Da sich bei Ihnen trotz der Antidepressiva immer wieder depressive Phasen mit solchen abwechseln, in denen Sie Ihr

Gefühl ausschalten, haben wir im Therapeutenteam beschlossen, eine psychologische Untersuchung zu veranlassen, um zu sehen, ob wir es hier nicht …«

Mir rutscht das Herz in die Hose. Schön, dass sie mir klarmacht, wie schlecht es mir geht, aber das hatte ich auch schon gemerkt. Ein Hinweis darauf war unter anderem, dass es allen um mich herum besser geht, während ich mich immer noch beschissen fühle. Ich bin ja nicht blöd. Und warum ist plötzlich jemand vom Pflegeteam bei dem Gespräch dabei? Schräg gegenüber von mir sitzt Martine und schaut mit neutralem Blick vor sich hin.

»… wir wollen testen, ob wir es hier nicht …« – ein bedeutsamer Blick in meine Richtung – »mit einer Störung innerhalb des Autismusspektrums zu tun haben. Wir denken da an hochfunktionalen Autismus, also etwa an das Asperger-Syndrom.«

Ein professionelles Schweigen tritt ein, das der Klientin Gelegenheit geben soll, die Mitteilung zu verarbeiten.

»Was empfinden Sie, wenn ich das sage?«

Was ich empfinde?

Mit einem Mal wird mir klar, warum Martine hier ist: weil so eine Diagnose ein schwerer Schlag ins Kontor sein kann. Weil sie das ganze Selbstbild zunichte macht. Für einen psychisch gesunden Menschen muss ein solches Urteil ein Albtraum sein, so ähnlich wie: »Sie haben Krebs.« – »Sie werden sterben.« – »Sie sind verrückt.«

»Das find ich eigentlich ganz gut«, sage ich.

Dr. Visser und Martine sehen mich an, als wäre ich gestört.

»Für mich ändert sich dadurch ja nichts«, fahre ich achselzuckend fort. »Vielleicht versteh ich mit so einem Etikett endlich, warum ich mich selbst nicht verstehe.«

Dr. Visser wählt ihre Worte mit Sorgfalt. »Ihnen ist doch hoffentlich klar, dass eine unheilbare Störung eine ernste Sache ist? Eine Diagnose wie Autismus würde bedeuten, dass die Therapie nicht mehr auf eine Heilung abzielt, sondern nur noch darauf, dass Sie lernen, damit zu leben.«

»Aber ich lebe doch schon seit sechsundzwanzig Jahren damit«, entgegne ich munter. »Wenn es eine unheilbare Störung ist, muss ich auch nicht mehr dauernd versuchen, mich zu ändern. Dann brechen schön ruhige Zeiten an.«

Wenn die Psychiater der Meinung sind, dass ich gestört bin, brauche ich endlich nicht mehr so zu tun, als sei ich ein normaler Mensch mit normalen Emotionen und normalen Gedanken. Plötzlich fühle ich mich wieder jung und verwegen. Halleluja, ich bin frei!

Während ich allen emotionalen Ballast abwerfe und mit meinen letzten geistig noch gesunden Gehirnzellen ein Freudenfeuer entfache, legt Dr. Visser mir nochmals eindringlich dar, dass Autismus eine ernste Sache sei. Man sei emotional behindert, wisse nichts mit den eigenen Gefühlen anzufangen und nehme nie wirklich Kontakt zu anderen auf, was für ein soziales Wesen wie den Menschen fatal sei.

»Aber so hab ich mich doch schon immer gefühlt! Ich verstehe meine eigenen Emotionen nicht und die von anderen erst recht nicht, da kann ich auch gleich autistisch sein.«

»Aber mit mir sprechen Sie doch regelmäßig darüber, wie Sie sich fühlen«, protestiert Dr. Visser. »Und da habe ich schon den Eindruck, dass wir auf der Gefühlsebene in Kontakt sind.«

»Das stimmt zwar«, sage ich, »aber nur, weil ich Sie nicht in erster Linie als einen Menschen sehe, sondern eher als eine Art Funktion.«

Einen Moment lang bleibt es still.

Martine reißt Mund und Augen auf, und Dr. Visser scheint genauso verblüfft zu sein über das, was ich da eben von mir gegeben habe, wie ich selbst. In Panik durchforsche ich mein Gehirn nach einer Erklärung.

»Für mich ist jeder, der hier professionell mit mir umgeht, ein flacher Charakter«, sage ich hastig. »Sie spielen die Rolle der Psychiaterin, die alle zwei Wochen nach meinen Medikamenten fragt. Für mich sind Sie deshalb eher eine Funktion als ein Mensch. Sie die Psychiaterin, ich die Patientin. Wenn Ihre Tür hinter mir zugeht, war's das. Und so soll's ja auch sein. Schwierig wird's erst, wenn die flachen Charaktere in meinem Leben zu runden Charakteren werden wollen, wenn also Kollegen Freunde werden wollen oder Kommilitonen Saufkumpane: Wenn Leute aus der Schublade rauswollen, die ich in meinem Kopf für sie reserviert habe. Das finde ich schwierig. Ich will, dass sie in ihrer Schublade bleiben, dann weiß ich wenigstens, wie ich mich verhalten muss.«

Martine starrt mich mit offenem Mund an.

»Wieso sag ich das eigentlich alles?«, fahre ich unglücklich fort. »Aber so fühlt es sich eben an in mir drin, und ich glaube, jedes Wort, das ich jetzt noch sage, klingt nur noch autistischer.«

»Das ist nicht schlimm«, sagt Dr. Visser aufgeräumt. »Es ist ganz offensichtlich.«

Ich weiß nicht so recht, wie sie das meint.

Grübeln

Ich rutsche auf meinem Gartenstuhl weiter vor und rühre in meinem Tee. Es ist Besuchszeit, und den Freizeitraum nimmt ein Neuzugang in Beschlag: eine aggressive fettleibige Marokkanerin, die heute Morgen ein Stück Honigkuchen über meinem Puzzle zerkrümelt hat, sodass ich jetzt keine Lust habe, drinnen zu sitzen. Ich brauche Ruhe. Ich muss nachdenken.

»Mal wieder am Grübeln?«

Als ich mich umdrehe, sehe ich im Gegenlicht, wie Karel zwei Patienten die Tür aufhält. Während sie noch rasch Kaffee aus dem Automaten holen, lehnt er sich an den Türpfosten und sieht mich mit diesem typischen Blick an.

Karel ist ein Mann mit einem besonderen Talent. Er kann gleichzeitig lächeln, besorgt die Probleme eines Patienten einschätzen und sie mit einem leicht amüsierten Stirnrunzeln zum Verschwinden bringen. Ich finde das großartig. Ich mag ihn. Was aber nicht heißt, dass er immer recht hat.

»Ich grüble nicht.«

Er wirft einen Blick nach drinnen, um zu sehen, ob es mit dem Kaffee vorwärtsgeht. Dann lässt er sich auf einem Stuhl am Tischende nieder.

»Aber vielleicht können Sie mir helfen«, beginne ich. »Dr. Visser meint, ich komme unter anderem autistisch rüber, weil ich die Leute nie anschaue.«

Karel nickt.

»Warum sagt mir das hier keiner?«

»Aber das wissen Sie doch selbst.«

»Wie denn?«, frage ich. »Wie soll ich das merken, wenn ich andere immer nur für Sekundenbruchteile anschaue? Warum sagt mir das keiner? Dann könnte ich doch was dagegen machen. Beobachten, wie intensiv sich andere anschauen, zum Beispiel, oder üben, andere immer länger anzuschauen …«

»Vielleicht genau deshalb«, antwortet er lachend. »Wenn Sie alle Ihre Symptome korrigieren, kann ja niemand mehr sehen, was Ihr Problem ist.«

»Aber vielleicht gibt's dann gar kein Problem mehr. Vielleicht ist das Problem dann behoben.«

Er mustert mich kritisch.

»Ich grüble nicht«, sage ich noch einmal.

»Es klingt aber so.«

»Okay, ich geb's auf!«, rufe ich frustriert. »Sie widersprechen mir! Sie sagen, ich grüble, ich sage, ich denke nur nach, und wir landen in der Sackgasse. Angenommen, Sie haben recht: Hab ich dann mein ganzes Leben lang falsch gedacht? Ich denke ja noch genauso wie schon immer. Und wenn Sie nicht recht haben? Wenn ich nicht grüble, sondern nur nachdenke? Warum sieht es dann so aus, als würde ich grübeln? Kann ich irgendwas tun, damit Sie denken, ich denke nur nach? Oder gehen wir nur von verschiedenen Definitionen aus? Meint Grübeln die Gedanken, die man hat, oder die Art, wie man sie denkt? Ist das ein quantitativer oder ein qualitativer Unterschied? Und kann man den Unterschied spüren, wenn man alles auf eine bestimmte Art denkt? Das sind so die Gedanken, die mir durch den Kopf gehen, wenn Sie sagen, ich grüble. Ich grüble nicht. Ich denke nur nach.«

Karel macht den Mund auf und wieder zu.

»Es ist ganz einfach«, sage ich mit Nachdruck. »Beim Grübeln denkt man im Kreis. Ich denke geradlinig. Vielleicht in vielen verschiedenen Richtungen gleichzeitig, aber jedenfalls geradlinig. Wenn Sie was zu mir sagen, denke ich drüber nach.«

»Vielleicht sollten Sie das besser lassen.«

»Aber Sie sagen es ja nicht ohne Grund. Ich soll doch was draus lernen.«

»Wer sagt das?« Karel steht auf und geht zur Tür. »Vielleicht sollten Sie einfach nicht so viel denken.«

»Wenn jemand nicht will, dass ich nachdenke, dann soll er mich nicht ansprechen«, sage ich leise. »Und mir auch nicht zuhören.«

Eine wortlose Welt. Vollkommene Stille zwischen den Menschen. Es klingt paradiesisch. Und plötzlich weiß ich, was mich stört. Dass Dr. Visser mich als Autistin abstempeln will, lässt mich ziemlich kalt. Ein Autismus-Etikett oder eine Persönlichkeitsstörung ist im Land der Psychiater vermutlich ein gängiges Hilfsmittel, um klarzustellen, dass es nicht am Arzt liegt, wenn der Zustand des Patienten sich nicht bessert. Dr. Visser meint es nicht persönlich, und ich nehme es ihr nicht übel. Wahrscheinlich würde ich es genauso machen.

Aber *Lars?* Warum hat er nichts gesagt?

Ich krauche jetzt seit über drei Monaten zweimal die Woche mit Bauchschmerzen in die Gruppentherapie, ich schleppe mich ein ums andere Mal zu unseren Einzelgesprächen, und jedes Mal kommt er mir damit, dass ich wieder ausgraben und emotional verarbeiten soll, was ich angeblich alles verdrängt habe. Und jetzt denkt er, ich bin autistisch? Und das muss ich von jemand anderem hören?

Die Sonne verschwindet hinter einer Wolke, und mir wird plötzlich kalt. Fröstelnd stehe ich auf. Ich will nicht mehr denken, fühlen oder was auch immer. Ich werde mir noch das Gehirn kaputtpuzzeln.

Ich klopfe an die Scheibe, und Karel taucht aus dem Dunkel auf, um mich hineinzulassen.

»Fertig gegrübelt?«, fragt er lachend und hält mir die Tür auf.

»Fertig gedacht«, nuschle ich und schlüpfe mit gesenktem Blick an ihm vorbei.

Ich denke nicht im Kreis. Ich denke geradlinig.

Freitag

Verschlafen schaue ich auf mein Handy. Dann springe ich wie von der Tarantel gestochen aus dem Bett. Fuck! Die Gruppe!

Ich fasse unters Bett und greife mir meine Schuhe, beschließe, dass Schnürsenkel jetzt keine Priorität haben, und stürme den Flur hinunter. Die Gruppe. Noch nie mein Favorit und jetzt noch weniger.

Die Therapiegruppe ist Lars' Baby. Ein Baby, das langsam verblutet: Seit ich in der Gruppe bin, ist einer nach dem anderen gegangen: erst Marja, dann Simone und Yvonne, und Dimitri lässt sich auch kaum noch blicken. Im Moment ist also unbegrenzt Zeit, um Myrthe auseinanderzunehmen. Außerdem komme ich heute beinahe zu spät, und wenn es eines gibt, worauf Lars Wert legt, dann ist es Pünktlichkeit. Als ich mit einem unterdrückten Fluch um die Ecke sprinte, stoße ich frontal mit jemandem zusammen.

Im nächsten Moment schließen sich zwei Hände um meinen Hals und drücken mir in aller Ruhe die Luft ab.

Mein Körper gefriert zu Eis.

Das geht nicht. Ich hab jetzt keine Zeit. Ich muss in die Gruppe. Ich muss zu Lars! Aber die Zeit scheint stillzustehen, der Griff erlahmt nicht, und ich durchforsche in Panik mein Gehirn nach irgendetwas, womit ich das hier stoppen und dafür sorgen kann, dass es nie passiert ist – und plötzlich habe ich es.

Ein kleines unterbelichtetes, etwas fahles Bild von einem blauen Planschbecken mit Gras ringsum. Ruhig. Still. Als würde es auf etwas warten.

Da lockert sich der Griff etwas, und ich bin schlagartig wieder im Hier und Jetzt.

Die Frau vor mir sieht mir kühl in die Augen und sagt etwas auf Marokkanisch. Frau Alaoui. Ob sie nur unberechenbar aggressiv oder fundamental gestört ist, darüber sind die Meinungen unter den Patienten geteilt. Sie hat mein Puzzle vollgekrümelt. Sie schlägt andere Patienten, sie wirft schreiend mit Tellern und Besteck, und vielleicht ist es nur gut, dass wir sie nicht verstehen. Jetzt aber, in diesem Moment, will ich sie verstehen, weil ihre Hände jedes Mal, wenn sie die Worte wiederholt, fester zudrücken und ihr Blick immer wilder wird.

Ich habe keine Ahnung, wie lange wir schon hier stehen. Ich hoffe, irgendjemand, egal wer, kommt durch den Flur und tut etwas. Nein, das hoffe ich nicht. Ich habe viel zu viel Angst. Ich hoffe, niemand sieht uns, niemand wird je erfahren, dass ich das habe geschehen lassen, dass ich es immer noch geschehen lasse. Ich will, dass es aufhört. Sofort.

Da nimmt sie die Hände von meinen Hals und klopft mir mit den Knöcheln aufs Brustbein. Ich schnappe nach Luft. Plötzlich erscheint ein breites Lächeln auf ihrem Gesicht. Sie klopft mir noch einmal auf die Brust und wiederholt ihre Worte, jetzt im Ton einer Lehrerin, die einem Schüler etwas zum x-ten Mal erklärt. Wieder das Klopfen, wieder das breite Lächeln, dann geht sie kopfschüttelnd davon, unter schallendem Gelächter über irgendetwas, das nur sie versteht. Ich selbst weiß nur eins: Es ist nichts passiert, gar nichts. Ich muss husten. Die Beklemmung kommt vom Stress. Heute ist ein hektischer Tag. Ich reibe mir panisch den Hals, aber der Druck bleibt. Was wollte ich gleich noch? Wo wollte ich hin? In die Gruppe! Ja? Ja! Nicht mehr nachdenken. Keine Zeit. Ich muss zu Lars.

Lars schaut ungehalten auf die Uhr, als ich Platz nehme. Wir fangen pünktlich an, und wir hören pünktlich auf, das ist seine Devise. Ich zerre am Ausschnitt meines T-Shirts, um besser Luft zu bekommen. Ich muss husten. Es fühlt sich an, als würde ich von innen noch immer gewürgt. Lars teilt uns noch einmal mit, dass er morgen für drei Wochen in Urlaub geht und dass die Psychotherapeutin von der Tagesklinik die Gruppe übernimmt. Im Normalfall hätte ich dabei vermutlich etwas empfunden, aber jetzt ist es so, als wäre ich gar nicht da.

Die Gruppe – Alice und Dimitri – will wissen, wie es gestern für mich war.

»Wie was für mich war?«, frage ich erstaunt.

Dass meine Eltern gestern ein Gespräch mit Dr. Visser hatten. Ich versuche mich zu erinnern, wie ich das fand. Gestern hatte ich noch eine Meinung dazu, aber die ist mir inzwischen entfallen. Lars nutzt die Gelegenheit und bringt wieder meine Kindheit aufs Tapet. Ich sage, meine Eltern hätten ihr Bestes getan, was hätten sie denn noch tun sollen? Sie selbst hätten ja auch unter der Situation gelitten. Dass sie David – ihren eigenen Sohn! – zu Hause behalten wollten, sei doch klar. Alle Kinder balgten sich und rauften, das sei völlig normal. Wie oft ein Kind seine Geschwister denn schlagen müsse, bevor es anormal werde? Da gebe es doch keine Norm. Und es sei ja auch nichts passiert. Nichts wirklich Schlimmes.

Am Ende der Sitzung ist Dimitri in Tränen aufgelöst, und Alice sagt leise, die Situation bei uns zu Hause sei krank gewesen, und ich solle mich von meinen Eltern möglichst fernhalten. Ich sitze wie betäubt auf meinem Stuhl.

Mittagessen. Ein kleines Grüppchen heute. Zwei Patienten essen unter Aufsicht in ihrem Zimmer, Alice ist übers Wochenende weg, neben mir sitzt ein Neuzugang und mir gegenüber Frau Alaoui. Mit gesenktem Blick schmiere ich mir ein Brot, schneide es in genau neun Stücke, esse sie mechanisch auf und greife wieder zu meinem Messer, um die Prozedur zu wiederholen. Wenn man das konzentriert genug macht, fällt alles andere von einem ab. Ich verpasse mir eine Gehirnwäsche mit Schmelzkäse, und es funktioniert.

Frau Alaoui sagt etwas. Zu mir. Ich halte den Blick gesenkt und höre wieder diese Laute. Ich will, dass sie mir vom Leib bleibt. Ich will, dass sie mich in Ruhe lässt. Ich will, dass mir alle vom Leib bleiben und mich in Ruhe lassen.

»Du musst mehr essen«, sagt die neue Patientin.

Erstaunt sehe ich auf. Meine Tischnachbarin nickt mir entschuldigend zu und zeigt auf Frau Alaoui. »Sie sagt, du bist zu mager. Sie kann dein Brustbein und deine Rippen sehen. Dein Hals ist zu dünn. Sie findet, du musst mehr essen. Sorry. Ich übersetze nur, du versteht sie ja wahrscheinlich nicht.«

Seit meiner Einweisung habe ich zehn Kilo abgenommen. Frau Alaoui sieht mich erwartungsvoll an. Ich strecke mechanisch die Hand nach dem Brotkorb aus, nehme mir eine Scheibe, zeige sie ihr und zwinge mich zu einem Lächeln. Frau Alaoui hebt die Hände und stößt einen ekstatischen Triller aus.

Ich blicke auf meinen Teller hinab. Mein viertes Brot, wie jeden Tag. Sie hat sich nur Sorgen gemacht. Es ist nichts passiert. Es ist überhaupt nichts passiert.

Termin

Während ich benommen die Treppe hinaufgehe, sage ich mir immer wieder mein Mantra vor. An nichts mehr denken. Es ist nichts passiert. Es war nichts. Es ist nicht mehr zu ändern.

Vor Lars' Tür bleibe ich stehen. Ich hatte auf eine geschlossene Tür und ein leeres Zimmer gehofft, und nun stehe ich vor einer offenen Tür und einem Lars, der mit dem Rücken zu mir am Schreibtisch sitzt. Warum ist mein Psychologe von allen Therapeuten in der Psychiatrie – von all den Psychologen und Psychiatern, die den Schreibtisch in ihrem Zimmer so gestellt haben, dass sie die Tür zumindest aus dem Augenwinkel sehen können – der einzige, der ihn direkt an der gegenüberliegenden Wand stehen hat, sodass er mit dem Rücken zur Tür sitzt, als wollte er sagen: Jegliches Lebewesen, das etwas von mir will, muss mich darum bitten, ich bin nicht scharf drauf, ich habe zu tun.

Ich sterbe.

»Herr de Waal?«

»Ja?«

»Können wir vielleicht einen Termin für nach Ihrem Urlaub ausmachen?«

Unsicher schaue ich auf seinen Rücken. Weiß er überhaupt, wer in der Tür steht?

»Ich glaub nämlich, ich bin dann nicht mehr hier.«

Lars dreht sich um und sieht mich irritiert an. »Das müssen Sie mir erklären.«

Und ich erkläre es. So knapp wie möglich berichte ich, zu welchen Schlussfolgerungen Dr. Visser gelangt ist, was meine Zukunft in der Psychiatrie angeht. Lars scheint zu erschrecken. Das beruhigt mich.

»Wenn bei den psychologischen Tests nichts rauskommt«, fasse ich ohne viel Hoffnung zusammen, »werde ich entlassen, weil es hier mit dem Schlafen und der Depression nicht besser geworden ist, und wenn die Tests ergeben, dass ich autistisch bin, werde ich auch entlassen, weil das hier nicht der geeignete Ort für Autisten ist.«

»Ah ja«, sagt Lars spöttisch lächelnd. »Die Autismusgeschichte. Sie wissen ja, was ich davon halte.«

»Nein.« *Ich hab keine Ahnung, was Sie davon halten. Sie haben ja nie mit mir darüber gesprochen. Das hat nur die Psychiaterin getan.*

»Um es gleich klarzustellen: Wenn die Psychiater einen Grund zu der Annahme sehen, dass es sich um eine Störung im autistischen Spektrum handeln könnte, dann sollte man das überprüfen, und sei es nur, um im Behandlerteam wieder auf eine Linie zu kommen. Aber davon abgesehen ist es natürlich kompletter Blödsinn. Vielleicht haben sie ja recht, und ich liege total daneben – dann bin ich der Erste, der sich entschuldigt. Aber wie ich denen gesagt habe: Ich sehe Sie jetzt seit drei Monaten fast jeden Tag, und ich halte nichts, aber auch gar nichts von dieser Autismusthese.« Es wirft mir einen düsteren Blick zu. »Wenn bei Ihnen auch nur ein Fitzelchen Autismus festgestellt wird, dann fress ich einen Besen.«

Es klingt wie eine Drohung.

Eine Zentnerlast fällt von mir ab. Unsere Gespräche haben wirklich stattgefunden. Ich bin nicht verrückt.

»Und was meinen Urlaub angeht«, fährt er fort, »da brauchen Sie sich keine Sorgen zu machen. Bis alle Tests durchgeführt sind und das Ergebnis vorliegt, vergehen vier, fünf Wochen. Bis dahin bin ich längst wieder da.«

Ich senke den Blick. »Dr. Visser sagt, ich kann für die Tests auch von zu Hause aus herkommen.«

Etwas von dem Schock, den ihre Worte mir versetzt haben, sehe ich jetzt in Lars' Miene. »Dann scheint mir ein Termin doch eine gute Idee«, sagt er ungehalten und nimmt seinen Kalender vom Schreibtisch. »Gleich in der ersten Woche, wenn ich wieder da bin?«

Ich nicke.

Er füllt schwungvoll die Terminkarte aus und kommt damit an die Tür. Wo ich stehe. Keine gute Idee. Grässlich. Panik! *Stell dich nicht so an – die Tür ist offen!* Mir wird der Hals zugedrückt. Nichts anmerken lassen.

»Falls wir uns nicht mehr sehen ...« Er hält mir die Hand hin.

Ich erstarre.

»In der Psychiatrie, meine ich«, fügt er hinzu. »Als klinische Patientin.«

Seine Hand verharrt in der Luft. Ich will keinen Körperkontakt. Ich wünschte, er würde mir vom Leib bleiben. Ich wünschte, alles würde aufhören.

Ich zögere.

Dann lege ich vorsichtig meine Hand in seine, und unsere Handflächen sind einen Moment lang im warmen Käfig unserer Finger gefangen. Es fühlt sich schrecklich schön an. Ich kann das nicht. Ich muss weg.

»Egal, was während meiner Abwesenheit passiert«, sagt er, »lassen Sie sich nicht wegschicken – schon gar nicht zu Ihren Eltern. Erst einmal brauchen Sie eine eigene Wohnung.«

Ich würde ihm gern sagen, wie wunderbar es ist, das zu hören, gerade heute, aber ich kann nicht. Nicht heute. Mir ist zum Heulen.

»Und was die eigene Wohnung angeht – da machen Sie mal ein bisschen Dampf.«

Ich muss lachen, in Panik und doch beruhigt. Unsere Hände lösen sich voneinander, und mein Körper trägt meinen Kopf wieder den Flur entlang und die Treppe hinunter. Wenigstens einer hier ist der Meinung, dass ich noch nicht wegmuss. Meine Kehle schnürt sich noch weiter zu. Keine Gefühle zulassen. Nicht zusammenklappen.

Unten an der Treppe warte ich darauf, dass Karel mir aufschließt. Lars geht in Urlaub. Alice wird demnächst entlassen. *Bald ist niemand mehr da, der mich beschützt.*

Überlistet von Dr. Visser. Gestern waren meine Eltern bei ihr, um zu erzählen, wie ich aufgewachsen bin und ob ich früher schon Anzeichen einer Störung gezeigt habe. Meine Mutter sagte, sie habe seit jeher so etwas wie Autismus bei mir vermutet, weil ich so introvertiert gewesen sei, so wenig gesellig, so wenig anhänglich, und ich hätte mich auch davor gedrückt, mich um David zu kümmern.

Dr. Visser überreicht mir freundlich lächelnd die beiden Mappen mit Schulzeugnissen, Texten und Bildern – Relikten eines Kinderlebens.

»Ihre Eltern lieben Sie sehr. Sie würden alles für Sie tun.«

Ich schlucke mühsam, streiche über die Mappen – sorry, ihr solltet nicht hierher müssen, sorry, dass ich euch das antue, sorry, dass es mich gibt. Mir sei bewusst, dass meine Eltern mich lieben, antworte ich mit erstickter Stimme, und das sei schrecklich, weil ich nicht wisse, wie das noch in meine immer weiter zerfallende Welt passe, wo doch die Aufgaben, Ratschläge und Mitteilungen, die ich hier bekäme, immer widersprüchlicher würden und ich überhaupt nicht mehr wisse, was ich noch tun solle.

Ich muss mir eine Wohnung suchen und mich von meinen Eltern lösen. Meine Eltern haben mir in der Vergangenheit wehgetan, und damit muss ich ins Reine kommen, damit wir gemeinsam nach vorn schauen können. Ich darf nicht in der Vergangenheit wühlen, wenn ich genauso gut mit alldem Positiven weitermachen kann, das ich jetzt habe. Meine Eltern lieben mich. Liebe ist kein Grund, so etwas durchzumachen. Ich bin geschützt in der Psychiatrie. Ich bin nicht geschützt in der Psychiatrie. Es ist zu viel. Es ist alles zu viel.

»Wie fühlen Sie sich jetzt?«

Ich bin wie betäubt.

»Denken Sie an den Tod?«

Ich nicke ganz langsam.

»Machen Sie Pläne?«

»Nein.«

Die Pläne machen sich selbst, immer detaillierter, bedrohlicher, dringlicher.

Dr. Visser seufzt. Wahrscheinlich wollte sie mich trösten. Wahrscheinlich habe ich auch hier wieder versagt.

»Ich sehe zu wenig Fortschritte bei Ihnen«, sagt sie. »Vor anderthalb Wochen haben wir Ihre Antidepressiva erhöht, aber jetzt kommen Sie mir noch depressiver und emotional verflachter vor.«

»Ist einfach viel los heute«, murmle ich.

»Ich werde das nachher mit Dr. Valk besprechen, schlage aber vor, dass wir das Remeron noch mal erhöhen, gleich auf die Höchstdosis und gleich dieses Wochenende. Je eher, desto besser, dann wissen wir vielleicht schon nächste Woche, ob es wirkt.«

Und wenn nicht?

Eine Frage, die ich nicht mehr zu stellen wage.

Tasche packen fürs Wochenende. Als ich mich zu meinem Zimmer schleppe, tritt eine Mitpatientin auf den Flur hinaus. Ich erstarre, Panik tobt durch meinen Körper, und mein Kopf weiß nicht, warum. Erst im Zimmer fällt mir ihr Name wieder ein: Frau Alaoui. Ich muss lachen. Warum auch immer. Einfach viel los heute.

Psychomotorische Therapie in der Sporthalle. Der Bewegungstherapeut Victor sagt, in meiner Akte stehe etwas von Herzbeschwerden, was damit sei? Das hatte ich schon fast vergessen. Ich erinnere mich, dass ich Schmerzen hatte, aber auch, dass die Betablocker geholfen haben. Er schüttelt ärgerlich den Kopf und sagt, im Körper wohnten auch Geist, Erinnerungen und Emotionen und ich solle die Tabletten vergessen und nach der wahren Ursache forschen.

»Serotoninsyndrom durch Fehlreaktion auf Nortrilen«, zitiere ich apathisch die Psychiater.

»Ich rede nicht vom Körperlichen!«, wettert er.

Ich betrachte die Linien auf dem Boden. Ich kann mir auf das alles keinen Reim mehr machen. Alles, was ich einmal von mir und der Welt geglaubt, gedacht und gehofft habe, hat tiefe Risse bekommen. Meine Gewissheiten und Überzeugungen bröckeln, und nichts tritt an ihre Stelle.

Die erhöhte Dosis bekomme ich erst nach fünf. Alice ist längst zu Hause. Jacqueline sagt mit einem seltsamen – besorgten? – Blick, ich könne ruhig noch zum Essen bleiben, bevor ich übers Wochenende zu meinen Eltern gehe.

Ich setze mich an den Tisch. Die Neue ist weg. Frau Alaoui isst nicht mit.

Als Jacquelines Piepser ertönt und sie fortmuss, beugt sich Joke zu mir herüber. »Hast du's schon gehört?«, flüstert sie. »Das von Frau Alaoui? Sie hat eine Frau attackiert! Ihr den Hals zugedrückt. Ich wusste doch, dass man der nicht trauen kann! Und ich sag den Pflegekräften noch, dass wir sie hier nicht haben wollen!«

Ich bin wie vom Donner gerührt.

»Keine Angst«, zischt Joke, »es war niemand von uns, es war eine Psychologin aus der Tagesklinik. Frau Alaoui hat im Flur gestanden und ist ihr plötzlich an die Gurgel gegangen. Bärenstark ist die! Ria und ich wollten gerade ins Büro und haben alles mitgekriegt. Stimmt's, Ria?«

Ria, eine schmächtige, kleine Frau, nickt zitternd und kleckert Suppe über ihren Pudding.

»Die Psychologin hat nur immer wieder gesagt: ›Frau‹ – den Namen wusste sie natürlich nicht – ›lassen Sie mich bitte los!‹, so lange, bis sie losgelassen hat. Wenigstens haben wir Frau Alaoui erst mal vom Hals.«

»Warum, wo ist sie denn?«, flüstere ich.

»Wissen wir nicht, aber wir haben sie seitdem nicht mehr gesehen. Wahrscheinlich im Isolierzimmer oder ruhiggestellt im Bett. Und von uns aus kann sie da auch bleiben, stimmt's, Ria?«

Ria nickt und tupft ihren Pudding ab.

Ich schiebe meinen Teller weg. Ich kann nicht mehr essen, nicht mehr denken. Ich kann nicht mehr fühlen, nichts. Die Psychiatrie zermalmt mich.

Besuchszeit

»Und weißt du, was sie da gesagt hat? Sie hat mich angeschaut – nein, sie hat auf mich herabgeschaut –, und dann hat sie gesagt, ich hätte ja wohl nicht so toll abgeschnitten, sonst könnte sie sich doch an meine Krankenhauspraktika erinnern. Ich meine … Dieses … dieses Miststück von einer Gossenschlampe! Echt«

»Miststück von einer Gossenschlampe?«, wiederhole ich. Fasziniert betrachte ich meine Schwester.

Elise sieht kurz auf, als Bas im Vorbeigehen neugierig herschaut, und macht ihren Ohrring wieder fest.

Es bedarf ehrlicher Empörung, um ein Schimpfwort mit solch monumentalem Abscheu über den Tisch zu spucken. Ich finde das großartig. Ich finde Elise großartig.

»Aber reden wir nicht von mir«, sagt sie. »Du hast selbst genug Probleme.«

»Deine sind spannender. Und du hast bessere Schimpfwörter.«

»Was macht ihr hier eigentlich den ganzen Tag?«, fragt sie mit einem Blick auf die ziellos umherschweifenden Patienten im Freizeitraum. »Gibt's hier auch ein Programm, oder nur ein bisschen Puzzeln und Tischtennis?«

»Im Moment ist *Besuchszeit«,* antworte ich pikiert, »und es findet kein Programm statt, deshalb konntest du ja kommen. Normalerweise ist von neun bis drei Therapie, jedenfalls für alle, die nachmittags noch ein Modul haben. Die anderen sind schon vor dem Mittagessen fertig.«

»Und in der übrigen Zeit wird gepuzzelt?«

Aus dem Augenwinkel erhasche ich einen Blick auf das hellblaue Hemd von Dr. Valk, der gerade das Büro betritt.

»Ach, ich bring die Zeit schon rum«, sage ich, »und Puzzeln ist okay. Außerdem reden wir viel.«

»Echt? Mit den anderen Patienten? Ich mein, die sind doch psychotisch.«

»Das bin ich ja auch.« Ich muss grinsen. »Manche sind natürlich psychotischer als andere, mit denen hab ich's nicht so, aber mit den meisten kann man ganz normal reden. Das sind alles auch nur Myrthes.«

»Und redet ihr auch über … darüber, warum ihr hier seid?«

»Die Regel lautet: Keine belastenden Gespräche auf der Station.«

»Ah.«

»Klar reden wir auch darüber«, sage ich schnell, als ich ihre Miene sehe. »Jeder, der neu hierherkommt, will ja seine Geschichte erzählen, also weiß eigentlich jeder von jedem, warum er hier ist. Und am Anfang will man das auch wissen, sonst wird man komplett paranoid. Aber irgendwann hat man so viele Patienten kommen und gehen sehen, dass man immer weniger das Bedürfnis hat. Wenn Neuzugänge ihre Geschichte loswerden wollen, hör ich ihnen zu. Aber ich frag nicht mehr danach.«

»Und redet ihr auch manchmal über so was wie, du weißt schon … Selbstmord?«

Ich werde hellhörig. »Wieso?«

»Nur so. Schon komisch, dass hier lauter Leute rumlaufen, die dran denken oder sogar schon mal einen Versuch gemacht haben. Wann denkt man eigentlich suizidal, und wann denkt man normal?«

Perplex starre ich Elise an. Genau diese Frage habe ich bei meiner Einweisung auch gestellt.

»Das klingt jetzt vielleicht blöd«, fährt sie fort, »aber vor ein paar Wochen kam ich auf der Autobahn an eine Brücke, und da dachte ich plötzlich: Was ist, wenn ich jetzt das Steuer herumreiße, wenn ich nicht unter der Brücke durchfahre, sondern gegen den Pfeiler krache?«

»Und dann?«

»Ich bin furchtbar erschrocken. Ich dachte sofort: Ich bin doch nicht lebensmüde! Ich denke nie an den Tod. Ich will nicht sterben! Trotzdem ist mir das durch den Kopf geschossen.«

»Hast du mit jemandem drüber geredet?«

»Ich bin nach Hause und hab's sofort meiner Mitbewohnerin erzählt, du weißt schon, Lauressa, und die hat gesagt, das ist ganz normal. Aber was ich mich frage: Wie ist es, wenn man wirklich lebensmüde ist, wie weiß man, dass *jetzt* der Moment ist, Schluss zu machen? Anscheinend fantasieren ja viele darüber, was passieren würde, wenn sie das Steuer herumreißen oder wenn sie das Gemüsemesser nicht in die Tomate stechen, sondern in ihre Pulsader. Aber wann tut man es wirklich? Wann ist der richtige Moment? Bei Kilometer 14,1 oder 14,2? Vor oder nach den Kartoffeln? Wenn du nicht drüber reden willst, versteh ich das natürlich. Ich mein, du bist ja nicht ohne Grund hier.«

Nicht darüber reden? O Gott, ich bin so erleichtert, dass ich über alles reden will. »Ich kann nur sagen, was ich von mir selbst weiß«, antworte ich, »und was ich von Mitpatienten gehört habe, aber wann der Moment da ist ... Im Sommer war hier ein Lkw-Fahrer, der hatte tatsächlich mitten auf der Autobahn das Steuer herumgerissen.«

»Echt?«, fragt sie mit großen Augen. »O Gott. Das muss ja ausgesehen haben!«

Ich nicke. Wir blicken nachdenklich auf das Disney-Puzzle zwischen uns.

»Na ja, er hat's überlebt«, sage ich nach einer Weile. »Hier sind immer ein paar Leute, die haben's mit dem Auto oder mit Tabletten probiert, die anderen haben wahrscheinlich in ihrem ganzen Leben noch nicht an Selbstmord gedacht. Wir reden natürlich drüber, warum man so was tut. Manche machen's vielleicht im Affekt, aber die meisten machen's aus einer Verzweiflung heraus, die sie schon sehr lange mit sich herumschleppen.«

»Aber *wann* macht man's? Wie weiß man, dass der Moment da ist? Warum jetzt und nicht wann anders?«

Meine Schwester zieht das Puzzle mit der kleinen Meerjungfrau zu sich heran und nimmt ein paar Teile aus der Schachtel.

»Ich weiß nicht, ob man am Ende noch in Begriffen wie ›jetzt‹ denkt«, antworte ich. »Wenn du jahrelang Tag für Tag denkst ›Ich wünschte, ich wäre tot‹, dann beschäftigst du dich praktisch nicht mehr mit dem Leben, sondern nur noch mit dem Sterben. Oder besser: mit dem Nichtsterben. Dann ist die Frage nicht mehr, wie du aufhören kannst zu leben, sondern wie du aufhören kannst zu sterben.«

Elise puzzelt konzentriert, und ich betrachte ihre Hände. Auch wenn es wehtut – ich will es ihr sagen. Ich will es erklären.

»Ich hab mal einen Dokumentarfilm über den Kalten Krieg gesehen«, fahre ich fort. »Über die amerikanischen Bomber, die rund um die Uhr mit Atomwaffen an Bord um den sowjetischen Luftraum gekreist sind. Einer der Piloten hat erzählt, dass es damals hieß, der russische Präsident hätte jeden Tag seinen obersten General gefragt: ›Ist heute der Tag, an dem wir die USA zerstören können?‹ Die Bomber, die da rumgeflogen sind, hatten nur eine einzige Aufgabe: sicherzustellen, dass der General jeden Tag dieselbe Antwort gab: ›Nein, heute nicht.‹«

Elise sieht mich besorgt an, und ich wende den Blick ab.

»Deswegen bin ich eingewiesen worden. Weil ich nicht mehr die Energie hatte, noch länger Nein zu sagen. Weil ich am Ende war.«

Elise schluckt, scheint etwas sagen zu wollen. Doch sie nickt nur.

Leny kommt herein und verkündet, die Besuchszeit sei um.

»Dann geh ich mal«, sagt Elise. Sie nimmt ihre Tasche vom Stuhl und zieht ihren Mantel an. »Soll ich bald wiederkommen?«

»Ja, gern«, höre ich mich sagen, und ich meine es ernst.

»Ich hab zu Hause noch ein Puzzle mit lauter Disney-Tieren, soll ich das mitbringen?«

Ich nicke und gehe mit ihr hinter den anderen Besuchern her zum Ausgang.

Als ich in den Freizeitraum zurückkomme, betrachten Alice und Kim interessiert mein neues Puzzle. Arielle ist fertig, Dornröschen hat ein Kleid und Aschenputtel einen Kopf. Nicht schlecht für eine einzige Besuchsstunde.

Tür

Sandra gibt mir das Becherchen mit psychiatrischem Konfetti und sieht mich neugierig an.

»Wie war's mit Ihrer Schwester?«

Ich kippe die Benzos auf einen Sitz hinunter. Das geht inzwischen mit links.

»Gut war's«, antworte ich verwundert. »Wir haben richtig geredet. Nicht nur über angenehme Dinge, auch über sie und darüber, warum ich hier bin.«

»Das ist schön«, sagt Sandra. »Sie haben ja ein ganzes Stück Ihres Lebens gemeinsam. Es ist gut, wenn man mit jemandem reden kann, der das Gleiche erlebt hat.«

Ein seltsam leichtes Gefühl erfasst mich auf dem Weg zurück in den Freizeitraum. *Das Gleiche erlebt.* Komisch. Schön, aber verwirrend, als würde es nicht passen. Vor meinem Puzzle der kleinen Meerjungfrau bleibe ich stehen. Erst jetzt sehe ich, wie viel Blau darin ist. Ein helles, leuchtendes Eisblau, das ich förmlich auf der Haut spüre. Lächelnd wende ich mich ab. Auf der anderen Seite des Raumes huscht ein Mitpatient weg.

Ich gehe mir einen Tee holen. Plötzlich ist es, als würden sich am Rand meines Blickfeldes Dinge verändern, wie Puzzlestücke, die zwar passen, aber da nicht hingehören. Die Ränder stimmen nicht. Das Wohnzimmer kommt mir größer vor als sonst, das Gras draußen ist grellgrün, die Hecke dahinter hoch und dunkel, und mit einem Mal neigt sie sich nach vorn, als wollte sie mich erdrücken.

Als ich die Tasse aus dem Automaten nehme, zittert meine Hand, und der Tee schwappt über. Ich ziehe eine Papierserviette aus dem Spender und tupfe mich und den Boden trocken. Die Hecke hat sich wieder ans Ende des Gartens zurückgezogen, starrt mich jetzt aber an. Es ist ein ganz normaler Abend in der Psychiatrie.

Auf dem Rückweg in mein Zimmer verdichtet sich die Luft zu einer undurchdringlichen Wand. Meine Kehle ist wie zugeschnürt, und ich versuche, die Wand wegzuschieben, da merke ich, dass da gar nichts ist, nur Luft und Hirngespinste. Irritiert gehe ich in mein Zimmer.

Kim ist heute Abend Fußball spielen, und ich habe das Zimmer für mich und meine kognitiven Fertigkeiten. Immer wieder die gleiche Hausaufgabe: Beschreiben Sie ein unangenehmes Erlebnis und überlegen Sie dann, ob die Schlüsse, die Sie damals über sich und die Welt gezogen haben, realistisch sind.

Ich erinnere mich an keine unangenehmen Situationen, außer der Sache mit Frau Alaoui. Aber das war ein dummer Zufall und spielt keine Rolle.

Ich lege den Schreibblock in meinen Schoß und lasse mich rückwärts aufs Bett fallen.

Ich schließe die Augen, und plötzlich ist es wieder da.

Das Bild.

Überlebensgroß, wie eine Projektion auf einer rauen weißen Wand, etwas unterbelichtet und durch die Vergrößerung verschwommen, aber unverkennbar dasselbe Bild. Das Gras. Das Planschbecken. Die Hecke dahinter.

Wie alle Familien hatten wir jeden Sommer so ein aufblasbares Teil im Garten stehen. Optimistisch früh aufgestellt und bei Ferienende als Symbol für verregnete Träume und vergebliche Mühe wieder im Keller, wie wir das Souterrain nannten, hinter den Gartenkissen verstaut …

Nein, es war nicht im Sommer! Ich fahre hoch. Die Bäume auf dem Bild sind ja fast kahl: Es ist Oktober. Das Planschbecken wollte niemand mehr abbauen, als es kälter wurde, und nun steht es einsam und verlassen im Garten, vergessen, aber wachsam. Als würde es auf etwas warten.

Ich nehme befriedigt meinen Bleistift zur Hand, doch als ich die Situation beschreiben will, merke ich, dass etwas fehlt. Ich kaue auf dem Bleistift herum und starre auf die Tür.

Eine andere Tür. Ein anderes Bild. Eine cremefarbene Holztür mit einer eleganten Zierleiste, die sich in meine Haut drückt, die Klinke, in die ich meinen Arm einhaken kann …

Und dann ist es, als würde sich der Nebel um die Bilder in meiner Erinnerung lichten. Alles ist glasklar, kalt und scharf wie eine Kristallwüste.

Die Küchentür kam noch vor dem Planschbecken und davor kam David. David, der beim Abendessen Elise zum Weinen brachte, mit seinem Becher auf sie einschlug und immer rabiater wurde. Und ich, die ich auf meine Geschwister aufpassen sollte und wie immer alles ignorierte, bis er Elise anbrüllte, sie sei ein dummes autistisches Ding und niemand möge sie. Das durfte er nicht zu meiner Schwester sagen, so etwas Ähnliches sagte meine Mutter immer zu mir, und Elise sollte nicht wissen, wie sich das anfühlt. Ich trat David unterm Tisch gegen das Schienbein und schrie ihn an, er solle sich normal benehmen. Uns in Ruhe lassen und sich *endlich nor-*

mal benehmen! Da drehte er durch. Ich erreichte gerade noch die Küchentür, aber bevor ich sie ganz aufhatte, schlug David sie wieder zu, packte mich am Hals und drückte mich dagegen. Ich schnappte nach Luft und versuchte, mich aus seinem Griff zu befreien. Elise rannte zum Telefon, und Tim fing an zu weinen. David war dadurch einen Moment abgelenkt. Ich hakte meinen Ellenbogen um die Klinke und schaffte es, sie herunterzudrücken, die Tür einen Spalt zu öffnen, mich hinauszuzwängen und sie hinter mir zu schließen. David riss an der Klinke, und als ich sie nicht mehr halten konnte, sprang ich die Treppe hinunter, mehrere Stufen auf einmal, und rannte an dem Stapel Gartenkissen vorbei durch den Keller, riss die Hintertür auf und lief in den Garten, um mich irgendwo zu verstecken. Ich hörte die Hintertür gegen die Wand schlagen und wusste, dass alles aus war, aber ich rannte trotzdem weiter, zum Planschbecken und der dunklen Wand der Sträucher dahinter, weg von zu Hause, weg von allem, und ich wünschte, ich wäre eine Atombombe, eine Splitterbombe, die in tausend Stücke explodierte und dabei alle und alles zerriss, verwüstete, versengte, bis nichts mehr übrig war als ein rasender, allumfassender Hass.

Ein Zerren an meinem Arm, ein Plumps, und ich lag auf dem dunklen, glitschigen Boden des Planschbeckens. Das eiskalte Wasser schlug über mir zusammen. Ich wollte mich aufrichten, wurde aber immer wieder unter Wasser gedrückt. Ich kämpfte, bis etwas in mir zerbrach. Als mein Bruder endlich von mir abließ und ins Haus ging, blieb ich im Becken sitzen und weinte. Weil mein Kämpfen sinnlos gewesen war, weil niemand mir noch helfen konnte.

Als meine Eltern zurückkamen, war es dunkel. Meine Mutter ging durch den Garten und sah mich dort, in dem schmutzigen Plastikbecken, nass bis auf die Haut. Was der Unsinn solle, sagte sie, ich würde mir ja eine Lungenentzündung holen. Ich blieb stumm sitzen. Da stieg sie ins Wasser und zog mich hoch. Sie führte mich ins Haus und wickelte mich in ein Handtuch.

»Es war Davids Schuld«, flüsterte ich.

Meine Mutter schüttelte den Kopf und sagte, das Becken stehe schon viel zu lange da, wir hätten es längst abbauen müssen, und ich solle das gleich morgen tun, sonst sterbe das Gras darunter ab und wenn Zweige hineinfielen, könne das Plastik kaputtgehen. Ich wollte nur, dass alles aufhörte. Ich wollte nur noch tot sein.

Ein schweres, drückendes Gefühl an meiner Kehle. Ich streiche über den Block. Das war damals, nicht jetzt. Nur eine Erinnerung. Es ist vorbei.

Da löst sich etwas. Ich bekomme wieder Luft. Das Gefühl, das mich jahrelang gewürgt hat, ist weg. Es ist weg!

»Was lachst du denn so blöd?« Kim sieht mich misstrauisch an und wirft ihre Sporttasche aufs Bett.

»Ach«, antworte ich, »ich hab an was von früher gedacht.«

»Solche Erinnerungen hätte ich auch gern«, sagt sie mürrisch. »Egal. Kommst du mit, Jakkolo spielen?«

Ich nicke.

Nett

Eine der ersten Lektionen, die man in der Psychiatrie lernt, ist die, dass es keine Rolle spielt, ob man etwas versteht oder damit einverstanden ist, Hauptsache, man tut, was der Arzt sagt.

Anfangs habe ich auch entsprechend reagiert: Ich sagte zu allem Ja und Amen, ohne Rücksicht auf Verluste, egal, ob ich einverstanden war oder nicht. Wenn ich aber mein übliches »okay« murmelte, wirkte der Therapeut oft ein wenig enttäuscht, mit leicht hängenden Schultern und einem etwas verdatterten Blick, wie ein Schuljunge, der auf seine Eistüte blickt, nachdem die Kugel in den Staub gefallen ist.

Es war zu bequem. Als würde ich jemandem etwas vorenthalten.

Dass der Psychiater in jedem Fall gewinnt, heißt ja nicht, dass man das Spiel komplett ihm überlassen muss. Behandler wollen behandeln. Wenn mir jetzt ein Therapeut sagt, dass er etwas Neues ausprobieren will, und mich fragt, was ich davon halte, schweige ich zunächst eine angemessene Weile. Dann spreche ich die magischen Worte: »Ich weiß nicht, ob …«

Und die Schleusen öffnen sich, der Therapeut springt auf sein weißes Ross, zieht leidenschaftlich gegen alle nur denkbaren Vorurteile zu Felde, die ich hegen könnte, und bedrängt den vielköpfigen Drachen des Zweifels mit allen möglichen Argumenten, Untersuchungsergebnissen und Praxiserfahrungen.

Wenn er mich zum Schluss erwartungsvoll ansieht, schweige ich erneut eine angemessene Weile. Ich überlege ein wenig, gerade lange genug, und spreche schließlich das erlösende Wort: »Okay.«

Denn das ist es letzten Endes, wofür sie all die Jahre studiert haben. Nicht um einem Pillen anzudrehen, sondern um es besser zu wissen. Und so nehme ich jedes Mal wieder brav den Handschuh auf und gebe gerade so viel Kontra, dass sie mit ihrer Arbeit Ehre einlegen können und ich die nette Patientin bleibe, in die sie gern Zeit, Energie und Zuwendung investieren.

Ich lernte die Regeln, begriff das Spiel und passte mich perfekt an. Ich war eine würdige Gegnerin, eine gute Patientin.

Dachte ich.

Eine Regel hatte ich allerdings übersehen.

Wenn es nämlich eines gibt, was Psychiater noch weniger ausstehen können als Patienten, die nicht tun, was man ihnen sagt, dann sind es Patienten, die *enthusiastisch* tun, was man ihnen sagt. Enthusiasmus ist eine schwere Störung in der Psychiatrie. Enthusiasmus ist eine der wenigen Störungen, die

die Psychiatrie fast immer heilen kann. Und was das Dümmste ist: Ich hätte es wissen müssen. Denn wenn ich wieder einmal ohne Rücksicht auf Verluste Ja und Amen sagte, nahm der Therapeut seinerseits den Handschuh auf. Er erläuterte mir sämtliche Nachteile, Risiken und Nebenwirkungen der von ihm empfohlenen Behandlung – bis ich aus meinem depressiven Stupor erwachte und meinte, dann sei es wohl doch keine so gute Idee. Womit er sich wieder auf vertrautem Terrain befand und mich mit Verve davon überzeugen konnte, weshalb es trotz allem die beste Option sei. Psychiater können keine enthusiastischen Optimisten in ihrer Klientel gebrauchen. Sie wollen depressive, passive, fügsame Schwarzseher, die sie mit fester Hand und einer gesunden Portion Optimismus wieder auf den rechten Weg bringen können. Ein negativ denkender Patient ist nur einer, der noch nicht die richtige Richtung gefunden hat. Ein enthusiastischer Patient ist ein Querschläger.

Und das hatte ich übersehen. Nach meinem ohnehin nicht gerade berauschend verlaufenen Asperger-Gespräch mit Dr. Visser recherchierte ich im Internet über Asperger, um Dr. Visser zeigen zu können, dass ich ihre Ideen ernst nahm und mir allmählich vorstellen konnte, dass sie mit ihrer Diagnose recht haben könnte. Als ich ihr das heute enthusiastisch mitteilte, merkte ich erst nicht, dass die Temperatur im Raum immer weiter sank, bis sie irgendwo um den Gefrierpunkt stehen blieb und meine Worte mitten im Satz als Eiswölkchen verpufften.

»Und das ist das Frustrierendste an der ganzen Sache«, sage ich zu Alice. »Jetzt hält mich Dr. Visser für eine wild drauflosprojizierende Hypochonderin, dabei bin ich mir hundertprozentig sicher, dass ich die perfekte Psychiatriepatientin sein könnte.«

Alice versucht, sich aus ihrem Rollstuhl in einen Gartenstuhl zu hieven.

»Aber das ist doch nicht deine Aufgabe«, wendet sie ein.

»Doch, natürlich. Ich bin Patientin, also soll ich gesund werden. Dann ist es doch meine Aufgabe, möglichst gut mit meinen Therapeuten zu kommunizieren.«

»Das tust du doch!«

»Nein«, entgegne ich düster, »das Asperger-Drama war schon ein historischer Tiefpunkt, aber danach ging's in dem Gespräch noch weiter abwärts. Als ich gefragt habe, wann die erhöhte Dosis Antidepressiva anfängt zu wirken, hat Dr. Visser gemeint, ich klammere mich zu sehr an die Tabletten. Und als ich ihr gesagt habe, dass ich nach wie vor schlecht schlafe, war die Antwort, ich würde mich zu sehr aufs Wachliegen konzentrieren und den Tabletten keine Chance geben. Ich hab ihr gesagt, dass ich Probleme mit ruhelosen Beinen habe, seit wir mit dem Remeron angefangen haben, und da hieß es, das kann nicht sein, ruhelose Beine sind keine Nebenwirkung von Remeron. Ich hab dann im Spaß gesagt, dann hätte ich wohl vergessen, den Beipackzettel zu lesen, aber sie fand das prima und meinte, ich würde sonst nur die Nebenwirkungen auf mich projizieren.«

»Das mit der guten Patientin kannst du vergessen«, bemerkt Alice trocken.

Ich strecke verzweifelt die Arme gen Himmel. »Also echt! Egal, was ich mache, ich mach's anscheinend auf jede nur denkbare Weise falsch. Nach mir die Sintflut.«

»Okay, ihr hattet Kommunikationsprobleme – hast du was dagegen unternommen?«

»Hab ich«, antworte ich befriedigt. »Ich bin ins Büro und hab mir den Beipackzettel geben lassen. Und was steht da? Zu den Nebenwirkungen von Remeron gehören auch ruhelose Beine.«

»Das hab ich nicht gemeint. Ich hab gemeint: Was machst du gegen deine Probleme mit Dr. Visser?«

»Ich tu doch schon so viel! Für kaum jemanden leg ich mich so ins Zeug wie für Dr. Visser! Ich geb mir alle Mühe, sie weiterhin nett zu finden, sie ist nun mal meine Psychiaterin. Sie kümmert sich um meine Antidepressiva, meine Schlaftabletten, meine Betablocker …«

»Deswegen musst du sie doch nicht nett finden!«

»Doch, klar, sie hat mich völlig in der Hand, ob mir das gefällt oder nicht, und wenn ich sie nicht nett finde, dann werd ich noch komplett gestört wegen dieser grässlichen psychotischen Abhängigkeit. Also *muss* ich sie nett finden.«

Alice verdreht die Augen. »Stockholm-Syndrom nennt sich das«, sagt sie.

»Gesunder Menschenverstand nennt sich das«, pariere ich. »Außerdem hab ich gar nicht das Recht, sie nicht nett zu finden.«

»Jeder hat ein Recht auf seine Gefühle. Natürlich darfst du sie nicht nett finden.«

»Darf ich nicht.«

»Darfst du doch!«

»Nein, das darf man nicht! Das kann man nicht«, verbessere ich mich, und während ich es ausspreche, merke ich, wie der Frust nach und nach einem uralten Gefühl Platz macht. Leer. Frostig. Kalt. »Ich hab nicht das Recht, sie nicht nett zu finden. Sie tut ihr Bestes, mehr darf ich nicht verlangen. Das ist schon mehr, als ich verdiene, viel mehr. Ich hab nicht das Recht, jemanden nicht nett zu finden. Ich selbst bin ja so viel schlimmer. Ich bin ein viel minderwertigerer Mensch.«

»Ich find dich nett.«

»Das zählt nicht«, sage ich leise.

Aber es zählt doch. Gerade weil Alice es sagt.

»Aber das zählt nicht«, wiederhole ich grinsend. »Du bist in der Psychiatrie. Du sitzt im Rollstuhl.« Ich trete gegen das Gestell. »Schlimmer noch: Du bist durch deine Gedanken im Rollstuhl gelandet! Wenn hier jemand psychisch nicht ganz dicht ist, dann du!«

Alice wirft mir einen bösen Blick zu, dann muss sie lachen.

Ich lasse mich in dem wackligen Gartenstuhl nach hinten sinken und schaue mit einem warmen Gefühl im Bauch in die Luft. In den gewaltigen Himmel über uns nichtigen Psychiatriemenschlein. Natürlich zählt es. Alice zählt mindestens doppelt. Sie nimmt ihren Tabak vom Tisch und dreht sich sorgfältig eine neue Zigarette. Dann blickt sie auf. »Was ist eigentlich eine Gossenschlampe?«, fragt sie.

»Weiß ich auch nicht«, antworte ich nachdenklich.

»Straßenschlampe kenn ich natürlich, aber Miststück von einer Gossenschlampe – was ist der Unterschied?«

»Keine Ahnung. Aber mir gefällt's.«

»Mir auch.« Sie grinst. »Wär eine gute Frage für die Gruppe: ›Ich würde die Gruppe gern fragen, was ein Miststück von einer Gossenschlampe ist, damit ich weiß, ob der Begriff auf Dr. Visser zutrifft.‹ So was in der Art.«

»O Gott, Alice!«, rufe ich schockiert, aber lachend. »Bist du des Teufels? Ab in die Ecke! Nie mehr erzähl ich dir was. Nimm noch ein paar Placebos!« Ich werfe ihr die M&M-Tüte zu. »So reden wir hier nicht über unsere Therapeuten. Dr. Visser ist immer noch meine Psychiaterin, also find ich sie immer noch nett, so oder so.«

»Das hältst du nicht durch.«

»Das werden wir ja sehen.«

Martine

Als sich unsere Morgenrunde langsam totläuft, zieht Jacqueline plötzlich ein Post-it von ihrem Notizblock. »Das hätte ich fast vergessen: Sie wissen vielleicht, dass im Büro ein neues Whiteboard steht?«

Ich beäuge argwöhnisch den Zettel in ihrer Hand. Als ich gestern den leeren Karton im Flur sah, habe ich sofort eine Schere organisiert und ihn in zwei Teile zerschnitten, als

Puzzleunterlagen. Gwen hatte es erlaubt. War der Karton nicht dafür gedacht?

»Beim Übertragen der Daten von der alten Tafel auf die neue sind leider einige Zimmernummern und Patientennamen durcheinandergeraten. Myrthe, wissen Sie vielleicht auswendig, wer Ihre BPKs sind?

Ich verstehe nicht. Was sind BPKs?

Während ich Jacqueline ins Büro folge, erfahre ich zu meinem großen Erstaunen, dass in der ganzen Zeit, seit ich hier bin, zwei Bezugspflegekräfte für mich zuständig waren, und nach einigem Nachforschen in den Unterlagen entdeckt Jacqueline, dass Leny und Sandra in den vergangenen Monaten meine wichtigsten Ansprechpartner waren.

»Dann hätte ich gern ein Gespräch«, sage ich munter.

Jacqueline fährt mit dem Finger über die Tafel. »Leider sind heute beide nicht da.«

Schade. Andererseits: Mit etwas Glück schmort das Drama mit Dr. Visser noch Monate weiter, und morgen sind Leny und Sandra bestimmt wieder da.

»Aber ich hätte jetzt Zeit. Ist das okay?«

Ich drehe mich überrascht um. Martine sieht mich hinter der Tafel hervor an. Ob das okay ist? Ich überlege kurz. Martine ist mehrmals mit mir spazieren gegangen, als ich Selbstmordgedanken, aber noch keinen unbegleiteten Ausgang hatte. Und wenn wir uns nachts an der Grenze zwischen meiner Schlaflosigkeit und ihrem Nachtdienst begegnen, bleibt sie manchmal auf einen Plausch bei mir stehen. Martine ist eine besonders einfühlsame Pflegekraft. Das ist nicht das Problem.

Das Problem ist: Martine gehört zur Tagesklinik. Ihr natürliches Habitat ist nicht die Klinik im Erdgeschoss, sondern das Paralleluniversum im ersten Stock. Die Patienten dort sind technisch gesehen zwar noch nicht ganz gesund, aber es geht ihnen besser als an dem Tag, an dem sie zum ersten Mal in die

Klinik kamen. Es sind Menschen, die sich ihre Selbstständigkeit zurückerobern und sich Schritt für Schritt wieder in die Gesellschaft integrieren. Menschen mit Rückgrat. Man kann eine Pflegekraft zwar aus der Tagesklinik holen, aber man holt die Tagesklinik nicht aus der Pflegekraft.

Und ich bin nicht in der Tagesklinik. Ich bin eine klinische Patientin, eine ganz andere Spezies. Ich habe kein Rückgrat. Ich bin eine Muschel. Weniger als eine Muschel. Ich bin das wehrlose weiche Tierchen in ihrem Innern, und die Psychiatrie ist meine Schale.

Pflegekräfte aus der Tagesklinik platzieren gern ein Sandkorn in der Schale, um der Muschel zu zeigen, dass auch Weichtiere über enorme Problemlösungsfähigkeiten verfügen, wenn das fragliche Problem nur genug juckt, pikst und stört.

Wachsam folge ich Martine in den Besprechungsraum. Sie stellt den Schieber an der Tür auf »Bitte nicht stören« und setzt sich auf den Stuhl schräg neben mir. Schweigen.

Ich kann mich nicht länger drücken: Das Problem Dr. Visser muss gelöst werden. Ich muss kämpfen, für das eintreten, woran ich glaube, die Behandlung erzwingen, auf die ich ein Recht habe. Die Kunst ist, das in einem einzigen Satz zusammenzufassen.

»Kann ich einen anderen Psychiater kriegen?«

Martine verschluckt sich an ihrem Kaffee und muss husten. Was ich zu ignorieren beschließe. Denn meine Lösung ist brillant in ihrer Schlichtheit: Ich bin Dr. Visser los, und Dr. Visser ist mich los.

Martine scheint weniger begeistert. »Also zunächst mal ...«, sagt sie behutsam, »ja, das geht natürlich.« Dann sieht sie mich ernst an. »Aber es kommt nicht oft vor. Es ist ein ziemlicher Umstand für alle Beteiligten, und es wirkt sich nicht immer günstig auf die Behandlung aus. Theoretisch wäre es eventuell möglich, wenn es ein gut begründetes Anliegen ist. Warum wollen Sie das wissen?«

Ich sage ihr, warum ich das wissen will. Oder besser, warum ich das gar nicht wissen will, sondern warum ich keine andere Wahl habe. Weil Dr. Visser mich komplett verrückt macht und ich sie wahrscheinlich auch.

Martine scheint einen Augenblick darüber nachzudenken. »Ich erkläre Ihnen, wie das laufen würde, falls Sie wirklich einen anderen Psychiater wollen«, sagt sie. »Da für Dr. Visser Dr. Valk zuständig ist, würde es bedeuten, dass Sie Patientin von Dr. Valk werden.«

Ich versuche, mir nichts anmerken zu lassen. Dr. Valk als Hauptbehandler würde meinen Psychiatrie-Aufenthalt zwar mit Sicherheit anregender, aber bestimmt nicht unkomplizierter machen.

»Allerdings ist Dr. Valks Terminkalender so voll, dass er im Moment keine neuen Patienten annehmen kann. Ihre Akte würde also an Dr. de Vries gehen, die andere Psychiaterin in Ausbildung. Die kennt Sie aber nicht und müsste sich erst wieder bei Dr. Visser informieren und sich dann auch immer wieder mit ihr beraten, weil Dr. Visser Sie am besten kennt.«

Also landen wir doch wieder bei Dr. Visser.

»Was soll ich dann machen?«

»Es scheint mir eine gute Idee, wenn Sie erst mal mit Dr. Visser darüber sprechen.«

Ich zucke zusammen. »Das scheint mir eine sehr schlechte Idee«, entgegne ich. »Das Problem ist ja gerade, dass ich nicht mit ihr sprechen *kann.*«

»Haben Sie's schon mal ernsthaft versucht? Haben Sie ihr gesagt, wie schwer Sie sich mit ihr tun?«

»Nein, aber das weiß sie doch, sie ist doch selbst dabei!«

»Ja, schon«, antwortet Martine nachdenklich. »Und ich hab auch gemerkt, dass die Kommunikation zwischen Ihnen beiden in letzter Zeit nicht ganz rund läuft, aber ich wusste nicht, dass das so eine Belastung für Sie ist ...«

»Ach, Belastung ... Belastung ist so ein großes Wort. Vielleicht sollte ich nicht so ein Problem draus machen. Vielleicht ist es in der Praxis ja halb so schlimm …«

»… dass Sie sogar überlegen, den Psychiater zu wechseln«, fährt Martine unbeirrt fort.

»Aber da ein anderer Psychiater anscheinend sowieso keine Option ist, hat es wohl keinen Zweck, mit Dr. Visser darüber zu sprechen.«

»Ich fände es sehr gut, wenn Sie's trotzdem täten. Denn ich glaube, wir reden hier nicht nur von Dr. Visser, sondern auch von Ihnen. Könnte es nicht sein, dass das, was sich zwischen Ihnen und Dr. Visser abspielt, ein Muster ist, das Ihnen häufiger begegnet? Oder in der Vergangenheit begegnet ist?«

»In der Vergangenheit hatte ich keinen Psychiater«, antworte ich. »Und jetzt versuch ich ja, was zu tun. In der Vergangenheit hätte ich alles ignoriert, ich hätte so getan, als ob es mich nicht kratzt, und gewartet, bis es von selbst vorbeigeht.«

»Dann bestand Ihre Strategie also bisher darin, Ihr Gefühl auszuschalten und Konfrontationen aus dem Weg zu gehen«, fasst Martine zusammen.

»Genau.«

»Deshalb suchen Sie das Gespräch mit mir als Pflegekraft – um zu fragen, ob Sie einen anderen Psychiater bekommen können.«

Mist.

»So ist es doch, oder?«, fragt sie freundlich.

Das ist die Schwierigkeit mit Pflegekräften aus der Tagesklinik. Während ich mich als Opfer von Dr. Visser sehe, sieht Martine mich als jemanden, der ein Problem mit Dr. Visser hat. Das ist etwas anderes. Etwas viel, viel Bedrohlicheres.

»Ich denke, es wäre gut, wenn Sie dieser Konfrontation einmal nicht aus dem Weg gehen würden«, fährt Martine fort. »Nehmen Sie's als Chance, mit neuen Verhaltensweisen zu experimentieren. Wer weiß, vielleicht ist das Resultat ja sehr gut, und dann haben Sie eine neue Erfahrung gemacht.«

»Wenn ich so positiv denken könnte, wär ich nicht hier«, murmle ich. »Und wenn das Resultat nicht gut ist?«

»Dann können wir immer noch sehen, ob es eventuell doch möglich ist, den Psychiater zu wechseln«, antwortet sie großmütig. »Aber ich glaube, Sie werden staunen, was sich tut, wenn Sie für sich selbst eintreten. Was könnte dabei denn schlimmstenfalls passieren?«

»Dass sie nicht zuhört. Dass sie mich nicht versteht. Dass sie meint, ich stelle mich an. Dass sie mich noch nerviger findet als vorher, obwohl das meiner Meinung nach kaum noch möglich ist.«

»Genau. Und jetzt stellen Sie sich mal vor, Sie erklären ihr das alles genauso klar und deutlich wie mir eben, sie hört Ihnen zu, und Sie beide suchen gemeinsam nach einer Lösung. Wie ist das?«

»Scheußlich.«

Es besteht eine minimale Chance, so mache ich mir mit Schrecken bewusst, dass wir das Problem schlicht und einfach lösen. Das will ich aber nicht. Ich will überhaupt nichts lösen. Ich will einen neuen Psychiater. Damit ich die alte Situation mit Dr. Visser einkapseln und ungelöst ad acta legen kann, sodass ich mit mildem Ärger darauf zurückblicken kann, in dem beruhigenden Bewusstsein, dass es ausschließlich an ihr gelegen hat. Dr. Visser war eben eine blöde Kuh. Dann kann ich friedlich in einem Universum weiterleben, in dem Psychiater gestört und Patienten nur ein bisschen durcheinander sind.

Das geht aber nicht, wenn wir das Problem lösen. Denn tief drinnen weiß ich sehr wohl, was das bedeutet: Ich müsste mir eingestehen, dass es zum Teil auch an mir liegt. Was wiederum bedeutet, dass ich mich verpflichtet fühlen würde, solche Fehler in Zukunft zu vermeiden – also noch mehr Selbsterforschung, noch mehr Experimente mit noch mehr neuen Verhaltensweisen. Und ich weiß nicht, ob ich das will. Oder besser: Ich weiß ganz genau, dass ich das nicht will.

»Vielleicht sollte ich's einfach positiv sehen«, sage ich düster. »Schlimmer als im Moment kann's nicht mehr werden.«

»Das finde ich nicht sehr positiv.«

»Danke, dass Sie mir den letzten Strohhalm auch noch nehmen.«

X

Als ich geendet habe, bleibt es still.

Ich hebe den Blick vom Boden und richte ihn mit dem Mut der Verzweiflung auf meine Psychiaterin. In ihren Augen sehe ich professionelle Freundlichkeit und wohlwollendes Unverständnis, was mich schon seit vier Monaten fertigmacht. Eine hypereffiziente Psychiaterin ist wie eine Badewanne voller Piranhas. Dr. Visser hört zu, aber sie hört mich nicht. Ihr Problem: Ich bin keine Krankheit, sondern eine Patientin. Mein Problem: Sie ist Ärztin, kein Medikament. Wir haben nichts gemeinsam außer der Tatsache, dass wir Menschen sind, und selbst das steht, was mich betrifft, in Zweifel.

»Okay«, sage ich abrupt, »vergessen Sie den Autismus. Wir machen's anders: Ich bin die Ärztin, und Sie sind die Patientin.«

Dr. Visser zieht die Brauen hoch.

»Sorry, Sie sind keine Patientin«, korrigiere ich mich eilig, »Sie sind einfach ein Mensch.«

Die Kunst besteht darin, die Botschaft so zu formulieren, dass die Ärztin in Dr. Visser sie ignoriert und der Mensch in Dr. Visser sie versteht. Nur keinen Fachjargon. Ich werte ihr Schweigen als Zustimmung.

»Sie haben ein Problem und kommen damit zu mir, Ihrer Ärztin. Sie zählen mir Ihre Beschwerden auf: Kopfschmerzen, Müdigkeit, Unwohlsein, was weiß ich alles. Als Ärztin höre ich mir Ihre Symptome an und sage dann: ›Sie leiden an X. Ich gebe Ihnen Y gegen die schlimmsten Beschwerden, und wenn es nach vier Wochen nicht besser ist, probieren wir's mit Z.‹«

Ein verwirrt-belustigter Ausdruck tritt auf ihr Gesicht.

»Sie verstehen nur Bahnhof, stimmt's?«, sage ich. »Was ist X? Was ist Y? Warum nehmen wir nicht gleich Z, und was passiert, wenn man gar nichts macht? Als Patientin bombardieren sie mich mit all diesen Fragen, und als Ärztin erkläre ich es Ihnen: ›X ist eine Art B, also beginnen wir mit dem relativ unbedenklichen Y. Manche Ärzte wählen gleich das stärkere Z, aber das hat mehr Nebenwirkungen, die sogar zum T führen können, und das will man natürlich nicht.‹«

Dr. Visser muss lachen. »Nein, das will man allerdings nicht. Auch wenn ich keine Ahnung habe, wovon Sie reden.«

»Ich habe Ihnen aber genau erklärt, an welcher Krankheit Sie leiden, welche Therapien, Alternativen und Risiken es da gibt – was wollen Sie denn noch?« Mit Staunen registriere ich die Ungeduld in meiner Stimme, die Gereiztheit und Verständnislosigkeit, die ich schon jetzt gegenüber der widerspenstigen Patientin vor mir empfinde. Ich bin meine eigene Dr. Visser.

»Sehen Sie, das ist das Problem«, sage ich leicht resigniert. »Für einen Arzt hat jedes Wort eine Bedeutung, aber für einen Patienten nicht. Wenn Sie also sagen, dass Sie an hochfunktionalen Autismus denken, denke ich an Dustin Hoffman. Sie denken an eine Störung im autistischen Spektrum, ich denke: Gibt es noch mehr hochfunktionale Varianten außer Rain Man? Und wenn ja, welche wäre akzeptabel für mich und welche auf keinen Fall? Kann ich geheilt werden, oder muss ich lernen, damit zu leben, und was bedeutet eine solche Diagnose für die Behandlung hier? Wirkt sie sich auf meine Medikation oder meine Therapie aus, und besteht die Depression unabhängig davon oder nicht?«

Ich sehe Dr. Visser genervt an. »Deswegen will ich immer alles wissen. Weil ich es verstehen will. Ich bin keine Hypochonderin. Ich will nur verstehen, was hier mit mir passiert und warum. Nicht weil ich Ihnen nicht vertraue, sondern weil ich sonst verrückt werde. Deshalb fand ich es auch ganz schrecklich, als Sie nichts mehr zu den Medikamenten sagen wollten, damit ich die Nebenwirkungen nicht auf mich projiziere. Wenn man als Hypochonder gilt, ist alles, was man sagt, suspekt. Das ist, als würde man mundtot gemacht. Als wäre mein Krankheitsbild ohne mich viel klarer. Als wäre ich die Komplikation und die Krankheit das Opfer. Aber vielleicht ist es ja so«, sage ich niedergeschlagen. »Vielleicht bin ich das ja.«

Als es still bleibt, senke ich den Blick.

»Nein, so denke ich nicht«, höre ich dann. »Ich denke, dass Sie sich unrecht tun, wenn Sie sich nur als eine Ansammlung von Symptomen betrachten. Vielleicht haben wir das ja unterschätzt bei unserer Suche nach der richtigen Diagnose und Medikation. Wenn ich Sie so höre, muss ich mein Bild von Ihnen wohl tatsächlich revidieren.«

Ich will aber gar nicht, dass Dr. Visser ein Bild von mir hat.

»Wie sehen Sie mich denn?«, frage ich nervös.

»Als eine …« Sie wählt ihre Worte sorgfältig. »… eine hochintelligente Frau, die über sehr viele Fähigkeiten verfügt, sich aber schwertut, diese Fähigkeiten zu erkennen und sie für sich selbst zu nutzen statt für andere. Eine Frau, die immer wieder in einer schweren Depression versinkt.«

»Schwere Depression?«

»Genau. Das Problem ist, dass Sie gelernt haben, für alles selbst eine Lösung zu finden, und das versuchen Sie auch hier. Ich bin zwar Ihre Psychiaterin, aber ich kann nicht alles allein machen, ich bin auf Ihre Mitarbeit angewiesen. Ich möchte gern mit Ihnen gemeinsam nach Lösungen suchen, aber ich finde es furchtbar schwierig und manchmal fast unmöglich zu erkennen, was in Ihnen vorgeht.«

»Das mach ich nicht mit Absicht.«

»Ich weiß. Aber Sie sind immer freundlich und höflich, damit wiegen Sie alle um Sie herum in Sicherheit, und die anderen merken nicht, dass Sie sie in Wirklichkeit auf Abstand halten.«

Eine uneinnehmbare Festung aus Freundlichkeit. Ich lache düster.

»Heute empfinde ich das übrigens zum ersten Mal nicht so«, fährt sie fort. »Vielleicht, weil Sie heute zum ersten Mal erkennen lassen, was in Ihnen vorgeht, statt zu allem Ja zu sagen. Denn ich merke durchaus, dass Sie gar nicht wirklich so denken.«

Beschämt wende ich den Blick ab. Meine Psychiaterin. O Gott. Eine Patientin greift sie wegen ihrer Arbeitsweise an, und als sie anschließend eine Charakteristik dieser Patientin liefert, tut sie das, ohne es ihr mit psychiatrischen Fachausdrücken heimzuzahlen. Respekt.

»Gibt es noch mehr, was Sie besprechen möchten?«, fragt sie dann.

Ich könnte es natürlich damit gut sein lassen ... »Ja«, antworte ich, und sofort verfluche ich mich dafür. »Warum dachten Sie, ich projiziere etwas auf mich? Warum dachten Sie, ich sei eine Hypochonderin? Das versteh ich nicht. Ich habe von allen Tabletten, die ich hier bekommen habe, die Beipackzettel gelesen, und ich hatte nur selten eine Nebenwirkung; ab und zu einen trockenen Mund, ruhelose Beine und einmal Herzbeschwerden.«

»Aber das haben Sie doch selbst gesagt«, antwortet Dr. Visser. »Als ich Sie gefragt habe, ob es nicht sein könnte, dass Sie nicht manchmal etwas auf sich selbst projizieren, da haben Sie genickt.«

Ah.

Ich setze mich unbehaglich auf meinem Stuhl zurecht. Das könnte tatsächlich sein. Die typisch Visser'sche doppelte Verneinung, gefolgt vom Nicken der Patientin, die es längst aufgegeben hat, die Frage zu verstehen, und wieder ohne Rücksicht auf Verluste zu allem Ja und Amen sagt.

»Okay«, murmle ich beschämt. »Ja, ich erinnere mich dunkel. Aber vielleicht hab ich nicht als Antwort genickt, sondern weil ich versucht habe, die Frage zu verstehen.«

Dr. Visser sieht mich verdutzt an.

»Doppelte Verneinungen«, sage ich zaghaft. »Sie gebrauchen in einer Frage oft zwei- oder sogar dreimal das Wort ›nicht‹ – eben auch wieder –, und dann weiß ich nicht, was ich antworten soll. Heißt ›ja‹ dann ›ja‹, oder heißt es ›nein‹?«

Ich würde am liebsten im Erdboden versinken.

Doch da lacht Dr. Visser. Es ist nicht das missbilligende Lächeln, mit dem sie normalerweise auf meine Versuche, witzig zu sein, reagiert, sondern ein richtiges Lachen. »Das kann ich mir vorstellen«, sagt sie, während sie sich um ein gesittetes Lächeln bemüht. »Doppelte Verneinungen können für Patienten tatsächlich verwirrend sein. Mir war gar nicht bewusst, dass ich das mache, aber ich werde von jetzt an darauf achten. Möchten Sie noch über irgendetwas anderes sprechen?«

»Nein. Ich fand's schön, dass Sie mir zugehört haben.«

»Und ich bin froh, dass wir uns ausgesprochen haben«, sagt sie ernst. »Ich hatte in den vergangenen Wochen natürlich gemerkt, dass es nicht rund lief zwischen uns. Gut, dass Sie das Gespräch gesucht haben. Tun Sie das unbedingt weiterhin, auch mit anderen hier. Damit ist allen geholfen.« Sie nickt. »Und wenn ich es mir jetzt überlege, finde ich, dass Sie nach unserem Gespräch längst nicht mehr so autistisch wirken.«

Ich bin perplex. Einen Sekundenbruchteil habe ich meine Gesichtszüge noch unter Kontrolle, dann pruste ich los. Weil Dr. Visser Ärztin ist und kein Medikament und weil ich keine Krankheit bin, sondern eine Patientin. Vor allem aber sind wir beide Menschen. Und beide komplett gestört.

Therapiegruppe

Wenn man in der Therapiegruppe ist, hat man etwas erreicht. Dann ist man etwas: etwas weniger krank als die anderen. Einzige Voraussetzung für die Teilnahme an der Aufnahmegruppe ist, dass man krank genug ist, um aufgenommen zu werden. Einzige Voraussetzung für die Teilnahme an der Therapiegruppe ist Lars. Und obwohl Lars jetzt Urlaub hat, ist Pünktlichkeit auch weiterhin ein Zeichen geistiger Gesundheit, und je weiter unsere Therapie fortschreitet, desto pünktlicher müssen wir sein, finde ich. Das klappt inzwischen ganz gut. Dimitri bleibt konstant weg, ich komme wie immer drei Minuten zu früh und Alice ebenfalls, weil sie im Moment von mir überallhin geschoben wird.

Wir sind eine erlesene Gesellschaft. Wenn Lars zurück ist, nimmt er wahrscheinlich wieder Neue in die Gruppe auf, aber da sie erst ein Vorgespräch absolvieren und einen Therapieplan bekommen müssen und da nur maximal zwei Neue gleichzeitig in die Gruppe dürfen, bin ich, bis sie wieder voll ist, längst aus der Psychiatrie raus.

Als ich Alice in den Gruppenraum schiebe, höre ich plötzlich Schritte hinter mir. Ich bleibe abrupt stehen. Die Aufnahmegruppen haben jetzt ihre Morgenrunde, also müsste es, von Alice, mir und eventuell einer Pflegekraft abgesehen, ruhig sein auf der Station.

Die Schritte klingen nicht nach Pflegekraft.

Ich drehe mich um.

Hinter mir steht ein Mann: Groß und drahtig, gewelltes blondes Haar, das ihm jungenhaft verwegen in die Augen fällt. Keine Ahnung, wie er heißt. Namen werden unwichtig, wenn die meisten Neuen nach einer oder zwei Wochen wieder verschwinden und die Wochen bei einem selbst längst zu Monaten geworden sind. Ich weiß nur, dass der Mann vor vierzehn Tagen auf die Station gekommen ist und mich sofort zu einer

Partie Trivial Pursuit überredet hat, die ich gewonnen habe, worauf er mich beschuldigte, geschummelt zu haben. Vor uns sind nur der Gruppenraum und die Raucherecke, sonst nichts.

»Äh …«, sage ich zögernd, »die Therapiegruppe hat hier gleich ihre Morgenrunde.«

»Und?«, sagt der Mann. Plötzlich fällt mir sein Name ein: Boudewijn!

»Unsere Morgenrunde ist doch hier, oder?«, frage ich Alice.

»Soviel ich weiß, schon«, antwortete Boudewijn an ihrer Stelle. »Dann bin ich ja richtig.«

Bis Max und Gwen den Gruppenraum betreten, um den Tag offiziell zu eröffnen, schmoren Alice und ich bereits in unserer eigenen Hölle. Als wir hereinkamen, waren fast alle Stühle von Neuen besetzt, die uns erwartungsvoll anstarrten. Ich suchte Alices Blick – wo sollten wir uns hinsetzen? –, aber sie sah mich an, als wäre ich ihr genauso fremd wie die anderen, und verschanzte sich in der hintersten Ecke. Ich schlängelte mich zu einem Stuhl auf der anderen Seite durch.

Ich bin allein.

Allein inmitten einer Kakofonie von Stimmen, die erbost oder ängstlich durcheinanderrufen, sie gehörten gar nicht hierher, wollten nicht hier sein. Eine Frau sagt, beim Frühstück habe es plötzlich geheißen, sie müsse in die Therapiegruppe, dabei sei sie nur für eine Auszeit nach einer Psychose hier und werde in einer Woche wieder entlassen. Ein Mann beklagt sich, er habe seit seiner Einweisung noch keinen Psychologen zu Gesicht bekommen – wie man dann entscheiden könne, dass er in diese Gruppe müsse? Kim sieht mich bestürzt an, und ich versuche, der Panik, die mich erfasst, Herr zu werden. Warum macht das Pflegeteam so etwas?

Die Einzigen, die ich kenne sind Alice, Kim und Ria. Die arme, schmächtige Ria, die ohne Joke als Stab und Stütze ihr Taschentuch zerknüllt und nach fünf Minuten so herzzerreißend zu weinen beginnt, dass die Morgenrunde unterbrochen werden muss und Gwen sie erst ins Büro bringt, ehe wir weitermachen können.

Als Gwen zurückkommt, blickt sie mit einem so starren Lächeln in die Runde, dass sich mir der Magen umdreht.

»Am besten, wir fangen noch mal von vorn an.« Sie wirft Max einen Blick zu. »Das hier kommt für Sie alle sehr überraschend und für uns genauso, aber wir können es leider nicht ändern. Da die Therapiegruppe so klein war und Lars in Urlaub ist, hat Niels als sein Stellvertreter gestern spontan beschlossen, sie aufzufüllen. Aber nichts geschieht hier ohne Ihr Einverständnis. Sollten Sie nicht in die Therapiegruppe wollen, können Sie das bei Ihrem Vorgespräch mit Niels sagen und mit ihm gemeinsam nach einer Lösung suchen.«

»Und wann ist dieses Gespräch?«, meldet sich eine Psychotikerin zu Wort. »Ich werde nämlich in einer Woche entlassen. Und ich bleib hier nicht länger, nur weil ich auf ein Gespräch warten muss, um wieder aus der Gruppe rauszukommen. Ich will das Gespräch jetzt gleich, heute noch.«

Gwen räuspert sich. »Niels hat im Moment alle Hände voll zu tun, aber wir sehen zu, dass alle neuen Gruppenmitglieder, bevor Lars wiederkommt, ein Vorgespräch und einen Therapieplan bekommen.«

»Und wann kommt dieser Lars wieder?«

»In drei Wochen.«

Da bricht die Hölle los.

»In drei Wochen!«, ruft die Psychotikerin. »Was soll denn das? Ich hab doch längst einen Therapieplan! Und in dem steht schwarz auf weiß, dass nächsten Freitag mein letzter Tag hier ist, ich *darf* gar nicht länger bleiben. Werft ihr eigentlich mal einen Blick in eure Akten?«

Gwen blättert konsterniert in ihren Unterlagen. »Sie haben einen Therapieplan? Wer hat den erstellt?«

»Mein Psychologe und dieser Psychiater hier, Dr. Valk.

Sorry, aber ich mach da nicht mit. Ich bin hier, um mich auszuruhen, und sollte in der Aufnahmegruppe bleiben. Wenn die Sache nicht schleunigst geklärt wird, beschwer ich mich.« Die Frau springt wütend auf und marschiert hinaus.

»Äh, ich geh mal eben mit«, sagt Gwen leise zu Max und steht eilig auf. »Schaffst du's allein?«

Als die Tür wieder zu ist, bleibt es einen Moment still.

»Okay«, sagt Max dann munter, »wie wär's erst mal mit einer Vorstellungsrunde? Wer macht den Anfang?«

»Ich«, sagt eine kleine Frau auf der anderen Seite des Stuhlkreises. »Mein Name ist Eva, ich weiß nicht, was ich hier soll, und ich will auch in der Aufnahmegruppe bleiben. Ich hab eine postnatale Depression, rein biologisch, nichts Psychisches. Was soll ich da in einer Therapiegruppe drüber reden?«

»Wenn man nicht schwanger war, ist es auch keine postnatale Depression«, sagt ein hochgewachsener, kahl geschorener Mann in einem Death-Metal-Shirt.

»Ja, aber sonst ist es genau das Gleiche. Es kommt nicht von psychischen Problemen, sondern bloß von irgendwelchen Stoffen im Gehirn.«

Du hast keine Stoffe im Gehirn. Ich starre düster zu Boden. Das soll die Therapiegruppe sein? Lauter Leute mit irgendwelchen Stoffen im Gehirn? Tschüs, Therapie! Hallo, Tabletten! Plötzlich merke ich, dass alle schweigen. Verdammt, hab ich das etwa laut gesagt?

Ich werde rot. »Ich mein, ich hab keine Stoffe im Gehirn«, sage ich. »Ich hab Gedanken im Gehirn. Wenn ich nur Stoffe im Gehirn hätte, dann hätte ich kein Problem.«

Eva wirft mir einen flüchtigen Blick zu und schnaubt geräuschvoll.

Da kommt Gwen wieder herein, hochrot im Gesicht.

»Ich will nicht in die Therapiegruppe«, sagt Eva. »Ich war vor zehn Jahren schon mal mit einer postnatalen Depression hier und hab keine Lust auf die ganzen Schauergeschichten. Ich will nichts davon wissen, das belastet mich bloß. Ich find's ja schlimm, was andere so erlebt haben, aber ich bin wegen mir hier und will nicht mit dem Elend anderer konfrontiert werden.«

»Okay«, sagt Gwen, »wenn Ihnen die Gespräche zu viel sind, können wir's auch so machen, dass Sie die auslassen und nur die Übungen mitmachen. Betrachten Sie's als eine Art Probelauf: Sie nehmen ein paar Tage an der Therapiegruppe teil, dann können Sie sehen, ob das was für Sie ist oder nicht.«

Probelauf? Gespräche auslassen? Bestürzt sehe ich mich um. Als wären Alice und ich Affen, die wildfremden Leuten Kunststückchen vorführen, damit sie entscheiden können, ob sie mehr davon sehen wollen oder nicht. Soll das jetzt die Therapiegruppe sein? Aus dem Augenwinkel sehe ich, wie Alice sich immer tiefer in ihrem Rollstuhl verkriecht. Das geht doch nicht! Das kann man ihr doch nicht antun! Es gibt schließlich Regeln!

Ein lautes Hüsteln unterbricht die Stille.

»Willst du was sagen, Boudewijn?«, fragt Eva scharf.

»Ja.« Er streicht sich die blonde Strähne aus der Stirn. »Nämlich dass du von allen hier die Letzte bist, die behaupten darf, die Geschichten von anderen würden sie belasten. Du bist doch diejenige, die ständig wildfremde Besucher an der Tür abfängt und sie zu ihren Leuten bringt, als würdest du zum Personal gehören, und dann fragst du ihnen Löcher in den Bauch, warum der Patient hier ist und wie schlimm es um ihn steht.«

Gwen schreibt hektisch etwas auf ihren Notizblock.

»Okay, Boudewijn. Möchten Sie vielleicht auch etwas von sich selbst erzählen?«, sagt Max diplomatisch.

Boudewijn kneift die Augen zusammen. »Nein.«

Max blinzelt erstaunt und wirft seiner Kollegin einen raschen Blick zu. »Äh, können Sie auch erklären, warum nicht?«

»Ja, das kann ich: Weil ich hier niemanden sehe, dem ich vertraue. Soll ich etwa Dinge, die ich nicht mal meinen besten Freunden sage, diesem zusammengewürfelten Haufen von Gruppe erzählen, damit sie in ein paar Wochen oder Monaten oder Jahren auf Umwegen an meinem Arbeitsplatz, bei meiner Familie oder meinen Freunden landen? Sorry, aber da mach ich nicht mit!«

»Aber alles, was hier besprochen wird, bleibt in der Gruppe«, entgegnet Max.

»Und wer garantiert mir das? Gibt es ein Formular, mit dem sich alle zu strikter Geheimhaltung verpflichten? Oder muss ich einfach darauf vertrauen, dass es so ist? Denn wenn es hier tatsächlich so was wie eine Schweigepflicht gibt« – Max und Gwen nicken beruhigend – »dann will ich, dass alle in diesem Raum eins wissen: Sollte ich dahinterkommen, dass jemand irgendwas über mich weitererzählt hat, dann mach ich ihn fertig. Im Ernst. Ich nehm mir einen Anwalt und verklage euch und die Psychiatrie wegen Vertrauensbruch, Verleumdung und Verletzung der Geheimhaltungspflicht, und ich prozessiere so lange, bis nichts mehr von euch übrig ist. Ich mach euch fertig, verlasst euch drauf!«

Stille.

»Äh, ja …« Gwen ist ein wenig blass geworden. »Das müsste man vielleicht mit Lars besprechen. Aber bis dahin möchte ich noch mal betonen, dass alles, was in der Gruppe gesagt wird, auch in der Gruppe bleibt.« Sie wirft einen hoffnungsvollen Blick auf den Mann in dem Death-Metal-Shirt, der neben Boudewijn. Er versteht den Wink und hievt sich der Form halber ein Stück hoch. Er ist gut zwei Meter groß, und auf seinem Arm prangt ein riesiges Drachentattoo, doch sein Gesichtsausdruck ist seltsam leer.

»Ich bin Thomas«, sagt er. »Und depressiv. Vor ein paar Wochen hat man mich aus dem Wrack meines Autos gezogen, und seitdem bin ich hier. Wenn ich selbst was tun kann, um aus der Depression rauszukommen, dann will ich das gern lernen. So wie jetzt geht's jedenfalls nicht weiter, und Pillen wirken bei uns in der Familie nicht. Deshalb bin ich froh, dass ich in die Therapiegruppe kann.«

Es tut fast weh zu sehen, wie erleichtert Max und Gwen sind. »Liegen Depressionen bei Ihnen in der Familie?«, fragt Max.

»Ja, mein Bruder, mein Opa und Tanten von mir, vor allem väterlicherseits. Mein Vater hat vor zehn Jahren Selbstmord begangen.«

»Also sind Sie hier, um zu lernen, wie Sie mit der erblichen Belastung umgehen können.«

Thomas nickt. »Und weil mein Vater es hier getan hat.«

Max schnappt nach Luft. »Hier?«, fragt er heiser.

»Weiß Ihr Therapeut das?«, fragt Gwen eindringlich.

»Ja.« Thomas verschränkt gelassen die Arme, und der Drache rollt über seine Muskeln. »Wenn sein Psychologe noch da wäre, hätte ich mich nicht hier einweisen lassen. Aber der hat damals Berufsverbot bekommen. Es ist komisch, ich weiß, aber ich nehm sonst niemandem was übel, auch denen nicht, die damals schon hier gearbeitet haben. Ich bin meinetwegen hergekommen und find's gut, da zu sein, wo mein Vater auch war. Das ist, als wär ich ihm nahe.«

Als er mich ansieht, schlage ich die Augen nieder.

»War's das?«, fragt Gwen behutsam.

Thomas nickt.

»Kim?«, sagt Max. »Möchten Sie sich der Gruppe vorstellen?«

Kim sitzt gekrümmt auf ihrem Stuhl, die Arme um die Knie geschlungen, und starrt durch ihre glatt herabhängenden roten Strähnen vor sich hin. Sie wirkt so, wie ich mich fühle: völlig verloren.

Als das Schweigen drückend wird, verschränkt Boudewijn demonstrativ die Arme. »Wenn du nicht reden willst, was machst du dann hier?«, fragt er. »Wenn du sagst, was mit dir los ist, kann man dir helfen, dann geht's dir besser. Oder willst du das gar nicht?«

»Was soll ich denn sagen?«, stößt Kim heftig hervor. »Ich bin Kim. Einundzwanzig Jahre und depressiv. Ich will sterben.«

»Das wollen wir alle«, sagt Thomas.

»Können Sie sagen, woher dieses Gefühl kommt?«, fragt Max.

Doch Kim ist schon wieder in ihrer Lethargie versunken. »Nein.«

»Kannst du nicht, oder willst du nicht?«, fragt Boudewijn.

Ich bin entsetzt. Warum greifen Max und Gwen nicht ein? Das hilft doch niemandem!

»Was willst du hören?«, sagt Kim tonlos. »Ich hab das Gefühl, ich bin nichts wert. Ich mach alle und alles kaputt. Auf dem Gymnasium war ein Junge in mich verliebt. Er hat mir Briefe geschickt und am Valentinstag eine Rose, und ich fand ihn auch ganz nett, aber ich wollte nichts von ihm. Er hat mich gestalkt, hat jeden Tag nach der Schule auf mich gewartet, und wir mussten uns sogar eine neue Telefonnummer geben lassen. Da hat er mir gesimst, dass er nicht weiterleben kann, wenn ich ihn ständig zurückweise.«

»Arschloch«, murmelt Thomas. »Du bist doch hoffentlich nicht drauf eingegangen?«

»Nein.« Kim zuckt mit den Schultern. »Eine Woche später ist er vom Dach der Schule gesprungen und war tot. Das ist jetzt eine Ewigkeit her, aber ich geh immer noch zum Psychologen, hab immer noch Angst vor Beziehungen und vertraue niemandem. So hat das Leben keinen Sinn mehr. Ich wollte, ich selbst wär vom Dach gesprungen, das wär für alle besser gewesen.«

Ich sehe mich um. Alice scheint kaum etwas mitbekommen zu haben, aber die anderen wirken betroffen, nicht von dem, was Kim erzählt hat, sondern davon, *wie* sie es erzählt hat. Unbewegt, tonlos, als wäre es nichts.

Max räuspert sich.

»Sorry, aber soll das vielleicht schlimm sein?«, fragt da ein Junge auf der anderen Seite des Stuhlkreises.

Selbst Max und Gwen wissen zunächst nicht, wie sie reagieren sollen.

»Worum geht's hier eigentlich?« Er flegelt sich noch lässiger auf seinen Stuhl, schlägt seine Nikes übereinander und dreht sich provokativ eine Zigarette. »Okay, du willst dir gern die Radieschen von unten ansehen. Und? Jeder hat Probleme. Mir fehlt das halbe Gehirn, ich kann nur noch die Hälfte von dem, was ich früher konnte, meine Schwester ist vom Vater ihres Freundes vergewaltigt und dann von ihrem Schatz so getreten worden, dass sie eine Fehlgeburt hatte. Keiner da, der ihr die Hand gehalten hat. Und bei unserem eigenen Vater sitzen die Fäuste auch locker. Wollen wir hier drüber plaudern, wie arm wir dran sind, oder was? Ich sag mal so: Jeder hat sein Päckchen zu tragen. Man kann aus allem ein Problem machen.«

Max macht den Mund auf und wieder zu.

»Okay«, sagt Gwen nach einem erleichterten Blick auf die Uhr. »Ich fürchte, die Zeit ist um. Ich denke, mit dem Thema sollten wir weitermachen, wenn Lars wieder da ist.«

»In drei Wochen?«, fragt Boudewijn ungläubig.

Mit einem unwirklichen Gefühl schiebe ich Alices Rollstuhl zur Tür.

»Wer ist der Typ?«, wendet Kim sich im Hinausgehen an Thomas.

Der zuckt mit den Schultern, und der Drache auf seinem Arm erwacht wieder zum Leben. »Mike. Ein Baumkleber.«

»Ein was?«

»Na, so ein Motorrollertyp, der mitten in der Nacht stockbesoffen gegen einen Baum geknallt ist. Am nächsten Morgen hat man ihn abgekratzt und wieder zusammengeflickt, aber jetzt hat er einen Hirnschaden. Kommt nicht mehr mit Emotionen klar und hat ein Aggressionsproblem.«

»Für einen Hirngeschädigten kann er sich aber ziemlich gut ausdrücken.«

»Das schon. Aber das Geschirr bringt man besser in Sicherheit.«

Na, super. Der ideale Kandidat für eine Therapiegruppe. Lars ist meilenweit weg. Und Alice auch bald.

Ich bin allein.

Kunsttherapie

Nach dem Mittagessen gehe ich mit bleischweren Gliedern die Treppe hinauf zur Kunsttherapie. Als ich den Raum betrete, sitzen die neuen Gruppenmitglieder bereits an dem großen Tisch in der Mitte, und Stella ist dabei, mit tief gerunzelter Stirn, eine Namensliste zu erstellen. Ich lege meinen Zeichenblock auf einen freien Tisch ganz hinten, weit, weit weg von den anderen, und schleiche mich dann zum Schrank, um Zeichensachen zu holen. Als ich mich wieder umdrehe, sitzt Boudewijn an meinem Tisch und blättert in meinen Zeichnungen. Ich bleibe bestürzt stehen.

»Da sitze ich«, bringe ich mühsam hervor. »Das sind meine Zeichnungen.«

»Ich wollte nur mal die Papierqualität testen«, sagt er. »Der Block ist doch von hier, von der Psychiatrie?«

»Ja«, antworte ich mit zusammengebissenen Zähnen. »Aber ich darf ihn benutzen.«

Boudewijn lässt das Papier prüfend durch seine langen, schlanken Finger gleiten. »Ist es okay, wenn ich ein paar Bögen davon abreiße? Oder du reißt die Zeichnung ab, an der du gerade arbeitest, und ich nehm den Block zum Malen. Das ist nämlich Aquarellpapier, und du zeichnest ja nur, da kannst du auch …«

»Boudewijn?«, sagt Stella mit einem etwas gezwungenen Lächeln. »Setzen Sie sich wieder hierher zu uns? Dann kann Myrthe weiterarbeiten, und ich erkläre allen neuen Gruppenmitgliedern, was in der Kunsttherapie im Einzelnen gemacht wird.«

Aus dem Augenwinkel sehe ich, dass Ria zittert und schluchzt. Sie gehöre überhaupt nicht in diese Gruppe, klagt sie. Kim legt stöhnend den Kopf auf den Tisch, und ich reiße Boudewijn meinen Zeichenblock aus den Händen. Das Blut gefriert mir in den Adern, weil das Einzige, was hier wirklich mir gehört hat, jetzt auch anderen gehört.

»Kann ich mich hierhin setzen?«

Misstrauisch schaue ich hoch.

Alice sieht mich ängstlich an.

»Natürlich!«, sage ich erleichtert und schiebe meine Sachen beiseite.

Den Rest der Stunde sitzen wir schweigend nebeneinander in der hintersten Ecke des Raumes. Ich habe Schuldgefühle, weil ich mich der neuen Gruppe nicht anschließe, wie es sich gehören würde, aber ich kann mich einfach nicht zu den anderen setzen und so tun, als wäre ich froh, dass sie da sind. Ein Wir-sie-Denken in Gruppen ist schlimm, aber wir sind jetzt wir, und sie sind jetzt sie, denn sie wollen nicht hier sein, und wir können nirgendwo anders hin.

Alice schluchzt.

Ich versuche, mich auf meine Zeichnung zu konzentrieren, werde aber immer wütender. Denn Alice arbeitet an etwas, das in den vergangenen Wochen von Stella intensiv begleitet und sorgfältig vom Rest der Gruppe ferngehalten wurde – und jetzt sollen das all die Neuen sehen? Ich selbst weiß nur, dass sie mit Stein, Papier und einer Feile hantiert, habe aber gemerkt, dass es nicht um einen der üblichen Stella-Aufträge geht – »experimentieren Sie mit dem Material, und wenn Ihnen das Ergebnis nicht gefällt, werfen Sie's einfach weg oder probieren Sie's noch mal, das spielt keine Rolle, es gibt kein Richtig oder Falsch, geben Sie sich immer eine zweite Chance« –, denn je länger Alice daran arbeitete, desto heftiger weinte sie, und Stella fragte immer öfter, ob sie wirklich weitermachen wolle.

Das will Alice offenbar, und ich könnte schreien vor Wut, weil sie es jetzt in einer völlig ungeschützten Umgebung tun muss. Am liebsten würde ich etwas kaputt machen. Einen tiefen Kratzer über den Zeichenblock und meinen Arm und den Tisch ziehen, den ganzen Block zerfetzen und möglichst auch einen großen Teil von mir.

»Ist das Speckstein?«

Boudewijn steht neben Alice und mustert ihre Arbeit. »Warum hast du dafür weißen Stein genommen? Stella sagt, der hellste sei am weichsten. Du solltest besser Dunklen nehmen, wenn du so fein arbeitest. Das mach ich wahrscheinlich auch, dann kann ich jedes Detail herausarbeiten und …«

»Boudewijn?« Stella zwängt sich mit einem strahlenden Lächeln zwischen ihn und Alice. »Der Eimer mit den Steinen steht am Fenster. Unsere Arbeiten besprechen wir am Ende und nur, wenn jemand das Bedürfnis danach hat. Vielleicht möchten Sie sich einen Stein aussuchen und etwas Eigenes anfangen?«

Als Boudewijn Richtung Fenster abzieht, dreht sich Stella zu uns um. »Wenn ich das gewusst hätte …«, murmelt sie nur.

Alice und ich senken den Blick.

»So geht das nicht!«, fährt Stella ärgerlich fort. »Ich hab's erst fünf Minuten vor der Stunde erfahren. So können die nicht mit Menschen umgehen, nicht mit mir und Janet und schon gar nicht mit Ihnen. Ich werd das in der nächsten Sitzung ansprechen. Das ist eine ganz ungute Situation, und es liegt ganz bestimmt nicht an Ihnen, wenn Sie nicht damit klarkommen.«

Ich nicke steif.

Als sich der Raum leert und ich meine Sachen einsammle, bleibt Alice tief über ihre Arbeit gebeugt sitzen. Stella nimmt auf meinem Hocker Platz, und ich schließe lautlos die Tür hinter mir.

Schachtel

»Echt übel«, wiederhole ich zittrig und puste über meinen Tee. Die Edelstahlbank neben dem Parkplatz ist nicht viel bequemer als der Erdboden, aber im Garten geht es wieder hoch her, und auf der Station möchte ich im Moment auf keinen Fall sein.

Als ich aufschaue, liegt eine kleine Schachtel auf der Bank. Ich werfe Alice einen erstaunten Blick zu, aber sie sieht ausdruckslos vor sich hin.

Vorsichtig nehme ich die Schachtel. Sie passt auf meine Handfläche und wiegt fast nichts. Das Papier ist mit Grashalmen bedruckt und sieht aus wie ein Stück Wiese. Ich nehme den Deckel ab. In einem Nest aus grünem Papier liegt eine kleine Skulptur, weiß und mit unendlich viel Liebe und Kummer geformt.

Gerührt betrachte ich sie. »Ein Kaninchen«, sage ich und streiche über die Linien. »Schön. In einem Schächtelchen aus Gras. Geschützt, geborgen.« Vorsichtig lege ich es in die Schachtel zurück und stelle sie wieder zwischen uns auf die Bank. Alice hat feuchte Augen, aber sie weint nicht. Sie gibt Tabak auf ein Zigarettenpapier und dreht es fest zusammen. Geborgen.

»Das ist es auch«, sagt sie leise.

»Was?«

Sie legt die Zigarette auf der Armlehne ihres Rollstuhls ab. »Ich hatte früher mal Kaninchen.«

Ich bin mir nicht sicher, ob ich sie richtig verstanden habe.

»Ich wollte immer ein Kaninchen haben«, fährt sie fort, »aber wir hatten keinen Garten, nur einen Parkplatz für die Lastwagen. Unser Nachbar hatte Kaninchen, und er hat meinen Eltern gesagt, dass ich in seinem Stall ein eigenes halten darf, wenn ich ein bisschen beim Füttern helfe und so. Ich war drei, als ich mein erstes Kaninchen bekam. Es hat mir gehört«, sagt sie tonlos. »Mir. Und er hat gesagt, er tötet es, wenn ich was sage.«

Ich spüre einen Stich in der Brust.

»Ein Kaninchen …«, sagt sie mit erstickter Stimme. »Es ist blöd, furchtbar blöd, dass er dadurch so viel Macht über mich hatte. Später musste er mir nicht mal mehr drohen. Er hat nur zu den Kaninchen hingeschaut, und ich wusste …«

Ich schiebe meine Finger in die Zwischenräume der Sitzfläche. Wenn ich nur wüsste, wie ich Alice helfen kann …. »Ich hatte zwei Ponys«, sage ich leise. »Kleine nur, Shetlandponys, aber sie waren mein Ein und Alles. Und am Ende waren sie das Einzige, was mich noch am Leben gehalten hat. Das wusste David. Ich hab versucht, es zu verheimlichen, aber er hat gemerkt, wie lieb ich sie hatte.« Ich wische mir die Nase und schüttle den Kopf, weil es nichts ist, so unbedeutend gegen Alices Geschichte.

»Wenn meine Mutter böse auf mich war, hat sie oft damit gedroht, die Ponys zu verkaufen oder zum Schlachter zu bringen. Elise wurde dann fuchsteufelswild, und ich hatte eine wahnsinnige Angst, dass sie's wirklich tut. David hat das mitgekriegt. Einmal, als ich ihnen gerade Heu gegeben habe, hat er eine Holzlatte vom Boden aufgehoben und sich damit aufs Bein gehauen. Mit voller Wucht! Auf sein eigenes Bein! Ich war vor Schreck wie gelähmt. Ich hatte Angst, dass er sich was gebrochen hat, und noch mehr, dass er den Ponys was antut. Aber er hat die Latte fallen lassen, sein Hosenbein hochgezogen und sich die Prellung angeschaut, dann hat er auf die

Ponys gezeigt und gesagt: ›Wenn ich sage, dass die das waren, dann sterben sie.‹ Einfach so.«

Ich schluchze. »Und ich hab ihm geglaubt. Er hat nichts gesagt, und wenn doch, dann wären sie wahrscheinlich höchstens verkauft worden, aber ich hab ihm geglaubt. Die Ponys waren die einzigen Lebewesen, die ich mich noch zu lieben getraut habe, aber dann ging nicht mal mehr das.« Ich halte einen Moment inne. »Tiere leben in der Seele«, sage ich dann. »Das ist gefährlich, weil es einen so furchtbar verletzlich macht Egal, ob Kaninchen oder Pony …«

Meine Stimme versagt, und die Welt verschwimmt.

Da höre ich Alice. Ich höre, wie sie stockend Wörter zu Sätzen aneinanderreiht und von einer Wirklichkeit erzählt, die ganz normal anfing, mit einem Kaninchen beim Nachbarn. Eine Wirklichkeit, die schon bald so grausam wurde, dass Alice nur noch damit fertig wurde, indem sie alle ihre Erinnerungen täglich aufs Neue aus ihrem Kopf verbannte und sich immer weiter aufspaltete.

Während sie diese Schrecknisse nach und nach preisgibt, muss ich an Lars denken. An jenen Nachmittag vor ein paar Wochen, als wir mit der alten Therapiegruppe zusammensaßen und alle es vermieden, Alice anzuschauen, während sie verzweifelt versuchte, das Versprechen einzulösen, das sie Lars gegeben hatte, und der Gruppe zu sagen, warum sie hier ist. Vor der Gruppe über DIS zu sprechen. Als sie sich weinend in den Worten verhedderte, die zu ihrer Geschichte gehörten und immer vager und wirrer klangen, schaute ich verzweifelt Lars an. Wie konnte er ihr das antun? Warum kam er ihr nicht zu Hilfe? Ohnmächtig sah ich ihr Scheitern mit an, während er nur dasaß, die Beine ausgestreckt, die halb geschlossenen Augen auf den Boden gerichtet, reglos, als wäre er tief in Gedanken.

Endlich blickte er auf. Alice sah ihn ängstlich an.

»Soll ich weitermachen?«, fragte er. Er schien einen Moment nachzudenken und begann dann zu sprechen, nüchtern, fast tonlos, als würde er aus einem psychologischen Handbuch vorlesen: dass DIS schon im Kindesalter entstehe, wenn die Persönlichkeit noch nicht voll entwickelt sei. Dass nicht nach jedem frühkindlichen Trauma DIS auftrete, nur wenn der Missbrauch so schwer und schädigend sei, dass das Kind zu sterben glaube und nur noch den Ausweg sehe, aus dem eigenen Körper herauszutreten. Dass eine solche psychische Aufspaltung nur dann dauerhaft werde, wenn der Missbrauch häufig geschehe und das Kind immer wieder Todesangst erlebe. Dass es dann so oft aus seinem Körper flüchten müsse, dass eine Teilpersönlichkeit entstehe, die den Platz des Kindes einnehme, um an seiner Stelle zu leiden. Dass der Missbrauch so gravierend sein könne, dass eine einzige Teilpersönlichkeit nicht ausreiche und das Kind gezwungen sei, immer neue Abspaltungen vorzunehmen, um die Trauma-Erfahrungen überstehen und zugleich für die Außenwelt normal funktionieren zu können.

Ich war wütend. Es war, als leiere Lars eine Vorlesung herunter, als wäre das alles gar nichts, als gehe es um einen Gegenstand und nicht um einen Menschen aus Fleisch und Blut …

Und dann begriff ich. Gerade weil es um einen Menschen ging, um Alice, die er mochte und für die allein schon das Reden über ihre Krankheit eine Qual war, eine Qual, die er ihr zumuten musste, weil sie der einzige Weg zur Heilung war – gerade deshalb spielte er die Rolle des nüchternen Psychologen; für seine menschliche Seite war in dieser Situation kein Platz.

Dimitri weinte, Alice nestelte schluchzend am Saum ihres Pullovers herum, und Lars sah zu Boden. Das brach mir das Herz. Weil sein Schweigen mir verriet, dass die Wahrheit noch viel schrecklicher sein musste, schlimmer als wir es uns vorzustellen vermochten.

Alice betrachtet ihr Schächtelchen und wischt sich die Augen. »Die ältesten Erinnerungen kamen als letzte. Die waren bei einem Anteil, der nicht sprechen kann. Nur weinen. Der aber über einen anderen Anteil sagen konnte, dass ...« Sie schlägt die Hand vor den Mund. »Und wir mussten ... Ich musste ... Es ist so furchtbar. Ich hab so furchtbare Dinge getan! Du musst mich hassen, Myrthe, du musst!«

Sie würgt und beugt sich vor, und ich schaue wie versteinert zu. Im Trösten bin ich so eine Niete. Unsicher lege ich ihr die Hand auf die Schulter. Ich weiß nicht, wie lange wir so sitzen und ob es genug ist. Als sie sich wieder aufrichtet, nehme ich die Hand fort, und sie wendet sich ab, um ihre Tränen zu trocknen. Voller Scham. Es tut weh, das zu sehen. Es gibt nichts, wofür Alice sich schämen müsste, aber mir fehlen die Worte, ihr das zu sagen. Sie zuckt fast entschuldigend mit den Schultern und schlägt gegen das Rad ihres Rollstuhls.

»Deswegen kann ich nicht laufen«, sagt sie leise. »Und deswegen konnte ich erst auch nicht aufstehen. Es ist alles zurückgekommen. Mein Körper erinnert sich wieder an alles. Das sind furchtbare Krämpfe, Schmerzen im Bauch, ich bin innerlich ganz matschig. Und mir ist schlecht. Die Erinnerungen ... Ich bin so froh, dass du da bist.«

Sie nimmt das Schächtelchen und steckt es ein. »Aber vielleicht sollte ich dir das alles gar nicht sagen, dich nicht damit belasten.«

Ich will das abtun, aber sie sieht mich ernst an. »Wirklich. Ich will nicht, dass du ...«

Dass ich durch sie ebenfalls traumatisiert werde. Weil Alice, *meine* Alice, von anderen so durch und durch vergiftet worden ist, dass sie jetzt für alle in ihrer Umgebung eine Gefahr darstellt. Sie kann nie ganz sie selbst sein, nie ganz bei anderen sein – ihre Einsamkeit schneidet mir in die Seele.

»Ich wünschte, was du erzählst, würde mein ganzes Weltbild über den Haufen werfen«, sage ich. »Aber so ist es nicht. Mein Weltbild ist auch so schon eine Katastrophe. Das Schrecklichste ist, dass das alles *dir* passiert ist. Wenn jemand so was nicht verdient hat und sich für nichts zu schämen braucht, dann du. Und ich würde alles tun, um es ungeschehen zu machen, aber das kann ich nicht, und das ist schlimm.«

Alice wendet sich ab. »Ach Gott«, sagt sie, »jetzt muss ich wieder heulen. Du darfst nicht so nett zu mir sein.«

»Heute schon«, antworte ich lachend und weinend zugleich, und dann stoppe ich meine Gedanken und nehme Alice einfach in die Arme. »Heute darf ich das.«

Krokette

»Also dann«, sage ich.

»Also dann«, antwortet Alice. Sie spielt verlegen mit ihrer Tabakpackung. »Wir telefonieren. Wir bleiben doch in Kontakt, ja?«

Ich schaue stumm vor mich hin. Vor uns der leere Flur, draußen der Parkplatz. Gleich wird dort ein Kleinbus vorfahren, in dem Alice mit Joske und den Kindern und allen ihren Sachen – aber ohne den Rollstuhl – verschwinden wird. Für immer. Mein Magen krampft sich zusammen. Die Psychiatrie kommt mir plötzlich so groß und leer vor.

»Es muss natürlich nicht sein, wenn du nicht willst«, fügt sie schnell hinzu. »Ich würd's verstehen, wenn du lieber …«

»Quatsch, klar will ich Kontakt halten, aber ich bin ja so eine depressive Pflaume, die nicht ans Telefon geht, die Mailbox nicht abhört und nicht zurückruft …«

»Dann schick ich dir eine SMS.« Sie klopft auf ihre Hosentasche und holt dann etwas heraus.

Ein seltsames Gefühl beschleicht mich, weil sie es so vorsichtig in den Fingern hält. »Das ist nicht aus Zucker!«, sage ich. Es tut seltsam weh zu sehen, wie kostbar es ihr ist. Dabei ist es nichts. Dabei bin ich nichts.

Die Frage, die mich in den letzten Tagen am meisten beschäftigt hat, war nicht, ob ich je wieder aus der Depression herauskomme, wann ich wieder anfangen kann zu arbeiten oder wie ich jemals eine Wohnung finden soll, sondern was ich Alice zum Abschied schenken kann. Was schenkt man einer Frau wie Alice zum Abschied? Einen Blumenstrauß? Einen hässlichen kleinen Teddy aus dem Klinikladen?

Und gestern wusste ich es plötzlich. Meine erste Kunsttherapiestunde – jetzt liegt das Händchen in Alices Hand. Gebrannt, mit blauen Blumen bemalt, glasiert, nochmals gebrannt, dann lange in meiner Hosentasche herumgetragen, auf der Unterseite mit meiner Telefonnummer versehen und Alice gestern Abend bei der Abschiedsparty in die Hand gedrückt.

Alice klappte zusammen, brach in Tränen aus und jagte damit allen einen großen Schreck ein, denn sie war gerade erst zwei Tage wieder aus dem Rollstuhl heraus – es war doch nicht etwa ein Rückfall? –, und ich erschrak vielleicht am meisten. Denn das hatte ich nicht gewollt.

»Du hast es noch gar nicht genau angesehen!«, rief ich. »Dreh's mal um!«

»Das kann ich nicht annehmen«, sagte sie und gab mir die kleine Hand zurück. »Du darfst es nicht weggeben. Du musst es behalten. Es gehört dir.«

»Es gehört nicht mir«, widersprach ich und drehte es um. »Da, schau: Alice. A-L-I-C-E. Es gehört jetzt dir.«

Schluchzend schüttelte sie den Kopf. »Du hast doch ewig dran gearbeitet, du hast es immer bei dir gehabt ... So was darf man nicht weggeben!«

»Ich möchte aber, dass du's hast. Jetzt, wo du von hier weggehst, weg von der Psychiatrie, von ... allen. Wenn es dir zu Hause mal nicht so gut geht, sollst du wissen, dass du nicht allein bist, dass es genug Menschen gibt, die dir die Hand reichen.« Ich wischte mir ein paar Tränen ab. »Ich auch. Das da ist übrigens meine Telefonnummer.«

»Hab ich mir fast gedacht«, murmelte sie und drückte mich fest.

Als sie das Händchen auf den Tisch legte, beugten sich alle neugierig darüber und Alice behielt es ängstlich im Auge.

»Ist das schön!«, sagte Joke, und auch Ria streckte zitternd einen Finger danach aus. »Was ist es denn?«

»Ein Schälchen«, antwortete ich. »Man kann Kleingeld reintun oder Schlüssel darin aufbewahren. Aber man kann's natürlich auch als Aschenbecher benutzen, es ist ja glasiert.«

»Ah, praktisch.«

Alice warf mir einen vernichtenden Blick zu. »Manchmal bist du echt so was von ...«

Aber das war gestern.

Heute sitzen wir im Flur und warten darauf, dass sie abgeholt wird, und ich weiß nicht, was ich noch sagen soll. Ein unangenehm vertrautes Gefühl krallt sich wie mit langen knochigen Fingern in meine Brust. Jemand wie Alice – wieso um alles in der Welt sollte Alice mit mir in Kontakt bleiben wollen? Ich verstehe ja, dass sie das jetzt sagt, es gehört nun mal zu den Ritualen eines Abschieds, aber die raue Wirklichkeit kommt ganz von selbst wieder.

Ich verliere sie.

Da öffnen sich die Aufzugtüren.

»Psst!«

Ich drehe mich um – Tineke, die Hauswirtschaftsleiterin, winkt uns heran.

»Kommen Sie«, flüstert sie. »Und nichts den anderen sagen!«

Verwundert sehe ich Alice an, doch Tineke strebt schon der Eingangshalle zu, die man vom Büro aus nicht sehen kann, und wartet dort ungeduldig auf uns.

»Eigentlich darf ich das nicht«, flüstert sie, »aber da Sie jetzt gehen, dachte ich, ich mach's einfach. Und ausgerechnet heute gab's in der Personalkantine keine! Ich musste erst nach unten ins Restaurant und dann den ganzen Weg wieder zurück, aber egal. Hoffentlich ist es noch warm. Sie haben doch immer davon geredet.« Vorsichtig übergibt sie Alice etwas in Papierservietten Gewickeltes. »Ich musste es ja verstecken«, sagt sie, während Alice es aus den Papierschichten schält.

Als die letzte Serviette entfernt ist, lacht Alice auf. »Wahnsinn!«, ruft sie, drückt es mir in die Hand und fällt Tineke um den Hals. »An meinem letzten Tag! Dass Sie daran noch gedacht haben!«

»Na ja.« Tineke wird rot. »Das wollten Sie doch immer. Ein einziges Mal ein Krokettenbrötchen zum Mittagessen. Jetzt ist es natürlich zu spät fürs Mittagessen, und ich weiß auch nicht, ob's noch schmeckt, aber ...«

»Es ist perfekt«, sage ich. Ich schlucke meine Tränen hinunter, ich werde nicht wegen einer Krokette weinen. Aber dass Tineke das gemacht hat! Dass sie sich überhaupt gemerkt hat, worüber wir gesprochen haben ... als ob das ungeheuer wichtig wäre!

»Das beste Abschiedsessen überhaupt«, sagt Alice. »Essen wir's draußen?«

Tineke nickt. »Ich schließe Ihnen die Tür auf, damit niemand Sie sieht. Als ich nämlich schon mal Krokettenbrötchen für Sie holen wollte, hat Leny gemeint, das geht nicht, das schafft einen Präzedenzfall, und ich kann schließlich nicht sechsundzwanzig Stück kaufen.«

»Das find ich echt super«, sagt Alice, als Tineke sich anschickt, die Tür hinter uns abzuschließen.

»Essen Sie's nur schnell auf.« Tineke lächelt nervös. »Und wenn Sie wieder reinwollen, klingeln Sie.«

Wir setzen uns neben dem Eingang auf den Boden, lehnen uns mit dem Rücken an die Wand und sehen uns verblüfft an.

»Unfassbar«, sage ich.

»Das kannst du laut sagen.« Alice bricht das Brötchen auseinander und gibt mir die Hälfte.

»Geht's?«, fragt Sandra, als ich wieder auf die Station komme.

Ich bleibe stehen.

Ob es geht?

»Ich find's schlimm, dass Alice weg ist«, sage ich. »Aber ich freu mich auch für sie. Komisch. Ich hab das Gefühl, ich versinke jetzt nicht gleich in Trübsal.«

»Das klingt gut.«

»Sie wird mir schrecklich fehlen. Es ist hier nicht erlaubt, ich weiß, aber sie war eine echte Freundin.«

»Warum sollte das nicht erlaubt sein?«, wundert sich Sandra.

»Wegen der Regel: in der Psychiatrie keine Freundschaften schließen und Psychiatriekontakte nicht beibehalten.«

»Aber das gilt doch nicht für Sie beide!«, sagt sie stirnrunzelnd.

»Wieso nicht?«, frage ich überrascht.

Sie fasst mich am Arm und führt mich in eine ruhige Ecke des Freizeitraums. »Diese Regel soll verhindern, dass man sich mit Leuten zusammentut, mit denen man außer dem Kranksein im Grunde nichts gemeinsam hat. Wenn man so eine Freundschaft nach der Entlassung fortsetzt, bleibt man im Kranksein stecken und redet sich gegenseitig nur noch tiefer ins schwarze Loch hinein.«

Ich nicke. So ist die Regel, schwarz auf weiß, klar und deutlich.

»Aber bei Ihnen beiden ist das nicht so. Wenn Sie sich irgendwo anders kennengelernt hätten, wären Sie wahrscheinlich auch Freundinnen geworden. Stimmt doch, oder? Und so was wirft man nicht einfach weg.«

Ich zucke unwillig mit den Schultern. Regeln gibt es ja nicht umsonst, und ich bin sowieso nicht gerade ein Ass im Pflegen von Freundschaften, also …

Sandra ignoriert meine Körpersprache. »Wär doch dumm, den Kontakt abzubrechen, nur weil Ihre Freundschaft zufällig hier angefangen hat. Ein Jammer wär das, nicht nur für Sie, auch für Alice, ich glaube nämlich, Sie beide können einander viel geben. Keine Regel ohne Ausnahme. Und das ist eine.«

Meine Wangen glühen, und ich wende beschämt den Blick ab.

Sandra lächelt. »Was machen Sie heute Abend?«, fragt sie freundlich.

»Puzzeln.«

»Falls Sie reden möchten – Sie können jederzeit zu uns kommen.« Sie drückt mir aufmunternd die Schulter und geht davon. In der Tür dreht sie sich noch einmal um. »Und auch zu Alice, denk ich mal. Haben Sie ihre Telefonnummer?«

Ich nicke.

»Vielleicht fragen Sie sich mal, warum sie Ihnen die gegeben hat.«

Das habe ich mich tatsächlich schon gefragt.

Den Rest des Tages verbringe ich in einem Zustand der Entfremdung. Die Leute aus der Therapiegruppe sind besonders freundlich zu mir, die Pflegekräfte bleiben auf einen Plausch bei mir stehen, die übrigen Patienten halten sich fern. Es ist, als würde ich mich in einem wattierten Kokon durch die Station bewegen. Keine Rauchpausen oder langen Gespräche mehr, kein gemeinsames Puzzeln – aber das Komische ist: Ich fühle mich ganz okay.

Abends in meinem Zimmer schaue ich lange in den Spiegel. Eine junge Frau mit einem blassen, schmalen Gesicht sieht mich ausdruckslos an.

Ich vermisse Alice ganz schrecklich, aber ich scheine damit klarzukommen. Vielleicht habe ich hier auch ohne sie eine Existenzberechtigung.

Das Display meines Handys leuchtet auf.

Ich nehme es vom Waschtisch. Ein immer breiteres Lächeln erhellt das Gesicht im Spiegel.

Alice.

In zwei Wochen wieder Kroketten. Aber dann draußen.

Thomas

Ich klopfe an die Bürotür. Seit Alice weg ist, muss ich mich hier allein vergnügen, und nach alldem Puzzeln wird es Zeit, dass ich meinen Horizont erweitere. Gwen kommt mit einem Brot in der Hand heraus und sieht mich vergnügt an.

»Darf ich zeichnen?«, frage ich.

»Von mir aus ja«, antwortet sie erstaunt. »Ich nehm jedenfalls an, dass Sie das dürfen. Oder hat der Arzt was dagegen einzuwenden? Hat sich was an Ihren Rechten geändert?«

Ich schüttle den Kopf.

»Dann müssen Sie nicht um Erlaubnis bitten.«

Ich zeige auf den Schrank hinter ihr. »Aber Sie bewachen doch die Stifte.«

Gwen dreht sich um und fängt an zu lachen. »Wir bewahren sie auf, meinen Sie.« Sie holt ihren Schlüsselbund hervor und schließt die Schiebetür auf. »Hier ist Papier, da liegen Stifte. Nehmen Sie sich, was Sie brauchen, aber bringen Sie nachher alles wieder zurück.«

Als sie meinen Blick sieht, fügt sie hinzu: »Das Papier, auf das Sie gezeichnet haben, natürlich nicht.«

Es ist Mittwochnachmittag. Alle sind mit ihrem Besuch weggegangen, und ich habe die Station für mich allein. Mein Stift gleitet über das Papier, und die Tiere auf dem Urwaldpuzzle unter dem Billardtisch scheinen meine Bewegungen zu verfolgen.

»Hey!« Zwei Fäuste sausen auf meinen Tisch herab. »Du hast meinen Drachen geklaut!«

Erschrocken sehe ich auf: das Tattoo, das schwarze T-Shirt und darüber der kahle Schädel. Thomas.

»Schau nicht so schockiert.« Lachend tippt er auf meine Zeichnung. »Das ist doch meiner, oder?«

Ich muss schlucken. Der Drache, der sich in breiten schwarzen Linien in seinen Arm krallt, windet sich bei mir in Farbe über das Blatt.

»Sorry«, sage ich, »wenn du willst, dass ich aufhöre …«

Schweigen. Dann schrammen Stuhlbeine über das Linoleum, und Thomas faltet seine langen Glieder auf den Stuhl. Mit einem dumpfen Schlag landet sein Arm auf dem Tisch.

»So«, sagt er, »jetzt hast du eine Vorlage. Und ich kann ein bisschen Gesellschaft gut gebrauchen.«

Ich nehme einen anderen Stift. Natürlich sind unsere Drachen nicht ganz gleich: Seiner ist schwarz, und meiner ist farbig, seiner hat einen wilden Blick, und meiner scheint zu lächeln, trotzdem ist es gut, eine Vorlage zu haben. Als ich mit einer Klaue anfange, dreht Thomas seinen Arm so, dass ich das Tattoo besser sehen kann.

»Ruhig hier«, sagt er nach einer kleinen Weile.

»Mittwochs immer.« Unbehaglich betrachte ich den Mann mir gegenüber, mit dem ich zwar seit Tagen in derselben Gruppe bin, den ich aber kaum kenne. »Bekommst du keinen Besuch?«

»Meine Familie kommt erst heute Abend. Im Moment sind sie auf dem Friedhof.«

Kein Achselzucken, kein entschuldigendes Lächeln, keine verlegene Grimasse, sondern Schweigen. Müdes Schweigen. Abwesend streicht Thomas über sein Tattoo. »Mein Vater ist genau heute vor zehn Jahren gestorben, deswegen sind die anderen zu seinem Grab. Für mich ist es noch zu früh, haben sie gemeint.«

»Und was meinst du?«, frage ich vorsichtig.

»Mein Vater wohnt hier oben.« Er klopft sich an den Kopf. »Und da, auf deinem Bild.«

Ich folge seinem Blick. Der Kopf des Drachen ist fertig, aber der Rest noch lange nicht.

»Mein Vater wollte sich immer einen großen Drachen auf den Rücken stechen lassen, aber bevor's dazu kam, ist er gestorben. Ein Jahr nach seinem Tod hab ich seine Skizzen genommen und mir den Drachen auf den Arm stechen lassen.«

Skeptisch betrachte ich das Tattoo. »Hattest du keine Angst, dass die Leute davor erschrecken?«

»Meine Familie, meinst du?« Er lacht. »Doch, meine Mutter schon, die musste sich erst dran gewöhnen.«

»Und andere? Leute, die du irgendwo triffst, erschrecken die nicht davor?«

»Leute wie du?«

Ich blicke angelegentlich auf meine Zeichnung hinab.

Er wischt einen Radiergummifussel von dem Blatt. »Ich finde, die Leute sollten nicht so kurzsichtig sein. Hattest du denn Angst vor mir?«

Ich drehe den Stift zwischen den Fingern, um Zeit zu gewinnen, aber ich weiß die Antwort schon. »Ja. Nicht dass ich … Nein. Sorry. Ich hab dich gesehen« – ich zeige auf das Tattoo, das T-Shirt und den kahl geschorenen Kopf – »und ich dachte: Vorsicht. Nein, ich muss es anders sagen. Ich hab nur die Bedrohung gesehen – also was passieren könnte, wenn so jemand ausflippt. Ich hab nur das gesehen und nicht dich.«

Thomas rückt mit seinem Stuhl ein Stück vom Tisch weg. »Du bist schon zu lange hier«, sagt er.

Es fühlt sich an, als würde mein Herz zusammengepresst, vielleicht, weil er das ohne ein Lächeln sagt, ohne Zynismus oder Ironie. Ich blicke auf meine Zeichnung und versuche, den Kloß in meinem Hals hinunterzuschlucken. Als ich wieder aufschaue, wendet Thomas den Blick ab und streicht über das Papier. »Aber jetzt denkst du das nicht mehr, oder?«

Ich schüttle den Kopf. »Nein, jetzt nicht mehr.«

»Dann ist es ja gut.« Er steht auf und reckt sich. Der Drache spannt sich über seinen Muskeln. »Okay, Groupie, dann geh ich mal meine Mutter anrufen. Setzt ihr immer noch sehr zu, dieser Tag.« Er schiebt den Stuhl an den Tisch zurück, bleibt dann aber zögernd stehen.

»Ach, übrigens, die Zeichnung ... Wenn du nichts damit vorhast, kann ich sie dann haben?«

Ich nicke. Das ist das Mindeste, was ich tun kann.

Wochenrunde

» Myrthe, möchten Sie der Gruppe vielleicht sagen, was für Tests Sie morgen machen?«

Verärgert weiche ich Max' Blick aus. Er darf heute unter Jacquelines wachsamem Auge zum ersten Mal die Gruppe leiten, und er tut das mit jugendlichem Enthusiasmus, während wir trübsinnig die stickige Luft des kleinen Raumes atmen.

»Ich bin zu einer psychologischen Untersuchung angemeldet«, sage ich.

Boudewijn fährt hoch. »Was für eine Untersuchung? Warum kriegt sie eine und wir nicht? Ich könnte auch eine gebrauchen. Wo kann ich die beantragen?«

Max blättert verlegen in seinen Unterlagen. »Sie erfahren es schon, wenn Sie einen Test machen müssen.«

»Das sowieso«, schaltet sich Jacqueline ein. »Aber ein psychologischer Test wird nur dann durchgeführt, wenn die Ärzte mehr Informationen brauchen, um eine Diagnose stellen zu können.«

»Was ist denn mit ihr, wieso können die das bei ihr nicht?«

»Wollen wir uns das nicht von ihr selbst erklären lassen?«, fragt Jacqueline diplomatisch. »Myrthe, möchten Sie der Gruppe etwas dazu sagen?«

Ich hebe den Blick, ignoriere den Blödmann Boudewijn und sehe mich missmutig um. »Dr. Visser hat mich zu diesen Tests angemeldet, weil ich auf die Antidepressiva nicht reagiere und immer wieder jegliches Gefühl verliere. Sie meint, ich könnte eine Störung im autistischen Spektrum haben.«

Keiner sagt etwas.

»Du und autistisch?«, fragt Kim schließlich lachend. »Wieso denn das?«

»Laut Dr. Visser hab ich ein Problem damit, den Leuten in die Augen zu schauen, und bin zu wenig in Kontakt mit meinen Emotionen. Anscheinend kommt da Autismus infrage.«

»Aber mit dir kann man doch ganz normal reden«, protestiert sie. »Du bist doch kein Rain Man oder so was.«

»Das sind die klassischen Autisten, glaub ich. Dr. Visser denkt eher an Asperger.«

»Ich hab einen Neffen mit Asperger«, lässt Thomas sich vernehmen. »Der ist ganz schön gestört.«

»Der Rain Man hat auch Asperger«, sagt Boudewijn mit einem Blick zu Jacqueline und Max. »Ist sie dann so was wie ein Idiot savant?«

Witzig, dieser Boudewijn.

»Autismus gibt es in vielen verschiedenen Formen«, erklärt Jacqueline. »Deshalb spricht man auch vom autistischen Spektrum. Das reicht vom klassischen niederfunktionalen Autismus bis hin zum hochfunktionalen Autismus, also zum Beispiel Asperger. Aber auch da gibt es wieder Unterschiede.«

Max richtet sich auf und blickt gebieterisch in die Runde. »Und dass jemand autistisch ist, heißt nicht, dass er dumm ist«, sagt er und sieht mich dabei an. »Untersuchungen haben ergeben, dass Menschen mit Asperger über einiges an Intelligenz verfügen.«

»Einiges an Intelligenz?«, wiederhole ich. »Wenn also bei den Tests rauskommt, dass ich tatsächlich Asperger habe, dann wissen wir auch, dass ich über einiges an Intelligenz verfüge?«

Jacqueline versucht krampfhaft, ernst zu bleiben, und die Gesichter der anderen verziehen sich zu einem breiten Grinsen. Max läuft knallrot an, und schließlich prusten wir alle los.

»Ich muss weinen vor Lachen«, sage ich. »Wenn das kein schweres psychisches Leiden ist, dann weiß ich auch nicht.«

Während der Wochenevaluation brandet bis zum Schluss immer wieder Gelächter auf, und ich ertappe mich dabei, dass ich die anderen mit einem seltsam zufriedenen Gefühl betrachte: Jacqueline, die alte Häsin, Max, den Arzt im Praktikum, meine Gruppenkollegen.

Gar nicht so übel, dieser Autismus.

Test

Ich richte die Unterlage parallel zum Rand des Schreibtischs aus.

Ich richte den Kugelschreiber parallel zum Rand der Unterlage aus.

Ich sortiere die Bleistifte nach Länge und richte sie parallel zum Kugelschreiber aus, dann wird mir klar, dass es keinen guten Eindruck macht, wenn der Patient schon vor Beginn der Untersuchung das ganze Büro des Testpsychologen parallelisiert.

Ich habe ja keine Zwangsneurose …

Als ich schon drauf und dran bin, den Schreibtisch geradezurücken, geht die Tür auf, und ein Mann kommt mit einem Stapel Kopien herein. Der Ozongeruch des warmen, frisch bedruckten Papiers versetzt mich in den Verlag zurück, und ich atme ihn mit geschlossenen Augen ein.

»Was erwarten Sie von der Untersuchung?«, fragt der Psychologe, nachdem er mich begrüßt und sich als Bob vorgestellt hat.

»Dr. Visser erwartet, dass dabei rauskommt, dass ich autistisch bin, aber ich selbst wage das nicht wirklich zu hoffen.«

»Ich weiß nicht, ob das etwas ist, worauf man hoffen sollte …«

»Ich hoffe nicht auf Autismus«, verdeutliche ich, »ich wage nur nicht zu hoffen, dass eine klare, eindeutige Diagnose dabei rauskommt.«

»Wer weiß?« Bob schiebt mir mit einem vagen Lächeln einen Stapel Fragebögen hin. »Der erste Test heute. Fünfhundertsiebzig Fragen, die so ziemlich alle psychiatrischen Erkrankungen abdecken. Sagen Sie bitte Bescheid, wenn Sie zwischendurch mal Pause machen wollen.«

Ich schreibe meinen Namen auf die erste Seite und blättere neugierig den Stapel durch. Hunderte von Fragen zu meiner psychischen Verfassung, und ich werde sie alle beantworten! Ich spüre schon den Rausch des Tunnelblicks, wenn sich das ganze Leben zu einer einzigen Aufgabe zusammenballt: jede Frage so gut wie möglich zu beantworten, und das so schnell und effizient wie möglich. Die Fragen sind fachkundig durchmischt, aber die Bezüge sind unschwer zu erkennen. Selbstmordgefährdung ist offensichtlich (»Denken Sie manchmal, dass das Leben nicht lebenswert ist?«), die Fragen zu antisozialen Persönlichkeitsstörungen hätte man genauso gut anmarkern können (»Verspüren Sie manchmal die Neigung, Tiere zu quälen / Kindern wehzutun?«), und andere Fragen sind so absurd, dass ich laut lachen muss.

»Glauben Sie, dass andere Ihnen Ihre Ideen stehlen können?«, lese ich laut vor.

Bob sieht mich fragend an.

»Na klar«, sage ich, »Wenn ich sie ins Internet stelle.«

»Kreuzen Sie trotzdem Nein an«, sagt er trocken.

Mein Kugelschreiber fliegt über die Seiten und hinterlässt eine lange Kreuzchenspur.

Dann kommt eine Frage, die mein Tempo bremst. Ich schaue eine Weile zweifelnd vor mich hin und beschließe dann doch zu fragen.

»Die wollen wissen, ob ich Geräusche höre, die andere nicht hören. Ist das wörtlich gemeint oder im übertragenen Sinn?«

»Hören Sie denn Dinge, die andere nicht hören?«

»Ja, Fledermäuse.«

»Sie hören Fledermäuse?«, fragt Bob ungläubig. »Fledermäuse machen doch keine Geräusche. Was hören Sie denn da?«

»Den Ultraschall. Es klingt ein bisschen wie das Pfeifen vom Fernseher, nur höher und ein bisschen rauer.« Ich suche nach einem Wort, um den Laut zu beschreiben. Und denke daran, wie Alice und ich abends warm eingepackt im dunklen Garten saßen, als die anderen Patienten schon im Bett waren, der Nachtdienst gerade übernahm und die Psychiatrie unter dem tintenschwarzen Himmel in tiefer, friedlicher Stille lag – bis auf dieses eine Geräusch, wie ein winziges Stück Kreide, das über die unermessliche nächtliche Schultafel über uns gezogen wird.

»Es klingt so ein bisschen wie ›krie‹«, sage ich.

»Können andere diese Fledermäuse sehen?«, fragt Bob.

»Wenn's nicht zu dunkel ist, dann schon.«

Er sieht mich nachdenklich an. »Dann antworten sie mit Nein.«

Ich nicke.

Inzwischen habe ich gemerkt, dass Bob alles, was ich ihn zu dem Test frage, sofort in einer Art Protokoll notiert, und ich habe keine Lust, ihm dafür unnötig viel Stoff zu liefern. Fest steht, dass ich nicht schizophren bin, keine Psychosen habe und nicht halluziniere. Meine Beine verschwinden zwar immer noch in der Erde und mein Kopf fällt immer noch regelmäßig ab, aber mein Gehirn ist wach genug, um das als Unsinn abzutun und sich nicht hineinzusteigern.

Noch eine letzte Kreuzchenserie, dann bin ich fertig.

»Möchten Sie Pause machen?«

Nein.

Ich will weitermachen.

Ich will mehr davon!

Ich will, dass der Rest meines Lebens nur noch aus Kreuzchen auf Papier besteht.

Jetzt muss ich nur noch Fragen finden, die dazu passen.

»Jeder will doch Emotionen spüren«, sagt Boudewijn. »Wenn du das nicht willst, dann stimmt was nicht: Entweder mit dir oder mit dem, was du nicht spüren willst.«

Ich schaue auf die Uhr. Es ist Freitagfrüh, die Morgenrunde ist fast vorbei, und ich habe nicht vor, sie therapeutischer zu machen als unbedingt nötig.

»Was soll da nicht stimmen?«, sage ich. »Okay, vielleicht ist es ja eine Art Sucht, dass ich mich so in die Arbeit stürze. Aber Drogen nimmt man schließlich auch nicht nur, um ein Trauma zu verdrängen. Vielleicht mag ich einfach den Rausch. Ich find's jedenfalls super, was ich empfinde, wenn ich so richtig ranklotze. Dann bin ich innerlich ganz flach und rational.«

Und leer. Eine leere Hülse.

»Klingt trotzdem, als ob du was verdrängst«, sagt Boudewijn.

»Ich verdränge nichts. Das ist Zen, wenn man innerlich so flach und weit wird wie ein windstiller See, ganze Meditationsbewegungen gründen sich darauf, und ich seh nicht ein, warum ich nicht …«

Flach wie ein eiskalter Wasserspiegel, unter dem ich verharre, während die Hände …

Ich schüttle das Bild ab und sehe Boudewijn böse an.

Leny fragt, wann wir am Wochenende weggehen, und notiert sich die Antworten auf einem Zettel. Während die anderen an mir vorbei in den Flur hinausströmen, sehe ich das Bild noch vor mir: das Planschbecken, das dunkle Wasser und die Sträucher, vom Wind in Wächter verwandelt, die rau atmen und jede meiner Bewegungen verfolgen. Das Wasser wartet.

Wieder schüttle ich das Bild ab und flüchte aus dem Raum, aber das Geräusch bleibt, ich höre das Atmen, ein schweres, rasselndes Keuchen, das meine Schritte übertönt, als ich verstört auf mein Zimmer zugehe.

Das hatte ich schon mal! Ich brauche keine Wiederholung! Die Küchentür, die Hände, die sich um meinen Hals schließen, das Planschbecken – das war damals, und jetzt ist jetzt!

Ich kicke meine Schuhe gegen den Schrank und betrachte den Schreibblock auf meinem Kopfkissen. Muss ich wieder darüber schreiben? Mich wieder endlos über Vergangenes verbreiten? Es gibt nichts zu schreiben. Da sind nur zwei Hände, die sich langsam um einen Hals schließen und ihn immer tiefer ins Kissen drücken.

Ich spüre, wie sich alle meine Muskeln anspannen. Etwas stimmt nicht. Aber ich kann nichts erkennen.

Als Kim die Tür aufreißt und etwas von einem Puzzle ruft, nicke ich benommen.

Jetzt ist jetzt.

Ich bin in der Psychiatrie.

Ich will nichts mehr sehen, nichts mehr fühlen, mich an nichts erinnern, denn wenn ich wieder weiß, was passiert ist, wenn ich damit leben muss, dann ist alles aus.

»Und, Myrthe? Haben Sie zu dem Tag heute noch etwas zu sagen?«

Max leitet, diesmal unter Lenys wachsamem Auge, enthusiastisch seine erste Abendrunde, und wie es scheint, waren alle anderen schon dran. Ich schüttle benommen den Kopf. Ich habe nichts mehr zu sagen.

Boudewijn, Kim und Thomas wechseln Blicke, weil ich sonst immer etwas zu sagen habe, aber es kommt nichts mehr.

»Gibt es etwas, worüber Sie sprechen möchten?«, fragt Max. »Oder können Sie uns sagen, warum Sie nichts zu sagen haben?«

»Nein«, antworte ich. »Sorry.«

»Ja, also …«, sagt Max unschlüssig, »Ich denke, wir sind dann fertig mit …«

»Myrthe?«, schaltet Leny sich ein, »möchten Sie vielleicht unter vier Augen darüber reden?«

Ich schüttle den Kopf.

»Ich hab gleich Zeit, es wäre also gar kein Problem.«

»Es gibt nichts zu reden.«

»Bleiben Sie noch einen Moment sitzen, ich schau mal eben, welches Zimmer frei ist.«

Ich hasse mich dafür, die Gruppe ist schließlich die Gruppe, und wir sollen alles teilen, aber ich stehe nicht auf, ich gehe nicht mit den anderen, die mir besorgte Blicke zuwerfen, hinaus.

Ich mache gar nichts mehr.

Leny

Es ist kühl in dem Raum, aber eng.

Ich huste und versuche, meine Lunge mit Sauerstoff zu füllen und mein Denken abzuschalten. Lenys Augen suchen über den Rand ihrer Brille hinweg meinen Blick, aber ich starre wie blind vor mich hin. Jemand wie ich darf nicht hier sein.

»Ist irgendwas passiert? Hier oder zu Hause?«

Ich schlucke.

»Vielleicht tut es gut, darüber zu sprechen«, sagt sie freundlich. »Es gibt nichts, wofür Sie sich schämen müssten. Wenn etwas ist, klären wir das gemeinsam. Wir sind für Sie da. Sie können mir alles sagen.«

Da knicke ich ein.

Ich erzähle, wie ich, nahe daran, mich übergeben zu müssen, in mein Zimmer taumelte und weinend ins Bett kroch, ein Jahr nach David, ein Jahr nach dem Planschbecken. Ich erzähle, wie Elise meine Tür öffnete und ängstlich sagte, sie habe es nicht so gemeint, und es tue ihr leid, wirklich, sie werde es nie wieder tun. Und wie ich sie verständnislos ansah, denn sie hatte nichts getan.

Ich hatte etwas getan.

Ich erzähle, dass unsere Eltern nicht da waren, unsere Brüder bei Oma und Opa übernachteten und Elise und ich endlich Ruhe hatten. Ich erzähle, wie ich im Bett in die Nacht hineinlauschte, auf die Geräusche von der Straße und im Haus, die ich deuten musste, weil ich auf Elise aufpasste und für sie verantwortlich war. Und da hörte ich es. Ein leises Pfeifen. Nicht auf der Straße, nicht im Garten, sondern im Haus. Jemand war im Haus.

Als es endlich verstummte, schlich ich mich vorsichtig in Elises Zimmer, aber sie hatte nichts gehört. Doch kaum lag ich wieder in meinem Bett, begann es von Neuem. Bildete ich es mir nur ein? Wurde ich verrückt? War David zurückgekommen? War tatsächlich jemand im Haus?

In Panik sprang ich aus dem Bett, rannte die Treppe hinunter und ging durch alle Zimmer, aber da war nichts. Wie gelähmt vor Angst blieb sich stehen. Das war die Strafe für alles, was ich mir hatte zuschulden kommen lassen: Ich wurde verrückt. Die Stille bekam Augen, Augen, die auf mich gerichtet waren, auf das, was ich jetzt tun würde, ich als älteste Schwester. Da hörte ich es wieder: das Pfeifen, noch deutlicher jetzt. Plötzlich wusste ich, woher es kam, und die Angst fuhr mir in die Glieder. Schweißgebadet schlich ich nach oben und folgte dem Geräusch zu Elises Zimmer. Ganz langsam und leise öffnete ich die Tür. Elise lag mit geschlossenen Augen im Bett, als würde sie auf etwas lauschen. Und dann pfiff sie.

Leny sieht mich besorgt an, und ich wende den Blick ab.

Ich erzähle, wie ich die Tür aufstieß, wie Elise erst erschrak, dann aber lachte, immer lauter lachte, bis sie vor Lachen fast erstickte, während sich meine Hände um ihren Hals schlossen und ich sie in blinder Wut immer tiefer ins Kissen drückte, weil ich wollte, dass das Lachen aufhörte, dass alles aufhörte und ich nichts, aber auch gar nichts mehr fühlen würde.

Es war ein Schock, als mir bewusst wurde, dass es meine Hände waren, die Elises Hals umschlossen. Ich erzähle, wie ich sie entsetzt fortnahm – *meine* Hände! – und meine hysterisch lachende Schwester zurückließ und in mein Zimmer lief, mich im Bett zusammenrollte und wusste, dass so etwas nie wieder passieren durfte, dass ich sterben musste, dass ich alles in mir zerstören und jedes Gefühl auslöschen musste, bis ich nur noch eine leere Hülse war und so etwas nie mehr fühlen, nie mehr tun konnte.

Und ich erzähle noch, wie froh ich am Abend noch gewesen war. Weil David nicht da war. Weil Elise und ich endlich Ruhe hatten, endlich einmal keine Angst zu haben brauchten.

Dann fange ich an zu weinen.

Es bleibt still im Raum. Ich halte den Blick gesenkt, weil ich sicher bin, dass Leny mich jetzt verachtet.

Da höre ich ein leises Räuspern. Ängstlich blicke ich auf. Lenys Augen sind groß und feucht hinter den Brillengläsern, und sie sieht mich seltsam an. Wieder räuspert sie sich.

»Das ist ja schrecklich, was Sie da erzählen«, sagt sie heiser. »Dass Sie das durchmachen mussten – Sie waren ja noch ein Kind. Es war nicht Ihre Schuld. Ihre Eltern hätten sie und die beiden anderen vor dem Bruder, vor der Gewalt schützen müssen. Was Sie getan haben, ist nur verständlich. Sie hatten ja das Gleiche erlebt, Sie wussten es nicht besser.«

»Aber ich hätte es besser wissen müssen!«, rufe ich. »Gerade deshalb! Wenn man so etwas selbst erlebt hat, kann man es doch nicht anderen antun!«

»Sie haben aufgehört, bevor es zu spät war, und Sie haben alles dafür getan, dass so etwas nie wieder passiert – Sie waren doch noch ein Kind.«

»Aber ich wollte sie töten, ich wollte meine Schwester töten, und jetzt sitze ich hier, als ob ich das Opfer wäre. Ich bin nicht das Opfer, ich bin der Täter. Ich bin ein Monster, ein furchtbar schlechter Mensch.« Voller Abscheu blicke ich auf die Hände hinab, die vor mir auf dem Tisch liegen, ineinander verschlungen, verkrampft, Mordwerkzeuge, und in Panik will ich sie loswerden. Sie gehören nicht zu mir! Ich will sie nicht mehr! Weg damit!

Da beugt sich Leny vor, fasst meine Hände und hält sie ganz fest.

Ich sehe sie erschrocken an.

»Sie sind nicht schlecht und auch kein Monster«, sagt sie mit Nachdruck und betont jedes einzelne Wort.

Ich versuche, ihren Augen auszuweichen, aber sie hält meinen Blick fest.

»Sie haben nur Probleme, sich mit den Dingen, die passiert sind, auseinanderzusetzen Und wenn Sie das nicht selbst so sehen können, dann vertrauen Sie auf das, was ich sehe, und ich sehe Sie nun schon seit Monaten: Sie sind kein schlechter Mensch.«

Dann lösen sich ihre Hände von meinen, und ich fühle mich plötzlich leer. Und einsam.

»Ich weiß nicht mehr, wer ich bin«, flüstere ich. »Es kommt mir vor, als hätte ich alles verloren.«

Sie nickt. »Vielleicht sind Sie deswegen hier. Um herauszufinden, wer Sie wirklich sind.«

Ich schlage die Augen nieder. Ich weiß nicht mehr weiter.

»Haben Sie eigentlich mal mit Ihrer Schwester darüber gesprochen?«

Unendlich müde schüttle ich den Kopf. »Wie kann ich ... Wie kann ich mit ihr darüber sprechen und alles wieder aufrühren, dann müsste sie es ja noch mal durchmachen!«

»Vielleicht hat sie ja ganz andere Erinnerungen als Sie. Und Sie müssen es nicht allein tun, wir unterstützen Sie dabei.«

Ich lasse die Tränen fließen und schließe die Augen.

Als ich sie wieder öffne, schaut Leny auf die Uhr.

»Denken Sie daran, dass ich immer für Sie da bin, zum Reden und Zuhören. Bald ist auch Lars zurück, der kann Ihnen wahrscheinlich noch besser helfen. Sie müssen da nicht allein durch, wirklich nicht.«

Sie steht auf, und ich folge ihr. In der Tür dreht sie sich um und drückt mir noch einmal die Hände. Ich fange wieder an zu weinen, nicht um mich oder meine Schwester, sondern weil Leny mir mehr gegeben hat, als jeder Therapeut es hätte tun können.

Ich wische mir die Tränen ab und betrete den Freizeitraum, da höre ich plötzlich meinen Namen. Gwen kommt mit einem großen Stapel Schachteln auf mich zu.

»Gut, dass ich Sie sehe«, sagt sie. »Hier bitte!« Und schon übergibt sie mir den Stapel.

»Was soll ich damit?«, frage ich.

Gwen ist schon wieder halb zur Tür hinaus. »Das sind Spiele«, sagt sie unwillig. »Die können in den Spieleschrank.«

»Die sind ja neu! Wo kommen die denn her?«

»Vom Pflegeteam«, antwortet sie. »Wir haben Geld gesammelt, für neue Spiele, weil wir dachten, das freut die Patienten. Tineke hat gesagt, ich soll sie Ihnen geben.« Ohne mich anzusehen, will sie wieder gehen, bleibt dann aber an der Tür stehen. »Sie haben doch beim Schränkeaufräumen geholfen, oder?«

Ich verstehe erst nicht. Schränkeaufräumen? Und plötzlich fällt der Groschen. Der Puzzleschrank. Aber das ist viele Wochen her! Und nur, weil ich beim Saubermachen geholfen habe, sammelt das Personal Geld für neue Spiele? Für uns?

Als Gwen verschwunden ist, kommen mir wieder die Tränen.

Hinter mir bauen Thomas und Kim das Jakkolo auf, und im Wohnzimmer wird der Fernseher lauter gestellt.

»Myrthe, spielst du mit?«, ruft Kim. »Was hast du denn da? Sind die neu?«

Schnell wische ich mir über die Wangen. Dann bringe ich den beiden die Spiele.

Ergebnis

»Ist es für Sie in Ordnung, wenn ich dabei bin?«, fragt Dr. Visser.

Als ich ihr vor zwei Wochen gesagt habe, dass sie mich ganz verrückt macht, hat sie das sehr sportlich genommen, und deshalb darf sie jetzt auch dabei sein, wenn ich das Ergebnis der psychologischen Untersuchung bekomme. Für sie als Psychiaterin in Ausbildung ist das eine einmalige Gelegenheit zu beobachten, wie ein Kollege mit Patienten umgeht. Das kann in ihrem Fall bestimmt nicht schaden.

»Sorry, ich musste noch was erledigen«, sagt Niels, als er mit einem entschuldigenden Lächeln hereinstürmt.

Niels ist ein netter, energischer und alles andere als unattraktiver Psychologe, der häufig beim Modul Kognitive Verhaltenstherapie einspringt, und zwar so scharfsinnig und intelligent, dass der Psychologe, der nach ihm kommt, dagegen immer alt aussieht. Andererseits ist er auch der böse Geist, der hinter der so frech erneuerten Therapiegruppe steht, und das kostet ihn ganz klar Punkte.

Er setzt sich neben Dr. Visser mir gegenüber an den Tisch und sucht stirnrunzelnd in einem dicken Packen Papier herum. »Ich hab sie doch hier reingesteckt, das weiß ich genau …«, murmelt er zerstreut. Dann scheint er sich klarzumachen, dass wir die Stille auch therapeutisch nutzen können, und fragt: »Was macht das mit Ihnen, dass Sie heute das Ergebnis bekommen? Was geht in Ihnen vor?«

»Ich werd wohl nervös sein«, sage ich auf gut Glück.

Während er die einleitenden Psychologenphrasen abspult und erklärt, warum wir heute hier sitzen, wandert mein Blick immer wieder zu Dr. Visser. Wegen der Art, wie sie mich ansieht. Freundlich, aber anders.

Sie sieht mich an, als wäre ich ein Äffchen.

Das Äffchen von jemand anderem.

Ein Äffchen, das sie mit offenem, erstauntem Blick betrachtet, weil sie heute nicht für seine Kunststücke verantwortlich ist. Gestern, vorige Woche, in den letzten vier Monaten hatte sie diesen Blick nicht. Denn da war ich *ihr* Äffchen. Und während das Publikum über die Kapriolen ihres Zöglings lachte, sah sie nur, was das Tier alles falsch machte, wo es von dem, was sie ihm beigebracht hatte, abwich und trotz all ihrer Mühe und Zuwendung *nicht tat, was sie von ihm verlangte.*

Ich weiß, wie sich das anfühlt. Ich dressiere Ponys und Blesshühner. Ich weiß, wie frustrierend es ist, wenn das Biest nach so viel Liebe und Training nicht einmal die einfachste Anweisung befolgt. Psychiater sind Trainer, Ärzte wollen heilen, und ehrgeizige junge Ärzte wollen das erst recht.

Und da habe ich versagt. Ich bin die Patientin, deren Zustand sich einfach nicht bessert. Ich bin Dr. Vissers Enttäuschung. Denn mein Versagen ist auch ihres.

Deshalb sieht sie mich heute so freundlich an: Heute bin ich nicht ihr Problem. Heute bin ich Niels' Problem, und heute kann ich mich zum ersten Mal nach langer Zeit in ihrer Gegenwart entspannen, weil ich einmal kein Problem bin, keine persönliche Enttäuschung, sondern einfach eine Patientin. Eine Patientin, bei der sich, je weiter Niels sich in das Testergebnis vertieft, immer deutlicher herausstellt, dass sie nicht an Asperger leidet, nicht autistisch ist und keine Persönlichkeitsstörung hat.

»Nehmen Sie sich Zeit, das Ergebnis zu verarbeiten«, sagt Niels, als er nach einem Blick auf die Uhr seine Unterlagen einsammelt. »Sie können jederzeit mit dem Pflegepersonal oder Ihren Therapeuten darüber sprechen, und falls Sie noch Fragen haben, auch mit mir.«

»Äh, ja, ich hab noch eine Frage«, sage ich schnell, obwohl er sich schon zum Gehen anschickt. »Wie kann ich bei diesem Autismus-Test das denkbare schlechteste Ergebnis erzielen und am Ende doch nicht autistisch sein?«

»Bei welchem Autismus-Test? Das war doch eine psychologische Untersuchung.«

Stockend erzähle ich von den Fragen, bei denen man angeben musste, ob etwas normal ist oder nicht: ob es zum Beispiel normal ist, wenn ein hungriger Fluggast seinen Nachbarn fragt, ob er aufessen kann, was der hat stehen lassen. »Wie soll man so eine Frage beantworten?«, sage ich. »Bei einem eingeschweißten Salat kann man ja eventuell fragen, aber nicht bei einem halben Teller Nudeln, in dem der Nachbar schon herumgestochert hat. Dasselbe gilt für ein Brötchen: Ist es abgepackt, oder hat er es aus dem Korb der Stewardess genommen? Das ist ein Unterschied. Dafür gibt's Regeln. Oder?«

Niels schaut verdutzt drein. Dann fängt er an zu lachen.

»Diese Regeln haben Sie offenbar genauestens im Kopf. Aber Sie denken viel zu viel nach.« Lächelnd schiebt er seinen Stuhl zurück und nickt Dr. Visser zu. »Okay. Ich würde sagen, wir sind fertig. Ich wünsche Ihnen viel …«

»Aber müssen wir denn nicht was dagegen machen?«, frage ich besorgt.

»Wogegen?«

»Dagegen, dass ich anscheinend, ohne dass es eine medizinische Ursache dafür gibt, sozial gesehen ein hoffnungsloser Fall bin. Muss ich da nicht ein Modul mitmachen?«

»Was für ein Modul?«

»Soziale Fertigkeiten.«

Niels sieht Dr. Visser erstaunt an. »Haben wir so was? Wer leitet denn das?«

»Das Pflegepersonal.«

»Ah.« Er lacht. »Dann kann es ja nicht schaden. Was sagt denn Lars dazu?«

Was Lars dazu sagt? In Lars' Augen ist es eine Schande, dass man etwas so Wichtiges wie ein Modul Soziale Fertigkeiten den Pflegekräften überlässt, die dafür nicht ausgebildet sind, aber er findet es auch wieder nicht wichtig genug, um einen richtigen Therapeuten dafür zu opfern, geschweige denn seine eigene Zeit.

Ich räuspere mich. »Der findet mich auch so schon sozial unheimlich kompetent.«

Niels platzt los. »Typisch Lars. Sie haben doch einen Freund, oder? Wenn man in irgendeinem Bereich viel Kontakt hat, dann in einer Beziehung. Wie machen Sie's denn mit Ihrem Freund?«

Wie bitte? Will der etwa über Sex reden?

»Ich geh mal davon aus, dass Sie sich bei Ihrem Freund wohlfühlen. Warum klappt das nicht auch bei anderen?«

»Ach so«, sage ich erleichtert. »Für mich ist Sergei nicht wirklich ein Mensch, eher so was wie ein Haustier. Ein Pony. Natürlich fühl ich mich da wohl.«

Dr. Visser wirft Niels einen Blick zu. Er sieht mich gespannt an und fragt dann: »Warum betrachten Sie andere Menschen dann nicht einfach als Ponys?«

Ich starre ihn an. Dr. Visser schaut verwirrt zwischen uns hin und her und scheint sich der Verstandeskräfte ihres Kollegen plötzlich nicht mehr ganz sicher zu sein.

»Ich meine, wenn es funktioniert«, fährt Niels munter fort, »wenn es Ihnen das Leben leichter macht und Sie sich besser entspannen können, wenn Sie die Menschen um sich herum als Ponys betrachten – warum nicht? Niemand hindert Sie daran.«

Ich staune: Ein Psychologe, der die Krümmungen in meinem Gehirn nicht zu glätten versucht, sondern sie kurzerhand so umbiegt, dass sie *für* mich arbeiten statt gegen mich. »Ich denk mal drüber nach«, sage ich.

»Nicht nachdenken! Das machen Sie schon viel zu viel – einfach tun!«

Einfach tun. »Und das Modul?«

»Das können Sie gern machen«, antwortet er mit einem

Blick zu Dr. Visser. »Aber was wichtiger ist: Wollen Sie's auch?«

Ob ich es will? Ich mag ja sozial unheimlich kompetent sein, aber ich bin auch unheimlich unsicher, und wenn mir das Einüben sozialer Situationen zu mehr Sicherheit verhelfen kann, warum nicht? Außerdem habe ich montags sowieso eine Lücke in meinem Plan, da langweile ich mich zu Tode, also ist jede Form von Therapie zumindest Beschäftigungstherapie.

»Ja«, sage ich, und Dr. Visser nickt.

Als ich nach den anderen das Zimmer verlassen habe, zupft mich jemand am Ärmel, und schon werde ich in den Freizeitraum gezerrt.

»Und?«, ruft Kim. »Wie war's?«

»Ganz gut«, antworte ich. »Eigentlich ist nicht viel dabei rausgekommen. Kein Asperger, kein Autismus ...«

»Keine Entwicklungsstörung?«, fragt Boudewijn.

»Keine Persönlichkeitsstörung?«, ergänzt Thomas.

»Auch kein anderes Etikett?«, fragt Kim.

»Nein.«

Von Antiklimax zu sprechen, wäre noch untertrieben.

»Das Einzige, was rauskam, ist, dass ich depressiv bin und hochbegabt, aber das wussten wir ja schon.«

»Hochbegabt?«, fragt Boudewijn. »Bist du sicher? Welchen IQ-Test musstest du machen? Hast du den kompletten Test gemacht oder nur einen Teil? Und hast du die Ergebnisse dabei?«

Ich will schon einschnappen, da besinne ich mich. Ich muss an Niels denken. An die Ponys, die mich manchmal zur Weißglut getrieben haben, die aber auch nur sie selbst sind und nicht anders können. Ich muss lächeln. »Hab ganz vergessen, danach zu fragen«, antworte ich. »Erinner mich, dass ich's morgen mache.«

Boudewijn ist platt.

»Aber bist du zufrieden damit?«, fragt Kim vorsichtig.
»Ja …«, antworte ich lächelnd, »ich denk schon.«

Boudewijn

»Was ich erlebt habe, errätst du nie!«

Ich blicke von meinem Urwaldpuzzle auf. Boudewijn. Es hilft nichts. Ich schaue mich schnell um, ob ein Gruppenkollege in der Nähe ist, der von Natur aus eher zu einem enthusiastisch ausgerufenen »Was denn?« neigt. Aus dem Augenwinkel sehe ich, dass Boudewijn das Gleiche tut. Es ist Mittwoch, Besuchszeit und schönes Wetter. Alle sind draußen. Wir sind einander ausgeliefert.

»Was denn?«

»Hast du vielleicht was gegen Menschen?«, fragt Boudewijn irritiert.

»Ich hab Menschen unter meinen besten Freunden. Was wolltest du erzählen?«

»Das Ergebnis von meiner psychologischen Untersuchung ist da!« Mit theatralischer Gebärde wirft er die Unterlagen auf den Tisch. »DIS ist es nicht, aber sonst so ungefähr die schlimmste Diagnose, die man kriegen kann!«

Ich schiebe die Papiere von meinem Tiger herunter, puzzle aber nicht weiter. Irgendetwas an Boudewijn weckt mein Interesse. Zwar ist er genauso laut und nervig wie immer, aber hinter seiner Großspurigkeit nehme ich Verzweiflung wahr, hinter der Maske einen Hauch von Erschütterung. Da weiß ich es.

»Borderline.«

Er kneift die Augen zusammen. »Woher weißt du das?«

Ich wende mich wieder dem Tiger zu. Während ich nach einem bestimmten Puzzleteil suche, überlege ich, was ich antworten soll. Plötzlich ist mir nämlich klar, dass Boudewijns

Verhalten genau dem entspricht, was ich über Borderliner weiß. Sie teilen und herrschen in der Gruppe, sie schirmen Therapeuten ab, sie umwerben Mitpatienten und stoßen sie dann zurück, heben sie in den Himmel und servieren sie gleich darauf ab, sie sind launisch in ihren Vorlieben und unendlich anstrengend für die Umgebung.

»Na ja«, antworte ich, »die schlimmste Diagnose, hast du gesagt, und das ist Borderline.«

Einen Augenblick sieht er mich misstrauisch an. Dann lässt er den Kopf sinken. Borderliner sind nicht beliebt in der Psychiatrie. Depressive finde ich, ehrlich gesagt, furchtbar langweilig und initiativlos, aber gegen Borderliner scheinen viele Angehörige helfender Berufe eine besondere Abneigung zu hegen.

»Ja, Borderline.« Es ist, als würde Boudewijn mit jeder Silbe kleiner. »Was mach ich jetzt? Was bin ich dann noch?« Er wirft mir, seiner einzigen noch anwesenden Gruppenkollegin, einen hoffnungslosen Blick zu.

Ich kann seine Erwartungen nicht erfüllen. Ich habe nichts mit Boudewijn am Hut, und ich habe ihm nichts zu bieten. Soll ich sagen, dass alles halb so schlimm ist? Dass er ja jetzt professionelle Hilfe bekommt? Dass das Gute an Persönlichkeitsstörungen ist, dass man sie schon sein ganzes Leben mit sich herumschleppt und so ein Etikett die Sache auch nicht schlimmer macht? »Schöner Mist«, sage ich schließlich.

Er stöhnt. »Borderline.« Es klingt wie ein Todesurteil.

»Anscheinend wird man schon damit geboren«, sage ich diplomatisch.

»Genau. Was ist?«

Ich beuge mich über das Puzzle. Der Rand ist fertig. Der Urwald hat jetzt eine Grenze. Ich muss lächeln.

»Du bist eben ein Grenzfall«, sage ich. »Genau: Du überschreitest die Grenze des Zulässigen. Ganz knapp. Grenzfall: Borderliner.«

Boudewijn sieht mich an, als wäre ich gestört. Einen Moment lang rührt er sich nicht, dann streckt er mir die Hand hin.

»Dann will ich mich mal offiziell vorstellen: Grenzfall mein Name. Wie geht's?«

»Danke, gut«, erwidere ich höflich, »Niemandsland.«

Einen Moment lang sehen wir einander in die Augen – zwei Etiketten aus dem psychiatrischen Universum, die Borderlinestörung und die klinische Depression. Dann sehe ich in seinem Blick, was ich auch selbst empfinde: Scham, weil wir Gruppenkollegen sind, aber noch nie wirklich miteinander gesprochen haben. Eine kleine, aber peinliche Erkenntnis, und so schauen wir schnell wieder weg, auf den Tisch, auf die neutrale Sicherheit des Tausend-Teile-Urwalds mit den wilden Papptieren.

Boudewijn seufzt. »Soll ich dir helfen?«

Er steht so linkisch da, so verloren, dass ich den Stuhl auf seiner Seite des Tischs mit dem Fuß einladend zurückschiebe. »Du siehst aus, als könntest du ein bisschen Entspannung gebrauchen.«

Boudewijn nimmt Platz. Schweigend schiebt er seine Unterlagen an die Tischkante und betrachtet das Puzzle. Dann räuspert er sich. »Soll ich die Giraffe fertig machen?«

War ja klar.

»Was anderes hab ich nicht erwartet.«

Elise

Ich starre auf mein Handy.

Warum rufst du sie nicht einfach an?

Lenys Worte gehen mir durch den Kopf.

Man hört manchmal, dass gemeinsames traumatisches Erleben verbindet. In unserem Fall hatten wir nicht nur das Erleben gemeinsam, sondern auch das Gefühl: *Nicht auf mich, David, bitte nicht, geh auf die anderen los, aber heute bitte nicht auf mich.*

Was ein Band zwischen uns schuf, trieb uns auch auseinander. Tim wusste schon auf der Grundschule, dass er im Ausland studieren würde, Elise nahm ihr Medizinstudium weit weg von zu Hause auf. Und alles geht gut.

Denn wenn es nicht gut ginge, würden Elise, Tim und ich uns daran erinnern, wie David mit einer gusseisernen Bratpfanne brüllend unsere Zimmertüren bearbeitete, während unsere Mutter ihn zu beruhigen suchte und uns zurief, wir dürften nicht weinen oder schreien, das mache ihn nur noch aggressiver. Wir würden wieder spüren, wie wir uns, jeder in seinem Zimmer, gegen die Tür stemmten und hofften, er würde eine Tür weitergehen – drei Eisschollen, die in der Nacht langsam auseinanderdrifteten. Ich will meine Geschwister nicht in meinen Fall hineinziehen, aber mir bleibt keine andere Wahl mehr. Ich muss es wissen.

Die Handytasten, über die meine Finger gleiten, sind glatt von Schweiß. Einen Moment lang zögere ich. Dann drücke ich die letzte Taste.

Das Telefon klingelt fünfmal, und ich hoffe schon auf den Piepton der Mailbox, doch da kommt die Verbindung zustande, ich höre eine Art Sturmrauschen, und eine Stimme springt munter in den Raum: »Hey, Myrthe! Ich wollte dich dieses Wochenende auch anrufen! Letzte Woche hatte ich Prüfungen, aber jetzt bin ich wieder in der Gegend und hab mir überlegt, ob du's gut fändest, wenn ich vorbeikomme. Fuck, da fällt mir ein: Ich hab das blöde Puzzle vergessen! Ist das Disney-Puzzle schon fertig? Sonst kauf ich ein Neues. In der Nähe vom Krankenhaus ist doch so ein Laden, oder? Du bist doch noch in der Psychiatrie?«

Ich lasse den Wortschwall über mich ergehen und schaue aus dem Fenster, während ich mir eine Antwort zurechtlege.

»Ich hab noch genug Puzzles«, sage ich zögernd. »Und ich find's gut, wenn du kommst, auch ohne Puzzle. Und ich bin noch in der Psychiatrie.«

Ein Windstoß unterbricht das Schweigen.

»Weißt du eigentlich schon, wann du entlassen wirst?«, fährt sie fort. »Sorry, blöde Frage. Aber musst du wirklich da drinbleiben, um wieder gesund zu werden? Geht das nicht auch zu Hause?«

Zu Hause. Ein Minenfeld der Erinnerungen.

»Zu Hause ist alles, was ich gern hatte«, sage ich heiser. »Hobbys, die mir Spaß gemacht haben, die Ponys, Zeichnungen, die ich mag. Aber auch schreckliche Erinnerungen. Und ich seh nur noch eine Ansammlung von Sachen, tot und leer. Wo mal Gefühle waren, ist nur noch ein Loch. Ich fühle keine Freude, keine Begeisterung mehr. Aber das kommt bestimmt wieder, dafür bin ich ja hier. Weil ich hier nicht so spüre, wie schlecht es mir geht.« Ich muss schlucken. »Und weil ich nicht weiß, wie ich mit den Erinnerungen zu Hause umgehen soll.«

Ich höre Elise atmen, während sie nach einer Antwort sucht. »Du hättest längst aus dem Haus müssen«, sagt sie schließlich. »Dir ein Zimmer nehmen, in einem Studentenwohnheim oder allein, nur weg, dein eigenes Leben führen, wie Tim und ich. Papa und Mama sind ja lieb und nett, aber ihr Leben wird sich immer um David drehen. Nicht, dass sie uns nicht lieb hätten, aber so ist es nun mal.«

Sie seufzt. »Was meinst du, warum ich so schnell von zu Hause ausgezogen bin? Ich glaub echt, sonst hätte ich ihnen was angetan.«

Ich erstarre. »Ich hab's getan«, sage ich stockend. »Nicht ihnen, aber … dir. Ich weiß noch, wie … wie ich mal auf dich aufpassen musste. In der Nacht hast du die ganze Zeit gepfiffen, aber du hast es abgestritten, und da wurde ich so wütend, dass ich auf dich los bin.«

»Das weiß ich gar nicht mehr. Bist du sicher?«

Ich bin perplex. Wie kann sie das nicht mehr wissen? Wie kann sie das nur vergessen haben?

»Ja«, antworte ich. »Und ich hab furchtbare Schuldgefühle deswegen. Aber ich will dir kein Trauma einreden, wenn du dich nicht mehr dran erinnerst.«

»Nein, das heißt, jetzt, wo du's sagst – vielleicht erinnere ich mich doch irgendwie, aber ich hab noch nie wirklich drüber nachgedacht.« Sie schweigt einen Moment. »Aber es ist doch nicht meine Schuld, dass du jetzt in der Psychiatrie bist, oder? Wenn ich mich nicht richtig dran erinnern kann, war's doch wohl nichts Ernstes. Hattest du denn echt ein Problem mit mir?«

»Ein Problem? Mit dir?« Ich lache verzweifelt auf. »Mit dir hatte ich kein Problem! Wenn ich mit jemandem ein Problem hatte, dann mit David. Aber der war nun mal so, wie er war. Dafür konnte er nichts.« Ich halte inne. »Er nicht«, sage ich dann. »Aber unsere Eltern, im Nachhinein gesehen. Alles hat sich immer nur um David gedreht, und wir anderen durften nicht mal ein Problem damit haben. *Das* war mein Problem. Nicht du.« Ich höre Elise mit ihrer Handykette spielen. »Wenn ich an früher denke, hab ich das Gefühl, versagt zu haben«, sage ich mit einem Kloß im Hals. »Ich als große Schwester hätte dich beschützen müssen, vor David und vor Papa und Mama, aber ich hab's nicht getan.«

»Hast du wohl!«, sagt Elise. »Und dafür hab ich dich bewundert! Du bist immer ruhig geblieben, egal, was war, und ich bin stur und blind gegen alles angerannt und hab's damit nur noch schlimmer gemacht. Du hast mich mit in den Garten genommen, wenn es drinnen nicht mehr auszuhalten war, und dann hast du dir Geschichten ausgedacht, um mich abzulenken, du weißt schon, hinten am Wassergraben.«

»So oft war das nicht«, protestiere ich, aber dabei durchströmt mich ein seltsam warmes Gefühl. Ich habe doch etwas getan. Nicht viel, aber immerhin etwas.

»Wo bist du eigentlich?«, frage ich.

»Bei den Eltern«, sagt sie. »Nach den Ponys schauen. Ich hab ihnen gerade Heu gegeben. Hör mal.«

Erst höre ich den Wind, als Elise das Handy bewegt, dann das rhythmische Kauen zweier Ponymäuler.

»Fury, du Dummerchen! Moment mal, Myrthe.« Es rauscht und knackt. »Sorry, ich musste mein Handy abwischen, Sjors hat draufgesabbert. Aber jetzt muss ich rein. Ich weiß, ich sollte dich nicht fragen, weil du's nicht weißt, aber kommst du bald wieder nach Hause? Ich will endlich wieder was mit dir unternehmen, und die Ponys auch.«

Ich muss lachen und wische mir die Tränen ab. »Ich komm wieder nach Hause«, sage ich. »Ich weiß noch nicht, wann, aber ich komm wieder nach Hause.«

Und zum ersten Mal habe ich das Gefühl, dass es wirklich stimmt.

Joke

»Myrthe!«

Die Tür wird aufgestoßen und knallt gegen die Wand. Meine Notizen für den Betriebsarzt flattern durchs Zimmer.

»Bist du wahnsinnig?«, keuche ich und versuche, meinen Puls wieder unter Kontrolle zu bringen. »Du hast mich zu Tode erschreckt!«

»Joke!«, ruft Kim aufgeregt. »Ich hab Joke gesehen!«

Das überrascht mich. Joke ist vor einer Woche als unheilbar depressiv und zu alt von hier weggeschickt worden und auf dem Abstellgleis der Psychiatrie gelandet: der gerontopsychiatrischen Station. Das war nicht schön. Mehr noch: Es war schrecklich. Nachdem Dr. Valk ihr eröffnet hatte, dass sie am nächsten Tag weg müsse, raufte sie sich beim Abendessen hysterisch die Reste ihrer Dauerwelle und jammerte, jetzt könne ihr niemand mehr helfen, sie sei verzweifelt, so könne sie nicht weiterleben, ihrem Mann könne sie es auch nicht antun, in ihrem Zustand zu Hause herumzusitzen, und wenn sie jetzt weggeschickt werde, könne sie nur noch sterben.

Kim sprach ihr Mut zu, sagte, sie werde sie besuchen, egal, wo, und redete weiter auf sie ein, während das Pflegepersonal auf Distanz blieb und die übrigen Patienten sich schweigend verkrümelten. Am Ende saßen nur noch Kim und ich bei Joke und der zitternden Ria, ihrer Psychiatriefreundin. Joke schlug auf den Tisch ein wie ein wildes Tier, das sich auf der Suche nach einem Ausweg verzweifelt zur Wehr setzt.

»Komm, Kim«, flüsterte ich und fasste meine Zimmergenossin am Arm. »Sie hört dich nicht mehr. Du kannst sie nicht erreichen, das siehst du doch!«

Empört machte Kim sich los. »Aber wir können sie doch nicht alleinlassen! So können die sie nicht gehen lassen! Joke! Ich lass dich nicht im Stich! Du darfst die Hoffnung nicht aufgeben, denk an deine Familie, deine Enkelkinder! Du wirst noch gebraucht!«

Joke starrte nur noch leer vor sich hin und wiederholte immer wieder dieselben Worte, bis ihre Verzweiflung schließlich so mächtig und erstickend im Raum hing, dass ich es nicht mehr aushielt und einfach weg musste, dann eben ohne Kim.

Später kam sie in unser Zimmer und setzte sich wie benommen aufs Bett. Als sie meinen Blick sah, schüttelte sie nur langsam den Kopf, schluchzte auf, kroch unter die Decke und blieb den Rest des Abends weinend dort liegen.

Daher bin ich nicht eben begeistert, als ich höre, dass Joke wieder in unser Leben getreten ist, vor allem deshalb nicht, weil Kims Leben so labil ist.

Mit fiebrig gerötetem Gesicht marschiert sie im Zimmer auf und ab. »Ich schwör's! Ich kam am Eingang der Gerontopsychiatrie vorbei, und da saß sie!«

»Und dann?«

»Ich bin natürlich rein. Sie durfte nicht raus, aber ich durfte rein. Die sind immer noch in diesem Behelfsbau, zu acht in einem winzigen Kabuff von Wohnzimmer – und wer sitzt da? Auf der Station, neben Joke? Das errätst du nie: Frau Alaoui!«

Ich spüre wieder Frau Alaouis Hände an meinem Hals und muss husten.

»Frau Alaoui!«, wiederholt Kim. »Stell dir vor, du sitzt Tag für Tag praktisch bei der auf dem Schoß! Bei diesem Monster! Das geht doch nicht! Joke hat erzählt, dass sie gestern …«

»Wie geht's Joke denn?«, unterbreche ich sie.

Sie lässt die Schultern sinken.

»Also nicht gut«, sage ich leise.

Kim bleibt stehen. »Du darfst niemandem was sagen. Ich musste Joke versprechen, dass ich's nicht weitersage, also musst du den Mund halten. Niemand darf was erfahren.«

Ich nicke.

Aufgeregt, fast ängstlich, fährt sie fort: »Joke hat mir in ihrem Zimmer einen Gürtel gezeigt. Anscheinend ist in einer von den Toiletten ein Haken, der ihr Gewicht aushält. An dem will sie sich aufhängen.«

Mir wird eiskalt. »Das musst du melden!«, flüstere ich.

Sie schüttelt heftig den Kopf. »Ich hab versprochen, den Mund zu halten. Ich hätte es dir gar nicht erzählen dürfen!«

»Egal, was du versprochen hast, Joke ist völlig durcheinander und …«

Ich sehe die wachsende Panik in Kims Augen. »Hör zu, Kim. Joke kann keine rationalen Entscheidungen mehr treffen. Sie muss jetzt vor sich selbst geschützt werden. Das weiß sie bestimmt auch, und du kannst froh sein, dass sie dich ins Vertrauen gezogen und dir von ihrem Plan erzählt hat. Aber du musst was unternehmen. Jetzt gleich.«

»Ich hab's ihr doch versprochen!«

»Und ich hab dir versprochen, es nicht weiterzusagen, aber

wenn du's nicht meldest, tu ich's. Da steht zu viel auf dem Spiel. Da zählt kein Versprechen mehr.«

Kim läuft wie ein Tiger im Käfig durchs Zimmer und weicht meinem Blick aus.

»Wann will sie's denn tun?«, frage ich.

Kim versetzt der Schranktür einen Tritt. »Morgen. Heute Abend schreibt sie die Abschiedsbriefe. Morgen will sie's tun.«

Es kommt mir vor, als würde alles Adrenalin aus meinem Körper weichen. Ich fühle mich bleischwer und todmüde. Morgen. Noch ist Zeit.

Kim tritt noch einmal gegen den Schrank, dann noch einmal und noch einmal. »Scheiße!«, ruft sie gepresst. »Mist! Fuck! Echt, das kann ich ihr nicht antun!« Weinend dreht sie sich zu mir um. »Ich kann Joke wahnsinnig gut verstehen! Ich selbst bin nur zu feige dazu! Ich kann ihr das doch nicht vermasseln, wo ich doch selbst will, dass alles aufhört!«

»Ich auch«, sage ich rau. »Aber deswegen lasse ich noch lange nicht zu, dass sie's tut. Von mir aus kann Joke Selbstmord begehen, wo und wann sie will, aber nicht, wenn ich's vorher weiß. Nicht, wenn ich sehe, wie viel dir an ihr liegt und dass du sie verlierst und danach an den Schuldgefühlen draufgehst, weil du's hättest verhindern können, ihrer Familie den Kummer hättest ersparen können. Und mich hältst du dann wieder nächtelang wach mit deinem Geheul.«

»So ein Quatsch«, schluchzt Kim, aber sie lacht dabei.

»Das ist kein Quatsch, das ist gesunder Egoismus. Du willst das auch nicht auf dem Gewissen haben, sonst hättest du's mir nicht erzählt, also geh jetzt und rette ein Leben.«

»Glaubst du echt, dass ...«

»Ja.«

Sie zögert.

»Geh schon!«, rufe ich. »Los! Sonst tu ich's!«

Da rennt sie zur Tür hinaus.

Jemanden retten. Ich verspüre einen Stich Neid: *der* Beweis, dass man mehr ist als nur eine Verschwendung der Zeit und Energie anderer. Müde nehme ich den Notizblock von meinem Kopfkissen. Betriebsarzt. Arbeit. Alles scheint plötzlich so weit weg, so klein und unwichtig. Es findet draußen statt, und die eigentliche Welt ist hier drin, in der Psychiatrie.

Ich höre einen dumpfen Schlag.

Und schon bin ich an der Tür: Kopf gegen die Toilettentür – Kim. Mit einem Lächeln trete ich auf den Flur hinaus. Ich darf jemanden retten.

Seltsam

Ein seltsames Gefühl der Betäubung.

Es wandert hinter mir her, als ich mich durch die Menschenmassen auf dem Bahnhof von Utrecht bewege, im Zug blättert es neben mir in den Resten einer Zeitung, dann folgt es mir neugierig aufs Klinikgelände. Als ich die Zufahrt entlanggehe, bleibt es stehen, nimmt mich an der Hand und geht dann mit leisem Bedauern wieder in mich über. Vor mir ragen die Mauern meines Zielortes auf, und ein vertrautes Gefühl der Ruhe verdrängt die Betäubung, doch als ich mich der Psychiatrie nähere, scheint die zu schrumpfen. Als wäre sie nicht mehr ein Leuchtfeuer psychischer Gesundheit, meine Hoffnung in bangen Tagen, sondern nur noch ein Haufen trister grauer Mauern am Rand eines Parkplatzes. Ein kranker Bau, wie Lars gesagt hat. Ich schüttle das Bild ab. Die Wirklichkeit ist ein Luxus, den ich mir nicht leisten kann.

»Sie waren ja lange weg«, sagt Gwen, als sie mir aufschließt. »Ich hab übrigens ein neues Namensschild für Ihr Zimmer, kommen Sie kurz mit? Sie waren in Utrecht, stimmt's? Haben Sie dort was Schönes gemacht?«

Ob ich etwas Schönes gemacht habe? Ich folge Gwen ins Büro. Was ich in Utrecht erlebt habe, ist wissenschaftlich gesehen stark traumatisierend, und selbst ich stufe es auf der Skala der Widerwärtigkeiten als ziemlich übel ein, also schüttle ich den Kopf. Ich will mich nicht mehr allein damit auseinandersetzen.

»Schön, na ja …«, beginne ich. »Ich bin …« Ich bleibe in der Tür stehen. Hinten im Büro sitzt Dr. Valk. Aber nicht der Dr. Valk, den ich kenne. Nicht der Arzt meiner Träume, der Krankheiten heilt und an Tabletten glaubt, der mit Patienten spricht und Psychologen fertigmacht, mein Psychiaterprinz auf seinem Pillenross: Dort am Tisch sitzt ein Mann, tief gebeugt, den Kopf in die Hände gestützt. Erschüttert. Niedergeschlagen. Als wüsste er nicht mehr weiter. Neben ihm, im fahlen Nachmittagslicht, steht Leny. Sie legt ihm die Hand auf die Schulter und redet leise auf ihn ein.

Erschrocken trete ich einen Schritt zurück.

Gwen kommt wieder heraus. »Hier, Ihr Namensschild«, sagt sie. »Das war's. Oder wollten Sie noch was fragen?«

Ich betrachte den Papierstreifen in meiner Hand. Plötzlich scheint alles vollkommen unwichtig.

»Könnte ich vielleicht gleich ein Gespräch haben?«, frage ich zögernd.

Gwen wirft einen raschen Blick ins Büro. »Geht's auch in einer Stunde? Wir müssen noch einiges … regeln, und ich weiß nicht genau, wie lange das dauert. Ich komm dann zu Ihnen.«

Beunruhigt gehe ich den Flur hinunter. Die Dinge sind nicht so, wie sie sein sollten.

»Es hat schon angefangen!«, ruft Thomas aus der Sitzecke im Wohnzimmer und wedelt vergnügt mit der Fernsehzeitschrift. »Vor einer Viertelstunde, aber es kommen noch mindestens drei Morde, du hast also nichts verpasst.«

Ich bringe ein mattes Lächeln zustande und setze mich in den Sessel, den Boudewijn für mich heranrückt. Apathisch schaue ich auf den Bildschirm, auf dem reihenweise Leute niedergemetzelt werden. Es kommt mir vor, als hätte ich etwas verloren. Gefühl oder was auch immer.

Da kommt Kim hereingestürmt. Sie schaltet den Fernseher aus und wirft die Fernbedienung in den Pflanztrog.

»Kim«, stöhnt Boudewijn, »Wir versuchen hier, depressiv zu sein. Kannst du nicht woanders nerven?«

»Jetzt hört doch mal!«, ruft Kim. »Joke kommt zurück!«

Das reißt selbst mich aus meiner Gefühllosigkeit.

»Bist du sicher?«, fragt Thomas.

Boudewijn sieht sie misstrauisch an.

»Ja! Ich bin gestern zum Personal, und heute haben sie nach ihr geschaut. Auf ihrem Bett lagen Abschiedsbriefe, und Joke stand mit einem Gürtel um den Hals auf der Toilettenbrille und wollte gerade springen.«

Thomas schüttelt den Kopf. »Blödsinn, viel zu niedrig.«

»Wenn sie's wirklich wollte, hätte sie's längst getan«, meint Boudewijn, aber auch er ist ein bisschen blass geworden.

Doch Kim tanzt durch den Raum. »Sie kommt zurück! Ich hab's eben erfahren, als ich meine Tabletten geholt hab! Dr. Valk war anscheinend fix und fertig, als er von der Sache gehört hat.«

Ich muss an den Mann im Büro denken.

»Okay«, sagt Boudewijn etwas zu laut. »Können wir jetzt die Fernbedienung wiederhaben?«

Kim zieht sie unter dem Farn hervor und wirft sie ihm zu. »Ich fass es nicht, dass euch so eine Sendung wichtiger ist als Joke«, sagt sie ärgerlich. »Menschen sind wichtig, oder war das im Modul Soziale Fertigkeiten noch nicht dran?« Sie wendet sich mir zu. »Wie ist eigentlich dein Gespräch gelaufen? Du warst doch heute bei deiner Arbeitsstelle.«

Arbeit. Ich lächle vage.

Joke kommt zurück. Kim freut sich. Heute Nachmittag ist jemand nicht gestorben. Wie wichtig ist da noch die Arbeit? Sie ist so weit weg von hier, weit weg von der wirklichen Welt, der Psychiatrie.

Gwen kommt herein. Unschlüssig betrachtet sie das Patientengrüppchen vor dem Fernseher, als wollte sie auf keinen Fall stören, dann kommt sie auf mich zu. »Myrthe? Ich hätte jetzt Zeit.«

Ich schlängle mich zwischen den anderen durch zur Tür.

»Sag noch schnell«, ruft Kim, während sie sich in meinem Sessel niederlässt. »Wie war dein Gespräch?«

»Ich bin meinen Job los.«

Stuhl

Mit einem Gefühl der Schwere betrete ich den Gruppenraum. Auf das Whiteboard hat jemand ein schlampiges Flussdiagramm gekritzelt, das Flipchart steht einsam in der Ecke, und die Stühle sind als stumme Zeugen einer vergangenen Therapiesitzung im Raum verteilt. Ich sehe mir ein paar Blätter des Flipcharts an – Soziale Fertigkeiten, Kognitive Verhaltenstherapie, Rückfallprävention –, dann stelle ich die Stühle im Kreis auf und setzte mich

Ich habe Bauchschmerzen.

In fünf Minuten beginnt die erste Gruppensitzung nach Lars' Rückkehr aus dem Urlaub, und ich sehe ihr sehr skeptisch entgegen. Wenn man die Theorie vertritt, dass Therapeuten auch nur Menschen sind, dann ist es natürlich nur logisch, dass sie ab und zu ein paar Wochen freihaben. Nicht logisch ist dagegen, dass wir Patienten Tag für Tag zu einer Therapiestunde nach der anderen geschickt werden, weil ja jede einzelne von unschätzbarem Wert für unseren Heilungsprozess ist, dass die Therapeuten aber mir nichts, dir nichts Urlaub machen und sich jederzeit einen Tag freinehmen können. Urlaubende Therapeuten machen die Welt unlogisch, sie stören die natürliche Ordnung der Dinge. Heute ist Lars den ersten Tag wieder da. Meine Hände jucken.

Thomas und Kim kommen hereingeschlendert, und ich beobachte sie gereizt. Thomas lässt sich auf einen Stuhl fallen, Kim nimmt mir gegenüber Platz, mit freiem Fluchtweg zur Tür und Blick auf die Uhr.

»Da sitzt Lars immer«, sage ich.

Kim runzelt ärgerlich die Stirn und will gerade aufstehen, da schnelle ich von meinem Stuhl hoch. »Wie viele sind wir heute?«

»Fünf«, antwortet Thomas. »Wir drei, Boudewijn und Mike.«

»Plus Lars«, sagt Kim.

»Plus Lars«, wiederhole ich. Eine diebische Freude beschleicht mich. Fünf Patienten, zwölf Stühle und ein Therapeut. Rache ist süß.

»Okay«, sage ich, »alle übrigen Stühle in die Raucherecke.«

Ich trage schon mal zwei hinaus. Kim folgt mit fragendem Blick meinem Beispiel, und Thomas zuckt mit den Schultern. Die Augen des Drachen auf seinem Arm funkeln. *Game on.*

Mit einem Becher Kaffee in der Hand betritt Lars den Raum und bleibt dann abrupt stehen. Ungehalten sieht er sich um. Vier fremde Gesichter sehen ihn gespannt an. Ich folge seinem Blick. Willkommen in meiner Welt.

»Aha«, sagt er mit hochgezogenen Brauen, als er sich setzt. »Wie ich sehe, waren meine Kollegen während meiner Abwesenheit nicht untätig.«

Er trinkt einen Schluck Kaffee. Fünf Augenpaare verfolgen jede seiner Bewegungen.

»Gut«, fährt er fort. »Dann fangen wir mal an: Mein Name ist Lars de Waal, ich bin Psychotherapeut und leite diese Therapiegruppe. Von Niels weiß ich, dass Sie alle einen Behandlungsplan haben, aber dass über die Module ...«

Er verstummt. Wie jemand, der spürt, dass etwas nicht stimmt, ohne es benennen zu können, schaut er in die Runde.

Ich achte darauf, dass mein Gesicht nichts anderes ausdrückt als mildes Interesse. Stirnrunzelnd sieht er Mike an, seinen Nachbarn. Der erwidert den Blick erstaunt.

»Sorry«, sagt Lars schroff, »aber können Sie ein Stück zur Seite rücken? Das ist hier viel zu eng um mich herum, so kann ich nicht arbeiten. Wenn Sie also etwas zur Seite rücken und die anderen näher zusammen …«

Die Gruppe tut wie geheißen.

»Ja, so ist es viel besser.« Lars trinkt noch einen Schluck Kaffee.

Was Therapeuten unter einem Kreis verstehen, ist nämlich weniger ein Kreis, als vielmehr ein U mit einem Punkt am offenen Ende. Der Punkt ist Lars. Das Oberhaupt der Gruppe, mit links und rechts viel Raum zum Denken, das ultimative Symbol der Gleichberechtigung von Therapeut und Gruppe.

»Okay«, fährt er fort. »Für die Gruppentherapie gelten einige Regeln. Da wäre zunächst die Vertraulichkeit: Alles, was hier besprochen wird, bleibt innerhalb dieser vier Wände.«

Gebannt verfolge ich die Bewegungen seiner Hand mit dem Kaffeebecher.

»Und genauso wichtig: Wir fangen pünktlich an, und wir hören pünktlich auf. Egal, ob wir uns gerade mitten in einer emotionalen Sache oder einer heftigen Diskussion befinden. Zeit ist Zeit, und wenn Sie etwas in die Gruppe einbringen wollen, dann liegt es in Ihrer Verantwortung, das rechtzeitig zu sagen. Tun Sie's nicht, ist das Ihr Problem.«

Achtlos bewegt er den Becher zur Seite.

»Dann fangen wir am besten mit einer Vorstellungsrunde an. Wer möchte …«

Das Abknicken seines Handgelenks, das Abtasten des Raums mit dem Becher, die Beugung seines Ellenbogens, als der erwartete Widerstand ausbleibt, und die von Synapse zu Synapse flitzende Erkenntnis, dass etwas nicht stimmt, ganz und gar nicht stimmt. Entrüstet sieht er uns an. »Wo sind die Stühle?«

»Wir sitzen drauf«, sagt Boudewijn.

»Nicht *die* Stühle«, entgegnet Lars gereizt, und der Becher wandert zurück. »Die anderen! Hier muss noch ein Stuhl stehen. Den brauche ich für ... Das muss ich ja nun nicht erklären. Wo ist mein Stuhl!«

Kim schaut erschrocken zu mir herüber, Thomas sieht belustigt geradeaus, Boudewijn und Mike scheinen ernsthaft am Verstand des Mannes zu zweifeln, der unser Therapeut sein soll, und ich vergehe schier vor unverhohlener Schadenfreude. Denn die Aufgabe des zusätzlichen Stuhls ist einzig und allein das Tragen des Kaffeebechers, in Lars' Griffnähe, als Puffer gegen die Patienten. Und das kann Lars der Gruppe auf keinen Fall sagen, ohne sich als psychisch gesunder Mensch restlos unglaubwürdig zu machen.

Eins zu null, du Mistkerl, denke ich grimmig.

»Manchmal werden Stühle von hier in die Raucherecke gestellt«, sage ich, ohne eine Miene zu verziehen. »Das Personal meint, die Raucher hier sind zu faul zum Stehen.«

Kim erschrickt wieder, Thomas versucht, ernst zu bleiben, und Lars wirft mir einen finsteren Blick zu. Ich lächle ihn freudig an. Willkommen zurück, du Armleuchter. Wir sind quitt.

Er stößt einen tiefen Seufzer aus, beugt sich vor und stellt den Becher unter seinen Stuhl. »Eine Vorstellungsrunde also«, sagt er. »Wer möchte anfangen?«

»Ich!«, ruft Boudewijn. »Aber kann ich vorher noch was sagen?«

Lars zieht die Brauen hoch, dann nickt er.

»Ich wollte nur sagen: Ich find's toll, dass Sie wieder da sind, und ich denke, da spreche ich für alle. Sie scheinen hier ja der Oberguru zu sein. Ich hab das Gefühl, wir können jetzt richtig loslegen, und kann's kaum erwarten, mit Ihnen an mir zu arbeiten. Es ist fast so, als wäre der Messias wiedergekehrt, eine ungeheure Erleichterung, als ob die Rettung endlich nahe ist.«

Ich bin wie vom Donner gerührt. Die andern anscheinend auch. O Gott, wird er jetzt psychotisch, oder was?

Lars macht den Mund auf, besinnt sich dann und macht ihn wieder zu. »Gut«, sagt er schließlich. »Das wäre geklärt. Möchten Sie sich jetzt kurz vorstellen?«

»Klar.« Boudewijn schiebt die Hand in die Hosentasche. »Gestern hatten wir's von Depressionen und davon, dass niemand sehen kann, wie ich mich fühle, deshalb hab ich ein Foto mitgebracht.« Er drückt das Bild Thomas in die Hand und bedeutet ihm, es weiterzugeben. »Es ist von vor drei Jahren«, erklärt er munter. »Vom Karneval.«

»Dem Karneval, bei dem du ...?«, fragt Kim arglos.

Boudewijn wirft ihr einen vernichtenden Blick zu. »Die Sache ist die, dass ich wirklich schwer depressiv bin, aber auf dem Bild sieht man das überhaupt nicht. Anscheinend bin ich extrem gut darin, mich anders zu geben, als ich bin.«

Lars wirft einen flüchtigen Blick auf das Foto und reicht es mit ausdrucksloser Miene weiter. Boudewijn erzählt unterdessen von seiner Spitzenposition in der Wirtschaft, von dem Stress und dem Koks, davon, wie er das Ruder herumgeworfen und trotz seiner immer wiederkehrenden Depression auf eigene Initiative eine Entziehungskur gemacht habe, wie er herausgefunden habe, dass Selbstvertrauen der Schlüssel zur Heilung sei, und dass er mit dieser Erkenntnis allen hier helfen wolle.

Kim studiert das Foto eingehend, und ich muss an mich halten, um es ihr nicht aus der Hand zu reißen. Ich würde alles, aber auch alles tun, um der erdrückenden Lawine von Boudewijns Nichtinformation zu entgehen.

»Jetzt wissen wir eine ganze Menge über Ihre Vergangenheit«, sagt Lars, als Boudewijn geendet hat. »Aber wie sieht es mit Ihrem Leben jetzt aus, mit den Menschen in Ihrem Umfeld? Haben Sie eine Beziehung? Familie?«

Boudewijn schweigt einen Moment. »Im Moment hab ich keine Beziehung«, sagt er dann. Es klingt genauso großspurig wie zuvor und doch irgendwie brüchig. »Aber das hat nichts zu bedeuten. Ich war zweimal verheiratet und hab mit meinem beiden Exfrauen ein gutes Verhältnis. Mit meinem Bruder auch, obwohl ich ihn nicht so oft sehe, und meine Eltern sind zwar geschieden, aber ich versteh mich gut mit ihnen.«

»Wie alt waren Sie, als Ihre Eltern sich getrennt haben?«

Boudewijn zuckt fast entschuldigend mit den Schultern. »Sechs. Um den Dreh rum. Ich war ungefähr sechs, mein Bruder ein Jahr jünger. Meine Mutter hat das süße Kind bekommen, mein Vater mich«, versucht er zu scherzen. Er blickt in die Runde, aber es bleibt peinlich still.

»Das merkt man«, sage ich schließlich leise. »Man merkt, dass du dich so siehst.«

Boudewijns Miene verhärtet sich.

Er wirkt auf dem Foto zehn Jahre jünger und vierzig Kilo schwerer, er ist in ein weites schwarzes Cape gehüllt, hält prahlerisch grinsend zwei Biergläser hoch, und doch: Der Ausdruck seiner Augen und dieses leere Grinsen berühren mich – ein Vogel, der mit dem Mut der Verzweiflung seine gebrochenen Flügel zeigt.

Während Kim sich als Nächste vorstellt, starrt Boudewijn mich finster an. Ich weiche seinem Blick aus. Ich habe hinter seinen Panzer geschaut, und ich weiß, wie er sich fühlt. Nackt. Verletzlich. Ängstlich.

Als Kim mit einem Achselzucken endet, sieht Lars mich einen Moment lang aus zusammengekniffenen Augen an. Ich frage mich allen Ernstes, ob er überhaupt noch weiß, wer ich bin.

»Sie überspringen wir«, sagt er dann spöttisch lächelnd. »Sie kenne ich ja schon. Also weiter.«

Volltreffer. Eins zu eins.

»Wieso?«, fragt Boudewijn. »Ich und die anderen, wir kennen sie noch nicht.«

Ich glaube mich verhört zu haben. Wir sind seit Wochen in derselben Gruppe, verdammt!

»Na gut.« Lars stöhnt theatralisch.

»Na gut«, wiederhole ich. »Ich hatte mich überarbeitet, und die Depression, an der ich schon jahrelang gelitten hatte, wurde schlimmer, ich war selbstmordgefährdet und wurde deshalb eingewiesen. Eigentlich ganz einfach.«

Lars zieht die Brauen hoch, und ich grinse. Tja, meine ganze Krankheitseinsicht ist wie Schnee an der Sonne geschmolzen. Wären Sie mal hier gewesen! Nächster Patient.

Thomas sucht nach Worten. »Als mein Vater Schluss gemacht hat«, beginnt er stockend, »da wurde ich depressiv und bekam Nortrilen. Das hat gut gewirkt, aber es hat einen Zombie aus mir gemacht. Ich hab nichts mehr gefühlt, jahrelang, auch nicht für meine Frau oder meine Hobbys. Vor ein paar Monaten bekamen wir in der Fabrik einen neuen Chef, der mochte mich nicht, die Depression kam wieder, und – na ja. Ich hab mein Auto vollgetankt, hab alle meine Tabletten geschluckt und bin gegen einen Baum gefahren. So bin ich hierhergekommen. Es gab nichts mehr, wofür ich noch weiterleben wollte. Essen, Arbeiten, Schlafen – das war's.«

Scham überfällt mich. Ich sitze hier und piesacke Lars, während Thomas sich ehrlich bemüht, wieder gesund zu werden.

»Aber so ist das Leben nun mal.«

Wie bitte?

»Essen, Arbeiten, Schlafen«, wiederholt Lars. »Darum dreht sich doch letzten Endes alles.«

»Essen, Arbeiten, Schlafen?«, echot Boudewijn entgeistert.

»Ist doch so«, sagt Lars. »Am meisten Zeit verbringt man im Leben mit Essen, Arbeiten und Schlafen. Man kann nur eins tun: Es sich so angenehm wie möglich machen. Ein guter

Job, eine funktionierende Beziehung und nette Freunde – das ist es, was im Leben zählt. Der Rest ist Nebensache.«

»Aber das ist doch nicht alles!«, ruft Boudewijn. »Was ist mit Kreativität, Lernen, Sichweiterentwickeln? Glück ist doch für jeden was anderes. Jeder von uns ist einzigartig.«

»Natürlich ist jeder von Ihnen einzigartig«, gibt Lars zurück. »Die Psychiatrie ist voll von einzigartigen Individuen. Und doch tun Sie alle genau das Gleiche.«

Boudewijn schnappt nach Luft, die anderen sehen Lars unsicher an und scheinen sich zu fragen: Soll das unser Therapeut sein?

Nach einem Blick auf die Uhr wendet sich Lars dem nächsten Opfer zu. »Und Sie, können Sie kurz zusammenfassen, warum Sie hier sind?«

»Ganz einfach«, antwortet Mike grinsend. »Bin vor zwei Jahren mit meinem Motorroller gegen einen Baum geknallt und mit einem nicht angeborenen Hirnschaden wieder aufgewacht. Von außen sieht man nichts, aber innen drin ist alles durcheinander. Bin so reizbar, dass meine Freunde mich kaum wiedererkennen. Und ich hab schon immer ab und zu mal einen Joint geraucht, so zur Entspannung, aber das ist ein bisschen aus dem Ruder gelaufen, und ich hab zwei Wochen lang alles gespritzt und geschluckt, was ich kriegen konnte. Da hat mich mein Psychologe hierhergeschickt. Mein Ziel hier: Hirnschaden akzeptieren lernen, besser damit umgehen lernen.«

»Und Sie hoffen wirklich, dass Ihnen das hier gelingt?«, fragt Lars.

Mikes Miene versteinert, und wir halten den Atem an. »Was?«, ruft er. »Deswegen sollte ich doch hierher! Weil Sie hier Psychologisches und Körperliches miteinander verbinden! Das Akzeptieren ist doch der erste Schritt, dafür bin ich ja …«

»Ihnen ist hoffentlich klar, dass Sie das in ein paar Wochen hier nicht erreichen werden. Ein halbes Jahr in einer spezialisierten therapeutischen Umgebung wäre immer noch zu wenig. In der Psychiatrie kann allenfalls ein bescheidener Anfang gemacht werden, und selbst dann ist die langfristige Wirkung fraglich, wenn anschließend nicht eine intensive Therapie erfolgt. Okay, die Zeit ist um«, sagt er mit einem Blick auf die Uhr. Mike läuft dunkelrot an. »Wir sehen uns am Freitag wieder.«

Lars streckt den Arm zur Seite, doch seine Hand greift ins Leere. Mit einem abgrundtiefen Seufzer holt er den Becher unter seinem Stuhl hervor.

»Myrthe, kommen Sie gleich noch zu mir?«

Ich nicke.

»Und sorgen Sie um Himmels willen dafür, dass die Stühle wieder hier reinkommen.«

Ich grinse.

Als Lars weg ist, bleibt die Gruppe noch einen Moment verdutzt sitzen. Dann springt Mike auf, stößt das Whiteboard um und ruft, er gehe jetzt ins Büro und lasse sich eine Packung Lorazepam geben, sonst tue er irgendjemandem was an. Thomas reckt sich träge, und Boudewijn, Kim und ich stehen auf, um die Stühle aus der Raucherecke zu holen.

»Dieser Lars«, sagt Thomas, »ist der immer so?«

Ich suche nach einer Antwort, die das Phänomen Lars in einem Satz zusammenfasst, ohne der Komplexität der Wirklichkeit Abbruch zu tun. Weil mir nichts einfällt, nicke ich nur.

»Okay«, sagt er lachend. »Mir gefällt's. Bis später, Groupie.«

Mit einem warmen Gefühl im Bauch eile ich in die Raucherecke. Und dann wird mir klar, was Lars macht. Es ist der kleinste gemeinsame Nenner.

Wir sind eine Gruppe.

Als ich geendet habe, falte ich meine Liste zusammen. Alle Punkte sind abgehakt: Alices Entlassung, die neue Therapiegruppe, dass ich ab fünften Dezember eine eigene Wohnung habe, dass ich meinen Job verloren habe, das Planschbecken im Garten und dass Leny mich aufgefangen hat, als ich halb ertrunken in der Psychiatrie angespült wurde mit den Erinnerungen an David, an meine Schwester, an alles.

»Aber damit müssen Sie doch nicht zum Pflegeteam«, sagt Lars pikiert. »Dafür sind wir Therapeuten da, wir haben die entsprechende Ausbildung und kennen Sie am besten.«

Ich traue meinen Ohren nicht. »Wieso nicht zum Pflegeteam – wer ist denn sonst da?«

Lars setzt zu einer Antwort an, aber ich bin noch nicht fertig.

»Die Therapeuten meinen vielleicht, sie sind da, wenn sie ihren Patienten zwei Stunden pro Woche zuhören, aber wir leben auch außerhalb Ihrer Dienstzeiten. Wer ist denn rund um die Uhr anwesend, auch dann, wenn Sie längst zu Hause sind? Wer kennt uns am besten?«

Es bleibt still. Ist doch wahr, du Mistkerl! Ein Wort gegen das Pflegeteam, und ich reiß dir den Kopf ab.

»Im Ernst«, fahre ich grimmig fort. »Die Pflegekräfte sind immer für uns da, deshalb bin ich zu ihnen gegangen, und sie haben mir auch geholfen. *Gut* geholfen.«

Der Mistkerl rudert zurück. »Das hätte ich vielleicht nicht so sagen sollen. Es ist gut, dass Sie sich ans Personal wenden konnten. Wirklich. Aber trotzdem: Solche Erinnerungen sind sehr belastend, da braucht man professionelle Hilfe. Sie haben Ihre Schwester angegriffen, und das ist schlimm, aber viel schlimmer finde ich, dass Ihr Bruder Ihnen mehrfach das Gleiche angetan hat und Ihre Eltern nichts dagegen unternommen haben. Sie waren in einer Spirale der Gewalt gefangen, physisch, aber vor allem psychisch. Was hätten Sie denn machen sollen? Sie waren ja noch ein Kind!«

Er versucht, meinen Blick einzufangen, aber ich schaue stur weg.

»Warum glauben Sie mir?«, frage ich.

»Wie meinen Sie das?«

»Warum glauben Sie mir? Warum glauben Sie eigentlich, was ich Ihnen erzähle? Ich könnte mir das doch auch alles ausdenken, nur um mir Zuwendung zu verschaffen. Aber Sie glauben alles, was ich sage – warum? Wo ich doch gar nicht weiß, ob ich's selbst glaube! Es kommt mir vor, als hätte ich mein ganzes Leben lang etwas vergessen, und jetzt fällt es mir plötzlich wieder ein. Warum glauben Sie mir?«

Er legt die Stirn in Falten. »Weil ich Psychologe bin. Als Psychologe weiß man ja nur das, was der Patient erzählt, so einfach ist das. Was genau passiert ist, wird man nie erfahren, und das ist auch nicht von Interesse. Es geht nicht darum, ob etwas wahr ist, es geht darum, ob es Sie belastet.«

Ich will nicht weinen. Wütend wische ich mir über die Wangen.

»Und ich glaube an Sie«, fügt er hinzu.

Ich weiche seinem Blick aus.

»Wie lange kenne ich Sie jetzt?«, fragt er. »Wie viele Wochen, Monate? Auch wenn Sie recht haben und ich nur einen Bruchteil von Ihnen gesehen habe – ich habe Sie als einen ehrlichen, pflichtbewussten Menschen kennengelernt. Zu pflichtbewusst, zu streng mit sich selbst, jemand, der jede Gelegenheit nutzt, um sich selbst zu bestrafen. Und aufgrund meiner jahrelangen Erfahrung mit verdrängten Erinnerungen finde ich Ihre Geschichte sehr glaubwürdig. Ich weiß nicht, was die Wahrheit ist, ich kenne Ihre Familie nicht, und ich war bei alldem nicht dabei, aber wenn Sie sich an so etwas erinnern, dann glaube ich Ihnen.«

Ich schüttle den Kopf. »Ich will nicht, dass Sie mir glauben.

Ich will, dass Sie mir sagen, ich stelle mich furchtbar an, andere machen tausendmal schlimmere Dinge durch und leben ihr Leben trotzdem weiter, ich koste andere Leute nur Zeit und Energie, und es wäre besser, wenn ich einfach …«

»Sie möchten also von mir eine Bestätigung all dessen, was Sie über sich selbst denken.« Ein müdes Kopfschütteln. Er wirkt plötzlich anders, älter, näher. »Aber die bekommen Sie nicht. Nicht nur, weil das nicht meine Aufgabe ist, sondern auch, weil Sie im Irrtum sind. Ich sehe doch, wie Sie sich anderen gegenüber verhalten, ich sehe einen Menschen mit ungeheuer vielen Gaben. Einen Menschen, der anderen viel bedeuten könnte und keinesfalls nur Zeit und Energie kostet.«

Ich will widersprechen, aber Lars schneidet mir das Wort ab. »Und ich fände es …« Er scheint einen Moment nach Worten zu suchen und sieht mich durchdringend an. »Ich fände es jammerschade, wenn Sie tot wären.«

Jammerschade.

Eine warme Stille breitet sich im Raum aus, und ich … Einen Moment lang bin ich nicht mehr allein. Vorsichtig blicke ich auf.

Lars sieht mich freundlich an. »Ihnen ist sicher klar, dass nach dem Aufenthalt hier noch nicht alles ausgestanden ist?«

Ich nicke.

Wir schweigen.

Isolierzimmer

Es ist unruhig auf der Station.

Da Leny noch nicht da ist und Max vor allem auf die alarmierenden Geräusche aus der Raucherecke jenseits der Wand zu horchen scheint, beginnen wir das Themengespräch schon mal mit der Frage, wer schuld daran ist, dass wir heute kein

Thema haben. Da dringt aus der Raucherecke ein dumpfer Schlag.

»Sollten wir da nicht was tun?«, fragt Thomas, und Boudewijn steht bereits auf, doch Max ist schon zur Tür hinaus, und wir hören, wie er sich hastig mit jemandem berät. Und dass ein wüster Tumult herrscht.

»Leny und Karel kümmern sich darum«, sagt Max, als er zurückkommt. »Sie haben alles im Griff …«

»Ich mach euch fertig! Ich mach euch fertig, ihr miesen Dreckskerle, alle miteinander!«

»… wir müssen nur noch einen Moment warten, bis Leny wiederkommt, dann …«

»Hände weg! Ich tret euch allen in den … Wartet bloß, bis ich … Lasst mich los!«

»… dann machen wir weiter. Haben Sie schon ein Thema, über das Sie sprechen möchten?«

»Ihr Dreckspack … Ich bring euch um! Alle miteinander!«

Während seine Kollegen nebenan unverkennbar in ein Handgemenge verwickelt sind, blickt Max gequält in die Runde.

»Darüber, dass wir alle sterben«, schlage ich vor.

»Dass in der Raucherecke jemand ist, der uns fertigmachen will«, sagt Kim.

»Dass die Frau komplett gestört ist und seit drei Wochen Patienten terrorisiert, dass aber erst jetzt was dagegen unternommen wird«, sagt Boudewijn empört. »Ja, wenn ich mir's recht überlege, dann ist das ein Thema, das mich beschäftigt.«

»Sie hatte ja angekündigt, dass sie heute Nachmittag Krawall machen will, das haben wir doch heute Morgen gemeldet«, sagt Thomas, und der Drache spannt sich drohend um seinen Arm. »Warum ist dann nichts passiert?«

»Wir können nicht aufgrund von Gerüchten …«, beginnt Max.

»Von wegen Gerüchte«, protestiert Boudewijn. »Sie hat es doch selbst gesagt!«

»Was hat sie denn gesagt?«, frage ich. Die Pflegekräfte hätten ja vielleicht früher eingreifen können, aber Max ist noch in der Ausbildung und damit in meinen Augen nicht zuständig.

Boudewijn verschränkt ostentativ die Arme. »Als sie erfahren hat, dass sie heute Nachmittag entlassen wird, hat sie gebrüllt, sie wird schon beweisen, dass sie hierbleiben muss. Ich hab zu ihr gesagt, es wird ihr noch leidtun, wenn sie Scherereien macht, darauf sie: ›Ihr habt ja keine Ahnung, wie gut ich schauspielern kann.‹« Mit einem bösen Blick zu Max fährt er fort: »Deswegen haben wir's ja gemeldet. Damit Sie's verhindern können.«

»Erleben Sie so was oft?«, frage ich. »Dass sich ein Patient einen richtigen Kampf mit euch liefert?«

»Es kommt vor«, antwortet Max. »Aber wir versuchen immer erst, mit dem Patienten zu reden, das beruhigt ihn meistens schon. Wenn jemand psychotisch ist, gehen wir im Team vor. So jemand kann nämlich seine Kräfte nicht mehr einschätzen, und man will ihn zwar in den Griff bekommen, ihm aber nicht unnötig wehtun. Jeder vom Team konzentriert sich dann auf einen Arm oder ein Bein des Patienten, einer hält die Spritze bereit, für alle Fälle, und einer spricht mit ihm.«

»Aber nachts seid ihr doch nur zu zweit, oder?«, frage ich.

»Ja, aber da bekommen wir Unterstützung vom Personal der Gerontopsychiatrie und vom Wachdienst der Klinik. Manchmal muss man auch auf Verstärkung warten«, erklärt er. »Bei meinem vorigen Praktikum ist ein psychotischer Patient total ausgerastet und mit einem Metallrohr auf uns los. Da haben wir uns im Büro verschanzt und auf Verstärkung gewartet. Auf die Polizei.«

»Und die anderen Patienten waren mit einem Verrückten, der mit einem Metallrohr bewaffnet war, auf der Station?«

»Ach, der hatte es nur auf uns abgesehen«, erzählt Max heiter. »Sonst hätten wir das natürlich anders gehandhabt.«

Ich will gar nicht wissen, wie sie das sonst gehandhabt hätten.

»Aber wenn man weiß, dass jemand so aggressiv werden kann, dann ist das doch ein Grund mehr, ihn von vornherein zu isolieren!«, sagt Boudewijn.

»Nein«, antwortet Max unbehaglich. »Äh, das Problem ist … Das Isolierzimmer ist abgeschafft.«

»Was?« Wir fassen es nicht. Natürlich sind wir Psychiatriepatienten uns vollkommen einig mit dem Rest der Welt: Das Isolierzimmer steht für unmenschliche Freiheitsberaubung und ist eine mittelalterliche Zwangsmaßnahme, die in der modernen aufgeklärten Psychiatrie keine Existenzberechtigung mehr hat. Trotzdem sind wir froh, dass es das Isolierzimmer gibt. Für einen Patienten ist es natürlich schrecklich, wenn er dort landet, aber für seine fünfundzwanzig Mitpatienten ist es normalerweise eine große Erleichterung. Denn bevor eine Situation für Therapeuten und Pflegekräfte unhaltbar wird, ist sie es für die Patienten schon längst. Die Pflegekräfte verbringen immer mehr Zeit im Büro und wagen sich nur noch zu zweit oder zu dritt heraus, die Patienten ziehen sich aus den Gemeinschaftsräumen zurück, und so fällt die Station allmählich auseinander, bis alle völlig isoliert sind und nur noch ein fremdes, unsicheres Niemandsland übrig bleibt.

Ich bin geschockt. »Eine Psychiatrie ohne Isolierzimmer? Wie soll das gehen? Warum ist es abgeschafft worden?«

»Und wo sollen solche Patienten dann hin?«, ruft Kim. »Laufen die weiter auf der Station herum? Was macht ihr, wenn wieder einer durchdreht?«

»Bei der Einweisung wird jetzt anders verfahren«, antwortet Max. »Die schwereren Fälle kommen vorerst in andere Einrichtungen.«

»Und was passiert mit den aggressiven Patienten, die schon da sind?«, will Boudewijn wissen.

»In dem kleinen Flur vor dem Isolierzimmer können wir jemanden absondern, und es gibt auch noch andere Möglichkeiten, Patienten ruhigzustellen. Ideal ist das nicht, aber Sie brauchen jedenfalls keine Angst zu haben.«

Angst. Im Moment laufen in der Psychiatrie drei aggressive Patienten herum, die Frau nicht mitgerechnet, die gerade die Raucherecke auseinandernimmt, die heute Morgen einem Mitraucher ein blaues Auge verpasst hat, ein Handy anzünden wollte, Joke für zwanzig Euro ein wertloses Armband verkauft und den Geldschein dann vor Jokes Augen zerrissen hat. Grimmig sehen wir Max an, der leicht nervös in seinem Block blättert.

Bis Leny erhitzt zurückkommt, ist die Luft zum Schneiden.

»Warum ist auf unsere Warnung hin nichts passiert?«, ruft Boudewijn. »Sie hat es doch angekündigt! Steckt sie sofort ins Isolierzimmer oder in diesen Flur, aber sorgt dafür, dass sie keine Mitpatienten mehr attackiert!«

Lenys Miene wird undurchdringlich, Max rutscht unbehaglich auf seinem Stuhl herum, und ich merke plötzlich, dass hier etwas falsch läuft.

»Was glauben Sie eigentlich?«, fragt Leny eisig und voll unterdrückter Wut. »Glauben Sie vielleicht, Sie sind die Einzigen, die damit ein Problem haben?« Sie sieht uns einen nach dem anderen an. »Was glauben Sie, wie es für uns ist, einem Menschen so etwas antun zu müssen? Was glauben Sie, wie sich das anfühlt, einen Menschen überwältigen zu müssen, der um sein Leben kämpft? Und ich meine es genauso, wie ich's sage: So ein Patient *kämpft um sein Leben.* Weil er nicht mehr begreift, dass wir ihm nur helfen wollen. Was glauben Sie, wie es für *uns* ist, jemanden gegen seinen Willen einzusperren, zu isolieren? Man sagt sich, dass es zu seinem eigenen Besten ist, dass man ihn vor sich selbst schützt, und das stimmt natürlich auch. Aber wenn man einen Patienten niederringt, der um sein Leben kämpft, wenn man sieht, wie die Aggression bei ihm in Angst und Panik umschlägt und er nicht mehr ein und aus weiß, wenn man einem Mitmenschen so etwas antun muss, diesen Schmerz, diese Erniedrigung, das ist furchtbar. Es ist menschenunwürdig. Ich arbeite seit fünfzehn Jahren hier, aber daran werde ich mich nie gewöhnen. Und ich werde es auch *niemandem* antun, wenn es nicht absolut unumgänglich ist.« Sie blickt in die Runde, und wir verkriechen uns tief in unserer Scham. »Das war's, mehr möchte ich dazu nicht sagen«, schließt Leny. Sie fährt sich übers Gesicht, und plötzlich wirkt sie um Jahre gealtert und völlig erschöpft. »Aber jetzt zu unserem Themengespräch. Wir haben noch eine halbe Stunde. Hat jemand ein Thema?«

Beschämt sehe ich die anderen an. Wir Patienten, die wir für das wöchentliche Themengespräch nur Verachtung übrig haben und keinen Gedanken daran verschwenden, dass zwei Pflegekräfte jedes Mal eine Stunde ihrer Zeit dafür opfern, wir, die wir soeben eine der erfahrensten Pflegekräfte tief gekränkt haben, wir undankbaren Ungeheuer haben es nicht mal fertiggebracht, uns ein Thema zu überlegen. Und das geht nicht. Das darf nicht sein. Das dürfen wir Leny nicht antun.

»Ich wüsste vielleicht was«, melde ich mich zu Wort.

Sie sieht mich mit leerem Blick an.

»Was wir eben über das Isolieren gesagt haben, das war dumm und verletzend, ich weiß. Aber ... seit ein paar Wochen ist es dauernd unruhig auf der Station – viele schwierige Leute, Streit und Gewalt –, und ich weiß nicht, wie ich damit umgehen soll. Vielleicht können wir *darüber* reden? Wie wir damit umgehen können, wenn Mitpatienten Probleme machen? Mir ist klar, dass sie nicht ohne Grund hier sind, aber es ist einfach schwierig.«

Leny blickt über den Rand ihrer Brille hinweg erneut in die Runde, sie registriert das verlegene Einverständnis der anderen, dann bleibt ihr Blick an mir haften. Sie lächelt schwach. »Ein passendes Thema«, sagt sie. »Gut. Damit können wir was anfangen. Max, schreibst du an der Tafel mit? Wer möchte beginnen?«

Zimmer

Als ich am Montag von einem Wochenende bei Sergei zurückkam, war Kim in ein Einzelzimmer verlegt worden, mit der Begründung, ich würde wegen ihrer Anfälle zu wenig Schlaf bekommen. Vorgestern zog eine neue Zimmergenossin namens Priscilla bei mir ein, und heute beginnt mein Tag zum zweiten Mal in Folge um Punkt eins nach zwölf im Stationsbüro. Karel und Gwen haben Nachtdienst und sehen mich mitleidig an.

»Tagsüber komme ich prima klar mit Priscilla«, sage ich. »Aber sie kann nur bei laufendem Radio schlafen, und ich kann das nicht. Wieso soll das besser sein als vorher mit Kim?«

Karel macht ein genervtes Gesicht, und Gwen sieht aus, als würde sie jetzt lieber ihre erste Runde antreten, aber diesmal weigere ich mich, so zu tun, als hätte nur ich ein Problem. Solange ich in der Bürotür stehe, bin ich auch Karels und Gwens Problem.

Schließlich gibt Gwen sich geschlagen. Sie dreht sich zum Whiteboard um und sagt: »In Zimmer 1.19 ist noch ein Bett frei. Ich kann Frau Wiedema fragen, ob sie was dagegen hat, wenn Sie heute Nacht in ihrem Zimmer schlafen.«

Ich trete wieder auf den Flur hinaus, Gwen geht zu meiner zukünftigen Zimmergenossin, und Karel schließt die Bürotür ab und sieht mich irgendwie komisch an.

»Was ist?«, frage ich unschuldig. »Ich sollte doch lernen, nicht alle Probleme allein lösen zu wollen, oder nicht? Bring es in die Gruppe ein, hol dir Hilfe, wenn du sie brauchst – das hab ich hier gelernt. Leid muss man teilen.«

Karel hält seinen Blick noch genau drei Sekunden durch, dann muss er lachen. Zufrieden folge ich ihm den Flur hinunter. In wenigen Minuten werde ich ein anderes Bett, eine normale Nachbarin und meine Ruhe haben. Karel verschwindet in 1.19, und ich schlendere voller Sehnsucht nach Schlaf durch den stillen nächtlichen Flur.

Nach einer halben Ewigkeit kommt Gwen heraus. »Frau Wiedema hat kein Problem damit, dass Sie zu ihr ins Zimmer kommen. Wir müssen nur noch das Bett beziehen.«

Während ich am Türpfosten lehne, ziehen Karel und Gwen flüsternd das Bett ab, stecken die Bezüge in den Wäschesack in der Flurecke und gehen dann zum Wäscheschrank. Mit leeren Händen kommen sie zurück. Gwen sieht verlegen Karel an, der mit verschränkten Armen an der Wand lehnt und abwartet, wie ich reagiere. Ich beschließe, ihn zu ignorieren.

»Wir haben ein kleines Problem«, sagt Gwen. »Es ist keine frische Bettwäsche mehr da. Vielleicht könnten Sie doch noch eine Nacht in Ihrem eigenen Zimmer ...?«

Mein eigenes Zimmer.

»Ich hol mein Bettzeug!«, sage ich schnell und sprinte davon, bevor die beiden Einspruch erheben können. Ich raffe mein frisch bezogenes Bettzeug zusammen, werfe einen letzten Blick auf Priscillas Chaos, trete dann mit dem großen Packen auf den Flur hinaus und ziehe mit dem Ellenbogen die Tür zu. Karel nimmt mir grinsend einen Teil ab und geht in das neue Zimmer voraus. Während wir zusammen das Bett in 1.19 herrichten, erfasst mich Dankbarkeit. Ich ziehe die Decke zurecht.

»Geht's so?«, flüstert Gwen.

»Ich glaub schon«, flüstere ich zurück.

Karel hebt grüßend die Hand, dann schließt sich die Tür hinter den beiden.

Eine Stunde später ist von meiner Dankbarkeit nicht mehr viel übrig.

Lars hat die Psychiatrie als eine *boîte de merde* bezeichnet, eine Hölle. Für mich war das dummes Zeug. Aber ich habe mich geirrt. Das Zimmer, in dem ich jetzt liege, erweist sich als die Büchse der Pandora.

Auf dem Tischchen zwischen den beiden Betten steht ein Wecker. Ein ultranostalgisches Ding aus Metall, mit eleganten römischen Ziffern, zwei silbernen Glocken und einem unverwüstlichen Uhrwerk, das jede Sekunde mit einem prononcierten Ticken markiert, sechzig Mal pro Minute, seit über sechzig Minuten. Ich sterbe.

Aber ich will nicht wieder aus dem Bett. Ich will nicht wieder zum Nachtdienst. Ich will mich nicht wieder aufraffen, um Hilfe bitten, mein Problem teilen. Ich will nur eines: *schlafen.*

Und schon suche ich im Dunkeln nach meinen Pantoffeln, hülle mich fröstelnd in meinen Bademantel und tappe leise, um Frau Wiedema nicht zu wecken, aus dem Zimmer.

Im Flur lehne ich mich an die Wand und lausche mit geschlossenen Augen auf die Stille. Ich liebe die Station bei Nacht. Wenn es auf der Welt dunkel wird, verwandelt sich dieser seltsame Ort voller gequälter Seelen nach und nach in eine Oase der Ruhe. Und der Einsamkeit. Und ich bin tief gerührt, wenn ich nachts durch die Flure schweife, vorbei an den Türen, hinter denen die anderen Patienten in tiefem Schlaf liegen. Wie viel Vertrauen sie einander trotz allem entgegenbringen! Einander und dem Nachtdienst, den beiden Menschen, die über uns alle wachen, wenn wir wehrlos im Reich der Träume weilen.

Die meisten Patienten sind bereits medikamentös k. o., bevor ihr Kopf überhaupt das Kissen berührt, und das ist vielleicht auch gut so. Aber ich bin wach. Ich wache mit. Nur bin ich inzwischen hundemüde.

Im Büro bitte ich Gwen um Ohrenstöpsel, und sie holt mir welche aus dem Wandschrank. Ich winke Karel zu und taumle ins Bett zurück. Ich knete die Ohrenstöpsel zurecht, stecke sie mir in die Ohren und lausche gespannt. Nichts. Ich nehme sie wieder heraus. Es tickt. Ich stecke sie wieder hinein. Stille. Mit einem Seufzer der Erleichterung kuschle ich mich ins warme Nest der Kissen und Decken.

Als zwei Stunden später ganz leise die Tür aufgeht, hebe ich die Hand, noch ehe die Taschenlampe aufleuchtet. Ein Schatten löst sich von der Türöffnung und kommt ins Zimmer.

»Na, mal wieder am Grübeln?«, flüstert Karel.

Ich sehe ihn böse an.

»Helfen die Ohrenstöpsel nicht?«, fragt er.

»Gegen den Wecker schon.«

Wir schweigen einen Moment, dann dringt aus dem anderen Bett ein gewaltig anschwellendes Schnarchen, dem kein Ohrenstöpsel gewachsen ist.

Karel sieht peinlich berührt zu meiner Nachbarin hinüber. »Ein anderes freies Bett haben wir leider nicht.«

»Jedenfalls wissen wir jetzt, warum das hier noch frei war«, murmle ich sarkastisch.

Nach zwei, drei durchwachten Stunden bin ich fix und fertig. Ich hasse die Psychiatrie. Ich hasse Priscilla. Ich hasse Frau Wiedema. Und ich hasse, hasse, hasse jeden, der schlafen kann. Ich hasse inzwischen sogar die Pflegekräfte vom Nachtdienst, die Berichte schreiben, DVDs schauen und sich noch auf mindestens dreißig andere Arten ihre Langeweile vertreiben. Während ich nur im Dunkeln an die Decke starren und rabenschwarzen Gedanken nachhängen kann.

Um halb acht höre ich außer dem Schnarchen plötzlich ein anderes Geräusch. Schritte? Ich lausche mit angehaltenem Atem, und dann, endlich: Schlüssel! Ich springe aus dem Bett, greife mir meinen Bademantel, fahre in die Hausschuhe und renne auf den Flur hinaus, weg von dieser Folter, weg von dieser Hölle. Freiheit!

Vom Regen in die Traufe.

Mein Bettzeug ist in meinem neuen Zimmer, meine Kleider liegen in meinem alten, und ich sitze im Pyjama im Wohnzimmer. Entweder ich muss wieder eine meiner beiden Höllenpforten durchschreiten, oder ich bleibe hier und verstoße damit gegen die Kleidervorschriften der Psychiatrie.

Stöhnend lasse ich den Kopf auf den klebrigen Esstisch sinken.

»Guten Morgen! Sie sind ja früh auf.« Leny sperrt gut gelaunt die Terrassentür auf.

Niedergeschlagen hebe ich den Kopf.

»Gut geschlafen?«, fragt sie mit einem kritischen Blick auf meinen Pyjama. »Sie wissen schon, dass sich die Patienten tagsüber nicht in Nachtkleidung im Wohnzimmer aufhalten sollen, ja?«

»Ja, das weiß ich!«, antworte ich verzweifelt. »Aber heute Nacht hat mich Priscillas Radio aus meinem Zimmer vertrieben, den Rest der Nacht hat mich das Geschnarche in einem anderen Zimmer wachgehalten, und jetzt muss ich warten, bis alle auf sind, damit ich mich überhaupt anziehen kann! Und das alles, weil Kim aus unserem Zimmer rausmusste! Mit der Begründung, dass sie mich um den Schlaf bringt. Nicht zu fassen!«

Im Raum scheint es dunkler zu werden. Es ist so ein Moment, in dem man merkt, dass etwas gründlich falsch läuft. Denn Leny ist eine Pflegekraft von altem Schrot und Korn. Eine, die unangenehm tatkräftig werden kann, in unangenehm falscher Richtung.

»Ich will mich ja nicht beklagen«, fahre ich schnell fort, »aber das ist doch total unlogisch. Wenn Priscilla mit ihrem Radio ein Einzelzimmer bekäme, dann könnte eine andere Patientin zu mir ins Zimmer, und das Problem wäre gelöst. Ich will auch nicht …«

»Das darf doch nicht wahr sein!«, unterbricht mich Leny. Wutentbrannt schlägt sie auf die Stuhllehne mir gegenüber.

»Das ist ja das Letzte! So geht's nicht weiter! Ich werde diesem Irrsinn sofort ein Ende machen.«

Und schon ist sie weg. Geschockt bleibe ich zurück. Die Sache sieht nicht gut aus. Leny ist ein Geschoss, und ich bin die einzige Zielscheibe weit und breit. Und das ist schlecht. Sehr schlecht.

Ich verhalte mich ganz still, um nicht aufzufallen, und sobald Priscilla aus unserem Zimmer kommt, stürme ich hinein. Als ich gerade meinen Pullover überziehe, klopft es zaghaft an der Tür.

»Myrthe?« Max betrachtet etwas erschrocken das Schlachtfeld, das Priscilla in dem, was einst mein Zimmer war, hinterlassen hat. »Leny möchte Sie sprechen. Kommen Sie kurz ins Büro?«

Ein Gefühl drohenden Unheils beschleicht mich.

Mit schleppenden Schritten lege ich die fünfzehn Meter bis zum Büro zurück. Dort angekommen, drücke ich mich am Türpfosten vorbei und versuche, mich möglichst unsichtbar zu machen.

»Ah, Myrthe«, sagt Leny resolut. Sie stützt sich auf eine Stuhllehne, den Blick beängstigend entschlossen auf das Whiteboard gerichtet. Hinter ihr beißt Sandra von ihrer Stulle ab und nickt mir zu.

»Wir haben das Ganze noch einmal durchgesprochen und sind zu dem Schluss gekommen, dass es so nicht weitergehen kann. Das bedeutet allerdings, dass Sie umziehen müssen ...«

Plötzlich erscheint mir Priscilla gar nicht mehr so schlimm. Wenn wir zusammen im Zimmer bleiben, kann ich weiter in meinem alten Bett liegen, am Fenster, durch das ich seit Monaten hinausschaue, unter der Pinnwand, an der früher Marjas Karten hingen. Was macht ein bisschen Musik schon aus?

»... haben wir Ihr Bettzeug gleich rübergebracht, damit das ein für alle Mal erledigt ist.«

»In welches Zimmer soll ich denn?«

»Nummer 1.24«, sagt Leny nach einem Blick auf das Whiteboard.

Sie und Sandra sehen mich erwartungsvoll an.

Neben meinem Zimmer liegen drei Doppelzimmer, sehe ich auf dem Board. »Nummer 1.24«, sage ich. »Da kann was nicht stimmen. Das ist ein Einzelzimmer.«

»Das lassen Sie mal unsere Sorge sein«, erklärt Leny. »Wenn wir sagen, dass Sie ab sofort in 1.24 schlafen, dann ist das von jetzt an Ihr Zimmer.«

»Aber das ist doch nicht logisch! Wenn Priscilla nur bei laufendem Radio schlafen kann, müsste doch *sie* ein Einzelzimmer kriegen. Mich kann man überall einquartieren, ich brauch keine Musik, und ich schnarche nicht, also ist es doch besser, wenn …«

Leny zieht die Brauen hoch, und Sandra muss lachen. »Wollen Sie damit etwa sagen, Sie wissen es besser? Wollen Sie unsere Arbeit machen?«

»Nein, nein«, antworte ich schnell. »Aber die Einzelzimmer müssen doch für Noteinweisungen frei gehalten werden, oder? Da ist es doch unpraktisch, wenn …«

Leny tritt vor mich hin und nimmt meine Hände. »Sie haben jetzt mehr als genug schwierige Nächte hinter sich. Es wird Zeit, dass Sie wieder normal schlafen. Sie sind schließlich nicht ohne Grund hier. Zimmer 1.24, Alices früheres Zimmer, ist von jetzt an Ihres.«

Verwirrt sehe ich die beiden Frauen an. Es ist so unlogisch. So furchtbar unpraktisch. Es ist …

Alices Zimmer. Leny und Sandra. Meine Bezugspflegekräfte.

Tränen verschleiern meinen Blick. Rührung, Dankbarkeit und Staunen drücken mir das Herz ab. *Alices Zimmer.*

»… dann packen Sie mal Ihre Sachen, um alles Übrige kümmern wir uns schon«, grummelt Leny gutmütig.

»Unlogisch ist es aber doch.« Trotz meiner Tränen muss ich lachen. »Echt unlogisch. Aber vielen Dank!«

»Nun gehen Sie schon«, sagt Leny verlegen. »Sonst kommen Sie noch zu spät zur Morgenrunde. Erst im Pyjama auf der Station herumlaufen und dann auch noch …«

Ich wische mir die Wangen ab und verlasse den Raum. Dann renne ich bis ans Ende des Flurs, lausche an der Tür neben Alices Zimmer und stoße sie nach einem enthusiastischen Trommelwirbel meiner Knöchel mit großer Geste auf.

»Kim!«

»Was ist?« Ein zerzauster Kopf hebt sich vom Kissen. »Fuck, hab ich schon wieder verschlafen?« Kim setzt sich mit einem Ruck auf.

»Von jetzt an verschläfst du nie wieder!«, rufe ich. »Wir sind Nachbarinnen!«

»Echt? Super! Ich helf dir umziehen. Weiß es Priscilla schon? Mann, ist das toll! Moment, ich zieh mich nur schnell an.«

Ich fühle mich ganz leicht, als ich die Tür wieder schließe. Thomas kommt schlaftrunken angeschlurft. Ich halte den Atem an.

»Hey, Groupie.« Er kratzt sich am Kopf. »Ich hör gerade, dass ich in Toons Zimmer soll und du in meins.«

Ich nicke nur.

»Wenn du beim Sachenschleppen Hilfe brauchst, musst du's nur sagen.«

Ich laufe ohne eine Antwort in mein altes Zimmer, ziehe die Nadeln aus der Pinnwand und taste unter meiner Matratze herum, bis ich auf Papier stoße. Euphorisch ziehe ich die Karten hervor und drücke sie an mich.

Und auf den Flügeln von Sergeis Blesshühnern fliege ich meinem neuen Ziel entgegen.

Uhr

Ein Geräusch im Flur – ist jemand an meiner Tür? Alarmiert schaue ich auf. Es ist dunkel im Zimmer, und ich lausche mit angehaltenem Atem auf die Stille. Dann ist ein Klicken zu hören, und ich sinke beruhigt auf mein Kissen zurück. Nebenan wird leise die Tür geschlossen. Schritte und ein Flüstern verraten, dass der Nachtdienst zum nächsten Zimmer weitergeht.

Zufrieden horche ich auf die Geräusche, bis sie verstummen. Aber irgendwie fühle ich mich komisch. Mechanisch greife ich nach meinem Handy, doch da stoße ich gegen die Bettkante und fahre hoch. Das Tischchen ist weg!

Ich reibe mir das schmerzende Handgelenk, dann merke ich, dass nicht nur das Tischchen, sondern mein ganzes Zimmer verschwunden ist: Ich bin allein!

Erstaunt sehe ich den vielen Platz um mein Bett herum, das Waschbecken und den Schrank – all das gehört jetzt mir allein. Über mir an der Pinnwand hängen die Blesshuhnkarten von Sergei. Mit einem seltsam lebendigen Gefühl steige ich aus dem Bett, gehe über das kalte Linoleum zum Tisch, schnappe mir mein Handy und schlüpfe wieder unter die Decke.

Das Display leuchtet auf, als ich die Taste drücke: halb sieben.

Ich vergewissere mich noch einmal. Halb sieben! Ich kann es kaum fassen. Ich habe geschlafen! Ich habe alle drei Nachtdienstrunden hindurch geschlafen! Zum ersten Mal seit drei Nächten habe ich wieder geschlafen!

Eine herrliche Wärme breitet sich in meinem Körper aus, und ich kuschle mich beglückt in die Decken und Kissen. Ich versuche auszurechnen, wie viele Stunden ich in den letzten Nächten wach gelegen habe, dann dämmere ich allmählich ein.

Als ich die Augen wieder öffne, ist es schon fast hell im Zimmer. Ich schiebe die Hand unters Kissen und schaue gähnend auf mein Handy. Mein Mund klappt zu.

Neun Uhr! Wecker vergessen! Morgenrunde!

Ich springe aus dem Bett, schlüpfe eilig in die nächstbeste Hose und eine Bluse und stürze auf den Flur hinaus. Die Morgenrunde beginnt normalerweise um Viertel nach neun, doch da für die Patienten nichts wichtiger ist als Klarheit und Struktur, wurde vorige Woche beschlossen, freitags schon um neun anzufangen. Ich hätte bereits vor einer Minute im Gruppenraum sein müssen. O Gott! Und das passiert mir! Mir, die ich sonst immer drei Minuten zu früh komme, weil von den Uhren auf der Station jede anders geht und ich so auf jeden Fall pünktlich bin. Ich bin die Einzige, die immer pünktlich ist, und nur weil die Therapeuten den Zeitplan geändert haben, komme ich jetzt zu spät!

Als ich nach zwei Minuten keuchend an der Tür anlange, höre ich von drinnen besorgtes Gemurmel.

»Sie kommt doch nie zu spät.«

»Sonst ist sie immer die Erste.«

»Vielleicht sollte ich mal nachsehen …«

Sechs Augenpaare schauen mich verwundert an, als ich eintrete. Verdammt. Ausgerechnet heute sind schon alle da.

»Wieso kommen Sie zu spät?«, fragt Leny. »Ich wollte schon …«

Ich schaue auf die Uhr, und eine Riesenwut kocht in mir hoch. Ich bin immer und überall die Erste, ich kenne jedermanns Programm, ich bin ein wandelnder Zeitplan, ich bin immer – *immer!!!* – pünktlich, und das lasse ich mir von diesem Scheißfreitagmorgen nicht nehmen. Ich weigere mich.

»Ich komme nicht zu spät«, antworte ich mit zusammengebissenen Zähnen. »Die Uhr geht vor.«

Leny sieht mich verdutzt an.

»Gut, dass Sie's sagen.« Sie steht auf, nimmt die Uhr von der Wand und stellt den großen Zeiger drei Minuten zurück.

»So, jetzt stimmt's.« Zufrieden hängt sie die Uhr wieder auf. »Dann können wir ja pünktlich anfangen. Wer hat etwas zu berichten?«

Während Thomas von seinem Gespräch mit dem Arzt erzählt, sehe ich mich verwundert um. Ich rechne jeden Moment damit, dass jemand aufspringt – Boudewijn zumindest – und gegen meinen Trick protestiert, aber nichts passiert. In welches Gesicht ich auch blicke, überall sehe ich nur ruhige Erleichterung. Es ist neun Uhr, Myrthe ist pünktlich, und die Welt ist in Ordnung.

Der Zeiger rückt auf eins nach neun.

Ich kann es kaum glauben. Anscheinend bin ich für die anderen einer der zuverlässigsten Menschen auf der Welt. Man kann über Myrthe sagen, was man will, aber unpünktlich ist sie nicht. Nie.

Ich bin zuverlässiger als die Uhr.

Puzzlekugel

Fasziniert betrachte ich die Schachtel: eine Puzzlekugel. Ein Geschenk, das Kim heute von ihrem Besuch bekommen hat. Keine Randstücke, keine Ecken, das macht es schwieriger.

»Sieht kompliziert aus«, sage ich.

»Halb so wild«, antwortet Kim. »Die untere Hälfte ist schon fast fertig.«

»Wie hast du das denn so schnell geschafft?«

»Ach«, sagt sie bescheiden, »Durchblick, Intelligenz ... Du siehst, ich kann auch puzzeln.«

Boudewijn schnappt sich eines der Teile, inspiziert es genau und nimmt Kim dann die Kugel aus der Hand. »Das darf doch nicht wahr sein!«

»Was?«

»Die Teile sind an der Unterseite nummeriert, du musst sie nur der Reihenfolge nach einsetzen!«

»Na und? Dafür stehen die Zahlen doch drauf.«

Ich sehe ich mir ein Puzzleteil genauer an. Tatsächlich: An

der Unterseite steht eine Dreizehn. Es passt perfekt zwischen die Zwölf und die Vierzehn.

»Hier.« Boudewijn nimmt einen Tischtennisball vom Billardtisch. »Da hast du ein Teil. Nur ein einziges. Da bist du in null Komma nichts fertig. Soll ich's für dich nummerieren?«

»Okay, ihr Spielverderber, dann schau ich eben nicht auf die Nummern.«

Boudewijn und ich bleiben misstrauisch und drehen alle Teile mit der Bildseite nach oben. Plötzlich höre ich meinen Namen und sehe mich um.

»Äh … sorry …«, stottert Simone. »Sorry. Ihr habt hier eine neue Gruppe. Ich hätte nicht …«

Noch ehe sie den Satz beendet hat, bin ich bei ihr. Als ich sie das letzte Mal gesehen habe, ist eine andere Patientin auf sie losgegangen. Das ist inzwischen viele Wochen her, aber sie sieht aus, als sei es gestern gewesen.

Boudewijn und Kim beobachten uns neugierig.

»Willst du dich nicht setzen?«, frage ich beunruhigt.

»Ich hab gleich ein Gespräch, ich wollte mir nur schnell einen Kaffee holen, aber ich hab gehofft, dass ich …«

Ich fasse sie am Arm und führe sie zum Kaffeeautomaten, weg von den neugierigen Blicken.

»… ich soll mit jemandem vom Pflegeteam sprechen, aber dich wollte ich auch sehen, und …«

Ich stelle einen Becher in den Automaten und drücke auf extra stark.

»… eigentlich sollte ich dich nicht damit belasten, aber …«

Mit dem Becher in der Hand ziehe ich sie den Flur entlang.

»… aber ich komme … Ich komme gerade von …«

Sie stockt, ihr Blick zuckt von ihren verschränkten Händen zur Decke, und mir krampft sich der Magen zusammen, als ich sie so verloren dastehen sehe.

»Es war so …«

Sie schlägt die Hände vor den Mund, ein Zittern durchläuft

ihren Körper, und dann, bevor sie hinstürzt, halte ich sie fest, ganz, ganz fest.

Ich drücke sie mit einer Hand an mich, stelle mit der anderen den tropfenden Kaffeebecher aufs Fensterbrett und streiche ihr über den Rücken, über die Haare, wiege sie sanft in meinen Armen und überlege, was ich tun soll. Was ich tun kann.

»Es war so furchtbar!«, ruft sie unter heftigen Schluchzern, die ihren mageren Körper schier zerreißen. »Und ich als Mutter muss das sehen! Das kann man mir doch nicht zumuten!«

»Nein«, antworte ich. »Das kann man nicht.«

»O Gott, diese Fotos … Von Sam! Von *meinem* Sam! Das war so schlimm, so furchtbar!«

»Ich find's gut, dass du hergekommen bist«, flüstere ich dem weinenden Häufchen Elend in meinen Armen zu, weil ich nichts anderes zu sagen weiß, weil es das Einzige ist, was mir einfällt, und weil es wahr ist.

»So was sehen zu müssen … Wie er Sam … *Meinen* Sam! Wenn man sieht … wie der eigene Sohn …«

»Aber jetzt bist du hier. Du hast das Richtige getan.«

»Ich wusste überhaupt nicht mehr, was ich …« Sie klammert sich an mich.

»Du hast genau das Richtige getan«, flüstere ich immer wieder, bis ich spüre, wie ihr Körper ruhiger wird, schwerer. »Ich bin stolz auf dich. Echt. Dass du's angepackt hast und dass du dann hergekommen bist.«

»Aber ich seh die Bilder immer noch vor mir …« Sie schluchzt wieder heftiger.

»Ist doch klar. Das würde jedem so gehen. Aber deswegen bist du ja hier. Da kannst du mit den Pflegekräften reden. Hast du diese Woche noch einen Termin beim Psychologen?«

»Ja, morgen.« Sie löst sich langsam von mir.

»Ich glaub, du solltest jetzt ins Büro. Die suchen dich bestimmt schon.«

Sie umarmt mich noch einmal und schluchzt ein Danke. Jacqueline biegt um die Ecke und sieht besorgt her.

Als ich wieder ins Wohnzimmer komme, sehen mich Kim und Boudewijn fragend an, aber ich kann jetzt nicht weiterpuzzeln. Ich ziehe ein paar Papiertücher aus der Schachtel auf der Kommode und gehe wieder auf den Flur hinaus. Ich bin nicht gut im Trösten. Zum Glück bin ich gut im Saubermachen.

»Was machst du jetzt?«, frage ich Simone. »Gehst du nach Hause?«

Hinten im Garten, vor den dunklen Sträuchern, sehe ich in der Abenddämmerung Boudewijn, Kim und Thomas übermütig auf dem Mäuerchen balancieren.

»Ja«, antwortet Simone leise. »Sammie schläft heute Nacht bei Tom, und ... Wir haben beschlossen, es noch mal miteinander zu versuchen, Tom und ich. Heute Abend nehm ich eine Extraschlaftablette, und morgen geh ich wieder in die Tagesklinik.«

»Meinst du, du kannst ein bisschen abschalten?«

Simone zieht an ihrer Zigarette. Ihre Miene verhärtet sich. »Das sehen wir dann schon. Hauptsache, ich hab jetzt Gewissheit. Ich hab's mir nicht nur eingebildet, es ist wirklich passiert. Aber die Fotos – solche Bilder vergisst man nicht. Mein eigenes Kind ... Dass Sammie ... Dass der mit seinem Pimmel ...«

Sie stockt.

»Vielleicht kann Sam dir helfen, diese Bilder durch andere zu ersetzen.«

»Wie meinst du das?«

»Er ist fünf, da badest du ihn doch noch, oder? Vielleicht hilft das. Vielleicht treten dadurch an die Stelle dieser scheußlichen Bilder im Lauf der Zeit wieder andere, ganz normale, unschuldige Bilder von Sam, wie er in der Wanne sitzt und du ihm die Haare wäschst und weißt, dass er in Sicherheit ist. Ich versteh ja nichts davon, aber ich stell mir vor, dass es so funktionieren könnte.«

Schweigend schauen wir zu, wie Thomas und Boudewijn Kim von dem Mäuerchen zu ziehen versuchen, bis sie sich schließlich unter schallendem Gelächter im Gras wälzt.

»Vielleicht hast du recht«, sagt Simone. Sie drückt ihre Zigarette im Aschenbecher aus, und ich nestle eine neue für sie aus der Packung.

»Thomas!«, kreischt Kim. »Hilf mir mal! Wir müssen Boudewijn da runterkriegen!«

»Weißt du, was ich tun wollte, als ich's erfahren hab?«, fragt Simone. »Als ich erfahren hab, dass Sammie wahrscheinlich wieder missbraucht worden ist? Trotz des ganzen Selbstbehauptungstrainings. Da ist was in mir zerbrochen. Als Mutter kann man doch nicht zulassen, dass das eigene Kind so leidet! Ich musste verhindern, dass so was je wieder passiert. Aus meiner Zeit als Apothekenhelferin wusste ich, welche Medikamente man kombinieren muss, und wie viel davon. Ich hab sie in ein Glas Limonade gegeben. Nur so konnte ich Sammie noch beschützen, das war das Einzige, was ich noch tun konnte. Ich wollte erst Sammie das Leben nehmen und dann mir.« Verzweifelt sieht sie auf ihre Hände hinab. »Das war der Grund, warum ich hierhergekommen bin. Weil ich mein Kind töten wollte, weil ich es von seinem Leiden erlösen wollte, auf die einzige Art, die mir noch einfiel. Kannst du dir das vorstellen? Dass eine Mutter so was tut?«

Ich fühle mich unendlich müde. Und alt.

»Ja.«

»Wieso? Wie kann sich jemand vorstellen, dass eine Mutter ihr eigenes Kind töten will?«

»Ich hab keine Kinder«, antworte ich mit belegter Stimme, »und ich weiß nicht, wie es ist, Mutter zu sein. Aber ich kann mir vorstellen, dass man irgendwann aus lauter Verzweiflung … Ich bin hier, weil ich meinem eigenen Leben ein Ende machen wollte, dem Leben von einer, die ich gar nicht mochte. Und wenn man den anderen liebt, muss dieser Drang ja noch viel stärker sein. Der Drang, sein Leiden zu beenden, wie auch immer.«

Kim und Thomas packen Boudewijns Arme und zählen bis drei. Dann ziehen sie mit aller Kraft, aber Boudewijn bleibt stehen, und die beiden landen im Gras. Ein leichter Regen setzt ein. Ihr Lachen tönt hell durch den Garten.

»Manchmal hab ich Angst, dass ich sie irgendwann alle hasse«, murmelt Simone. »Die Männer. Weil sie uns so was antun. Uns Frauen und den Kindern.«

Meine Gruppenkollegen haben sich ausgetobt und klingeln keuchend und nass an der Terrassentür, um eingelassen zu werden.

Als sich die Tür hinter ihnen schließt, schüttle ich die Regentropfen von meiner Jacke.

»Präventiv kastrieren«, schlage ich vor.

»Wie bitte?«

»Bei Katern funktioniert das.«

Simone muss lachen. »Und die haben gemeint, du bist autistisch? Was sind das hier für Idioten!«

»Sie meinen's ja gut.« Ich bin froh, dass sie wieder lacht.

Als Simone weg ist, gehe ich an den Puzzletisch zurück. Die Neonröhren verbreiten ein kaltes Licht, und die anderen sind schon im Bett, aber ich will noch nicht schlafen, obwohl es schon halb eins ist. Der Nachtdienst scheint das zu verstehen.

Die Puzzlekugel ist fertig. Ich habe sie auseinandergenommen und wieder zusammengesetzt, und jetzt ist mein Kopf angenehm leer. Gwen löscht die Lichter und schließt die Türen nacheinander ab. Dann kommt sie und setzt sich mir gegenüber an den Tisch. Sie nimmt die Kugel und dreht sie vorsichtig in den Händen. »So was hab ich noch nie gesehen«, sagt sie. »Haben Sie das vorher schon mal gemacht?«

»Die hat Kim geschenkt bekommen, ich hab so was auch noch nicht gekannt.«

Sie legt die Kugel wieder hin und sieht mich freundlich an. »Sie hatten einen schwierigen Abend, hab ich gehört. Sie haben noch lange mit Simone im Garten gesessen.«

Ich nicke.

»Vielleicht sollten Sie jetzt auch schlafen gehen. Meinen Sie, Sie können ein bisschen abschalten?«

Ich denke an die Hausordnung: spätabends keine schwierigen Gespräche. Ob ich trotzdem noch mit Gwen reden kann?

»Ich glaub, ich werd nicht allzu viel darüber nachdenken«, sage ich, und das stimmt auch. Das Puzzeln hat gewirkt. »Aber ist so was nicht schrecklich?«

»Doch.«

»So was kann man einer Mutter doch nicht zumuten, oder?«

»Nein.«

Schweigend betrachten wir die Puzzlekugel. Ich merke, dass ich Gwen dieselbe Frage stelle, die Simone mir gestellt hat und die Gwen morgen vielleicht ihrem Mann stellen wird. Denn vielleicht reden Menschen deshalb miteinander. Nicht um Antworten zu bekommen, sondern um Fragen zu teilen. Weil es auf manche Fragen einfach keine Antwort gibt. Weil manche Fragen so schlimm sind, dass man nicht allein damit fertig wird.

Mädchen

»Hast du die Neue gesehen?«, flüstert Kim aufgeregt.

Ich spähe so unauffällig wie möglich ins Wohnzimmer. Am Esstisch sitzt neben Gwen ein korpulentes junges Mädchen mit einem Kindergesicht und traurigen Augen.

Ein Schmerz durchzuckt mich, und ich schnappe nach Luft. Seit fünf Tagen nehme ich keine Herzmittel mehr, ein persönlicher Rekord. Doch da jetzt permanent ein Elefant auf meiner Brust hockt, ich kaum noch Luft bekomme und jede Bewegung wehtut, ist Puzzeln im Moment Kraftsport für mich.

»Fällt dir nicht auf, dass ständig jemand vom Pflegeteam bei ihr ist?«, fragt Kim.

»Gwen liest doch bloß Zeitung.« Ich lege ein Stück Tiger an die richtige Stelle. Die Neue starrt blicklos vor sich hin, und Gwen blättert eine Seite um.

»Das tut sie schon seit vier Stunden!«, ereifert sich Kim. »So spannend kann die Zeitung gar nicht sein! Außerdem hab ich sie vorhin bei der Neuen im Zimmer sitzen sehen. Zwei Zimmer neben meinem.«

»Klingt nach Bewachung rund um die Uhr. Warum?«

»Woher soll ich das wissen?« Kim tigert vor dem Puzzletisch auf und ab. »Vielleicht ist sie extrem aggressiv oder psychotisch. Ich frag sie lieber nicht, warum sie hier ist.«

»Für mich gibt's da nur zwei Gründe: Entweder, sie wird vor uns geschützt, oder wir werden vor ihr geschützt.«

»Und was bringt mir das?«, fragt Kim. »Die liegt zwei Zimmer weiter! Heute Nacht mach ich garantiert kein Auge zu.«

»Stell dich nicht so an. Dazwischen bin immer noch ich, also bin ich die Erste, bei der sie aufkreuzt. Ich find's gut, dass sie ständig bewacht wird, dann muss ich nicht bis zum Büro laufen, wenn du mal wieder aus dem Bett fällst.«

»Na, du bist mir ja eine große Hilfe«, murrt Kim.

Ich schaue noch einmal zu der Neuen hinüber. Schon komisch. Normalerweise wollen Neuzugänge nichts lieber als mit den anderen Patienten reden, aber sie hat rund um die Uhr ein offenes Ohr an ihrer Seite, und das scheint bei ihr jegliches Interesse an anderen Gesprächspartnern im Keim zu ersticken. Außerdem ist es irgendwie gruselig, dass wir vor ihr geschützt werden, deshalb bleiben wir lieber in sicherer Entfernung.

Wir versuchen es jedenfalls.

Ich lehne lustlos am Tresen vor dem Büro, um mir Puls und Blutdruck messen zu lassen. Drinnen bittet eine Patientin um ein Beruhigungsmittel und bekommt zur Antwort, da müsse man erst nachfragen. Sie wird hinausgeschoben, die Tür fällt hinter ihr ins Schloss, und dann steht die Neue plötzlich ohne Bewachung neben mir.

Ich weiß nicht, wer von uns beiden mehr erschrickt.

Unsere Blicke treffen sich, dann sehen wir schnell weg.

Um mich abzulenken, schaue ich auf die Uhr an der Flurwand und versuche, meine Pulsschläge pro Minute zu zählen. Nach drei Minuten wird mir klar, dass das nur geht, wenn man sich merkt, bei welcher Sekunde man angefangen hat. Als ich mich zum x-ten Mal verzähle, unterdrücke ich einen Fluch und betrachte die Neue verstohlen. Sie scheint genauso schlapp zu sein wie ich.

Mein Blick bleibt an ihrem Unterarm hängen. Der Ärmel ihres unförmigen grauen Sweatshirts ist hochgerutscht und gibt ein ganzes Netz von Narben, Schrammen und Krusten frei. An einem feuerroten, gewellten Streifen, der am Handgelenk beginnt und dann im Ärmel verschwindet, scheinen gerade erst die Fäden gezogen worden zu sein. Quer darüber sind frische Schnitte.

Das Mädchen stöhnt, und ich schaue erschrocken weg, aber es ist zu spät: Sie hat meinen Blick bemerkt und wird knallrot, wendet sich ab und zieht ihre Ärmel so weit herunter, dass ihre geballten Fäuste darin verschwinden.

Ich muss irgendetwas sagen. »Tut's weh?«, frage ich ein wenig hilflos.

Sie zuckt mit den Schultern und sagt: »Geht so.«

Da wird die Tür geöffnet, Gwen zieht die Neue ins Büro,

und Karel kommt mit dem Blutdruckmessgerät heraus. Ich setze mich auf einen Stuhl.

»Sie sind ja so still«, sagt Karel, während er die Manschette befestigt.

»Ich bin müde«, antworte ich. »Und ich hab Herzschmerzen. Aber ich will nicht wieder diese blöden Betablocker.«

Er runzelt die Stirn. »Der Blutdruck ist in Ordnung, Puls hundertdreißig. Sind Sie schnell gelaufen? Oder gerade eine Treppe raufgestiegen?«

»Ich hab hier fünf Minuten drauf gewartet, dass Sie die Tür wieder aufmachen!«

»Dann sollten wir Ihre Werte im Auge behalten«, sagt er ungerührt. »Heute Abend messen wir noch mal. Gehen Sie's ruhig an. Und grübeln Sie nicht zu viel.«

»Ich grüble nicht«, versichere ich ihm. Aber die Narben des Mädchens haben sich in meine Netzhaut gebrannt.

»Die Neue, ihr wisst schon …«, flüstert Kim.

Thomas nickt. Ich puzzle weiter.

»Ich hab sie eben beim Umziehen gesehen«, erzählt Kim. »Ihre Oberschenkel sind voller Narben!«

»Ihre Arme auch«, sage ich. »Ich glaub, man muss nicht uns vor ihr schützen, sondern sie vor sich selbst.«

Ein beklommenes Schweigen tritt ein.

Boudewijn kommt angeschlendert und bleibt an unserem Tisch stehen. »O Gott, legst du schon wieder das Pferdepuzzle?«, fragt er vorwurfsvoll, dann wendet er sich den anderen zu. »Das macht sie jetzt zum zweiten Mal. Voll gestört! Sagt ihr beide doch auch mal was!«

»Das ist nicht das zweite Mal«, erkläre ich ruhig.

»Doch«, sagt Boudewijn. »Vorige Woche haben wir's alle zusammen gemacht.«

Ich muss grinsen. »Genau. Da hab ich's zum vierten Mal gemacht, also ist es jetzt das fünfte Mal.«

»Das ist doch echt gestört!«, ruft er. »Du kannst doch nicht immer das Gleiche machen! Du bist so was von obsessiv, ich versteh nicht, dass die hier nichts dagegen tun – Tabletten oder so, Therapie, was auch immer!«

»Obsessiv klingt so abwertend«, sagt Thomas. »Sie hat eben den Tunnelblick.«

»Genau«, sage ich. »Ein so schönes Puzzle sollte man unbedingt mehrmals legen.«

Wir prusten los. Boudewijn schaut dumm aus der Wäsche und verzieht sich kopfschüttelnd ins Wohnzimmer.

»Aber jetzt mal im Ernst«, sage ich. »Wenn ihr's langweilig findet, mehrmals dasselbe Puzzle zu legen, können wir auch ein anderes nehmen.«

»Ach, lass mal«, sagt Thomas. »Es ist doch nur ein Puzzle. Wir haben hier ja nichts Besseres zu tun. Hauptsache, wir machen was zusammen.«

Kim nickt und legt ein Puzzleteil an die falsche Stelle.

Zusammen?

Nachdenklich nehme ich das Stück Bein wieder heraus.

Mit mir?

»Habt ihr das eigentlich auch mal gemacht?«, fragt Kim leise. Sie nickt zum dem Narbenmädchen im Wohnzimmer hinüber. »Selbstverletzendes Verhalten?«

»Ich nicht«, brummt Thomas. »Es sei denn, ein Autounfall und eine Überdosis zählen dazu.«

»Und du?«

Kim sieht mich neugierig an, und ich empfinde plötzlich, was ich auch in den Augen des Narbenmädchens gesehen habe: Schmerz. Und vor allem Scham.

»Vor langer Zeit mal«, antworte ich knapp. »Aber nicht oft. Nicht auffällig.«

»Ich hab's auch mal probiert«, sagt Kim. »Mit einem Teppichmesser, aber ich kann kein Blut sehen. Das war das Schlimmste. Dass ich zu feige war …«

»Ein zweischneidiges Schwert«, murmle ich. Mit aller Macht versuche ich die Erinnerung zurückzudrängen. Je stumpfer das Werkzeug, desto mehr Kraft muss man aufwenden. Denn das wollte ich: Spüren, dass ich selbst mich kaputt machte. Weil das ein Schmerz war, den ich selbst verursachte, den ich verstand, eine kleine kausale Oase inmitten all des Wahnsinns. Das Kaninchen, das sich die eigene Pfote abbeißt, um aus der Falle zu entkommen. Man weiß, dass es nur noch schlimmer wird, wenn man es tut – und tut es trotzdem. Weil man keinen anderen Ausweg sieht. Und man schämt sich, wenn es wieder passiert ist. Denn dass es keinen anderen Ausweg gab, heißt nicht, dass man das Richtige getan hat. Weil das Opfer der Täter ist und das Verbrechen eine Sünde.

Müde reibe ich mir die Augen. Mein Herz tut wieder weh, und ich verfluche den ganzen Pillenkram. Und doch empfinde ich auch eine gewisse Dankbarkeit. Weil es schön ist, wenn zur Abwechslung mal nicht ich der Täter bin.

Als Kim nach dem Essen Jacqueline fragt, ob wir aufstehen können, schaue ich verstohlen zu dem Narbenmädchen hinüber. Sie stochert lustlos in ihrem Brokkoli und schiebt die Kartoffeln auf dem Teller hin und her.

Ich warte, bis sich der Krampf in meiner Brust löst. Abends ist es am schlimmsten.

»Na, immer noch ohne Betablocker?«, fragt Jacqueline beiläufig.

Ich nicke verdrossen; für eine Antwort fehlt mir die Luft.

»Wogegen sind Betablocker eigentlich?«, fragt Kim.

»Gegen … mathematisches Genie«, keuche ich.

Kim stutzt, und Jacqueline bricht in schallendes Gelächter aus. Als sie sich wieder gefangen hat, erklärt sie Kim, dass das Absetzen eines Medikaments genauso starke Beschwerden verursachen kann wie das Leiden, das es bekämpft, und dass es in manchen Fällen – ein Blick in meine Richtung – vernünftiger wäre, das Medikament weiter zu nehmen.

Und ich frage mich plötzlich, ob meine Motive wirklich so lauter sind.

Absetzversuch Nummer drei wurde nach Rücksprache mit Dr. Visser gestartet. Eine logische Maßnahme, ein notwendiges Übel, eine vernünftige Entscheidung und ein unangenehmer, aber gut geplanter Schritt in meinem Heilungsprozess. Aber ehrlich gesagt, habe ich mich auch danach gesehnt.

Nicht etwa danach, tablettenfrei zu sein, sondern nach der Atemnot, dem schmerzhaften Druck auf der Brust, wenn ich mehr als zehn Meter gehe, den Herzstichen, wenn ich eine Treppe hinaufsteige. Nach dem lähmenden, aber vorhersehbaren Schmerz, der mich mit jeder Einschränkung, die er mir auferlegt, daran erinnert, dass ich selbst mir das antue. Denn ich bin es, die die Tabletten nicht nimmt, die jeden Tag von Neuem die Schmerzgrenze überwindet und jeden Abend beschließt, noch einen Tag durchzuhalten. Ich kann den Schmerz jederzeit stoppen, und alle würden das verstehen, aber ich werde dafür bewundert, dass ich standhaft bleibe. Ich krepiere und bin glücklich dabei. Weil ich wieder Täter und Opfer zugleich bin und weil ich, egal, wie die Sache ausgeht, *siegen werde*.

Ich weiche Jacquelines Blick aus.

Mir gegenüber schiebt das Narbenmädchen ihren Joghurt von sich, steht auf, stolpert dann und fällt hintenüber. Der Türpfosten bremst ihren Sturz ein wenig.

Sie rappelt sich wieder hoch und reibt sich beschämt die Schultern.

»Hey, kein selbstverletzendes Verhalten beim Aufstehen«, versuche ich zu scherzen.«

Einen Moment lang sieht sie mich ausdruckslos an, dann erscheint ein schwaches Lächeln auf ihrem Gesicht. »Witzig«, sagt sie und verschwindet Richtung Flur, in drei Schritten Abstand gefolgt von Jacqueline.

Noch genau einen Tag halte ich durch. Als Jacqueline sich gegen Abend schweigend zu mir an den Tisch setzt, gebe ich mir alle Mühe, sie zu ignorieren und weiterzupuzzeln. Das Problem ist nur: Jede Bewegung tut so verdammt weh, dass ich die Teile kaum greifen kann.

Niedergeschlagen lege ich den Kopf auf die Arme.

»Okay«, keuche ich schließlich. »Ich nehm die Scheißpillen wieder.«

»Gute Entscheidung«, sagt Jacqueline heiter. »Jetzt gleich oder heute Abend?«

»Jetzt.«

»Prima. Möchten Sie sie holen, oder soll ich sie Ihnen bringen?«

Wie weit ist es bis zum Büro? Zehn Meter ungefähr. »Bringen«, piepse ich zaghaft. Für ein »Bitte« fehlt mir die Luft.

Minuten später habe ich eine Tablette geschluckt.

Eine Viertelstunde später bekomme ich wieder Luft.

Eine Stunde später bin ich wieder so energiegeladen, dass ich vor Ärger über dieses erneute Scheitern eines Absetzversuchs schier platze und nicht mehr still sitzen kann.

»Hey, Groupie!«, ruft Thomas. »Wie wär's mit Tischtennis?«

»Ohne zählen, nur spielen?«

Er kneift die Augen zusammen. »Nur spielen. Du siehst aus, als könntest du's gebrauchen.«

Und so spiele ich mir eine Stunde nach meiner erneuerten Bekanntschaft mit der segensreichen Wirkung von Beloc Zok die Seele aus dem Leib. Mit Frustschreien schmettere ich die Bälle übers Netz, bis einer an der Tischkante abprallt und mich mit voller Wucht an der Stirn trifft.

»He!«

Ich drehe mich um. Das Narbenmädchen – Gwen ein paar Schritte hinter ihr – grinst mich an.

»Kein selbstverletzendes Verhalten im Freizeitraum!«

Einen Moment herrscht Stille, dann muss ich lachen. Volltreffer!

Herz

Als ich die Schachteln auf den Tischen im Ergotherapieraum sehe, rutscht mir das Herz in die Hose: Die Weihnachtsfeiertage sind auch hier im Anmarsch. Janet ist auf die unselige Idee verfallen, Christbaumkugeln zu basteln.

Christbaumkugeln basteln bedeutet, dass man zwei durchsichtige Kugelhälften innen mit stimmungsvollen Weihnachtsbildchen beklebt oder bemalt und sie dann zusammenfügt, sodass sie eine warme Behaglichkeit ausstrahlen – das genaue Gegenteil dessen, was ich empfinde, wenn ich an Weihnachten denke. Zum Glück habe ich heute eine Fluchtmöglichkeit.

»Ich muss zu meinem Termin.« Ich lege meine Schere auf den Tisch. »Ich weiß nicht, wie lange es dauert, aber vielleicht kann ich die letzte Viertelstunde noch mitmachen.«

Janet reicht Kim ein Bild von einem Christbaum.

»Wieder genau während der Ergotherapie!«, murrt sie gutmütig. »Jemand müsste den Ärzten mal sagen, dass wir hier nicht umsonst ein Programm haben und dass sie vorher auf den Plan schauen sollen, wenn sie mit einem Patienten sprechen wollen.«

»Diesmal ist es der Kardiologe!«, rufe ich, dann laufe ich los, weg von der Weihnachtsstimmung, in die Klinik zu den echten Kranken.

Die echten Kranken scheinen sich heute rar zu machen, denn schon zehn Minuten später liege ich auf einem Untersuchungstisch in der Kardiologie. Die Ärztin im Praktikum setzt mir die Saugnäpfe auf die Brust, kontrolliert dann, ob das EKG geklappt hat, zieht ein Blatt mit einer Grafik aus dem Gerät und geht zur Tür.

»Die Kardiologin kommt gleich.«

Ich fröstle. Ganz schön frisch, wenn man halb nackt in diesem Kabuff liegt. Misstrauisch beäuge ich das Gerät neben mir. Ich weiß auch so, was mit mir ist: gleichmäßiger Puls und ein unbestimmter Brustschmerz, wenn ich die Betablocker nehme, eskalierender Schmerz, sobald ich sie abzusetzen versuche. Oder, wie Dr. Visser es heute Nachmittag formuliert hat: »Aber wenn die Tabletten wirken, ist doch alles in Ordnung, oder?«

Zum Glück fand Dr. Valk es besorgniserregend, dass mein Herz nicht mehr selbstständig schafft, was es in den vergangenen sechsundzwanzig Jahren anstandslos geleistet hat, und deshalb habe ich jetzt den Termin.

Die Tür geht auf, und eine kleine Frau mit einer strengen Brille und kurzen schwarzen Haaren kommt herein.

»Umdrehen.«

Ich drehe mich um.

»Einatmen. Ausatmen.«

Tschak, tschak, tschak – kaltes Metall auf meiner Haut. »Kommen Sie mit.« Und weg ist sie.

Bestürzt sehe ich die Ärztin im Praktikum an, die noch in der Tür steht.

»Sie können sich wieder anziehen«, sagt sie.

Was ich auch tue.

Der Raum ist doppelt so groß wie die Therapeutenzimmer in der Psychiatrie, aber es herrscht darin die gleiche trostlose Krankenhausatmosphäre. Die Kardiologin sitzt an ihrem Schreibtisch, in meine Akte vertieft, wie es scheint. Ich nehme auf dem Stuhl davor Platz und betrachte eingeschüchtert die Papierberge auf dem Tisch.

»Hoher Puls, wenn Sie das Beloc Zok absetzen?«, fragt sie, ohne aufzuschauen.

»Ja.«

»Brustschmerz?«

Ich nicke nur.

»Ich lese hier: ›Beschwerden setzten nach Beginn der Antidepressivatherapie ein.‹ Welcher Arzt?«

»Dr. Valk«, antworte ich. »Nein, Dr. Visser. Aber Dr. Valk hat mich hierher überwiesen, glaub ich.«

»Ist das Ihr Hausarzt?«

»Mein Psychiater«, sage ich etwas verlegen.

Die Kardiologin sieht mich durch ihre dunkel gerahmte Brille gerade an, und ich werde auf meinem Stuhl immer kleiner.

»Kümmert er sich gut um Sie?«

»Ja«, antworte ich verwirrt, »ich denk schon. Warum?«

»Psychiater sind Unmenschen.«

Ich überlege mir meine Antwort genau und sage dann: »Ja.«

Die Kardiologin wirft meine Akte auf einen der Papierberge. »Ärzte!«, schnaubt sie höhnisch. »Ich versteh nicht, warum diese Quacksalber sich überhaupt Ärzte nennen dürfen – als täten sie irgendwas wissenschaftlich Vertretbares! Wenn sie nicht reden wollen, verschreiben sie Tabletten, und wenn das nicht hilft, dann liegt es am Patienten. Wenn ich so arbeiten würde, wär ich längst meinen Job los!«

»In der Psychiatrie haben wir den Spruch: ›Psychologen hören nur sich selbst zu, Psychiater hören niemandem zu.‹«

Die Kardiologin mustert mich prüfend. »Als mein Sohn mit dem Studium angefangen hat, ist er ein bisschen aus der Spur geraten, und ich dachte, es ist gut, wenn er mit jemandem drüber spricht. Der erste Psychiater hat ihm einen Zehnminutentermin gegeben und ihm dann ins Blaue hinein ein Rezept ausgestellt, der zweite wollte immer nur was über seine Kindheit hören, und der dritte hat ihm nach sechs Wochen eröffnet, dass er ins Ausland geht. Keine Überweisung, nichts. So springt man doch nicht mit Patienten um, wenn die eigene

Arbeit irgendeinen Sinn haben soll.« Kopfschüttelnd greift sie wieder nach den Papieren. »Jetzt zu Ihrem Herzen: Wir machen das ganze Programm. Echo, Langzeit-EKG, Fahrradergometer. Um eine ernsthafte Schädigung auszuschließen. Wie lange sind Sie noch hier?«

»Vier Wochen wahrscheinlich.«

Ich will gerade hinzufügen, dass die Untersuchung auch danach gemacht werden kann, da fragt sie plötzlich: »Dieser Dr. Valk, der Sie hierher überwiesen hat, kommen Sie mit dem einigermaßen klar?«

Ich muss lachen, aber dann merke ich, dass sie die Frage ernst meint. »Ich finde ihn … unheimlich nett. Er hört mir zu. Er überlegt mit mir gemeinsam, was mit der Behandlung erreicht werden soll, und wenn was schiefgeht, schiebt er nicht mir die Schuld zu, sondern löst das Problem, so gut es geht. Er entschuldigt sich sogar.«

Die Kardiologin sieht mich ungläubig an. »Dann könnte ich ja vielleicht … Die sind also gut hier?«

»Ja«, antworte ich, »die sind gut hier. Besonders Dr. Valk.«

Dr. Visser ist wohl noch nicht so ganz das Richtige für meine Kardiologin.

Janet schaut erstaunt auf, als ich hereinkomme.

»Schon zurück?«

»Ich hab der Kardiologin gesagt, wenn sie einen Termin mit mir machen will, dann nicht während der Ergotherapie, so wie Sie's gesagt haben.«

Janet lässt ihre Christbaumkugel sinken, und auch die anderen unterbrechen ihre Basteleien.

»Das haben Sie wirklich gesagt?«, fragt sie entgeistert.

»Natürlich nicht.« Ich muss grinsen. »Ich hör doch auf niemanden.«

Sergei

Unser Tisch im Klinikrestaurant ist eine Insel der Zufriedenheit in einem Meer von leeren Stühlen. Mir gegenüber verzehrt Sergei sein Essen, und ich schaue voller Neid zu. Die eine Portion Apfelrotkohl, die ich zum Abendessen bestellt hatte, kam in Form von drei Portionen Herbstgemüse, und jetzt habe ich den Bauch voll Erbsen und Karotten, während Sergei sich an einem riesigen Teller Nasi Goreng mit Frühlingsrollen, Ei, Süßsaurem, Chutneys und Krupuk gütlich tut.

»Diese Herzgeschichte ist schon komisch, wenn man sich's überlegt«, sage ich. »Was ich nicht geschafft habe, scheinen die Psychiater beinahe geschafft zu haben.«

»Was haben sie beinahe geschafft?«, fragt Sergei ruhig.

»Meinem Leben ein Ende zu machen.«

Er schaut auf. »Davon hast du nie was gesagt.«

»Doch natürlich, ich hab dir doch damals von dem Nortrilenproblem erzählt, und jetzt erzähl ich dir, dass die mein Herz genauer untersuchen wollen.«

Er legt die Gabel weg. »Nein, dass du deinem Leben ein Ende machen wolltest, davon hast du nie was gesagt.«

»Hab ich wohl«, widerspreche ich. »Wieso sollte ich davon nichts sagen? Ich rede hier doch den ganzen Tag von nichts anderem. Was dachtest du denn, warum ich eingewiesen worden bin?«

»Weil du depressiv warst.«

Fassungslos schaue ich auf seinen Teller. Wie kann es sein, dass er das nicht weiß?

»Kann ich noch was von dem Krupuk haben?«, frage ich unbehaglich.

Sergei schiebt mir seinen Teller hin und lehnt sich schweigend zurück. Ich bekomme den Krupuk kaum hinunter.

»Vielleicht bin ich automatisch davon ausgegangen, dass du's weißt«, sage ich leise. »Weil es schon immer so war.

Ich bin ja nicht eines Tages aufgewacht und hab gedacht: ›Ach herrje, ich bin selbstmordgefährdet, da geh ich mal in die Psychiatrie.‹ Es ist ein Gefühl, das ich schon immer in mir hatte: *Ich wollte, ich wäre tot.* Und irgendwie kam ich nicht mehr dagegen an. Deswegen bin ich in der Psychiatrie. Glückwunsch, deine Freundin will schon seit Jahren sterben.«

Sergei zieht den Teller wieder zu sich heran, schiebt schweigend etwas Krupuk in meine Richtung und pickt mit der Gabel ein paar Reiskörner vom Rand auf.

»Ich hab doch gesagt, wir machen besser Schluss«, bringe ich mühsam hervor. »Vielleicht hab ich mich nicht ganz klar ausgedrückt, aber ich dachte, ich kann dir das nicht antun! Es ist doch schrecklich, wenn deine Freundin sterben will und du gar nichts dagegen tun kannst.«

»Aber vielleicht wär ich öfter gekommen, wenn ich's gewusst hätte«, antwortet Sergei.

»Du warst doch in Griechenland.«

»Ja, und?«

»Du kannst doch nicht um die halbe Welt fliegen, nur weil ich sterben will.«

»Das entscheide ich immer noch selbst.«

Mein Herz krampft sich zusammen, und mir wird schockartig bewusst, dass es so weit ist, dass dies der Punkt ist, an dem ich etwas verlieren könnte, von dem ich nicht einmal mehr wusste, dass ich es habe. Aber jetzt spüre ich es, unvermittelt und mit jeder Faser meines Körpers. Sergei gehört zu mir. Ich will ihn nicht verlieren. Niemals.

Wie versteinert warte ich auf das, was jetzt kommen muss.

»Was schaust du denn so?« Er lacht. »Willst du den Krupuk oder nicht?«

Ich werfe ihm einen giftigen Blick zu und schlinge unendlich erleichtert den Krupuk hinunter. Dann nehme ich Sergeis Hände. »Aber jetzt mal im Ernst: Wegen dieser Herzuntersuchung … was ist, wenn was Schlimmes dabei rauskommt? Zum Beispiel, dass ich an schwerer Herzinsuffizienz leide und dich deshalb nie so lieben kann wie du mich?«

Sergei muss unwillkürlich lachen und zieht meine Hände zu sich heran.

»Du bist heute echt unmöglich, weißt du das?« Er küsst meine Finger.

»Ja«, antworte ich überglücklich.

Er nimmt mich in die Arme und erstickt mein Lachen mit einem langen Kuss.

Heute Abend ist das erlaubt. Ausnahmsweise.

Ich liebe meinen Freund wieder.

Ich spüre seine warmen Lippen noch auf meinen, als sein Zug aus meinem Blickfeld verschwindet. Sergei liebt mich, und ich liebe ihn, und das ist wunderbar.

Lächelnd gehe ich den verlassenen Bahnsteig entlang zu der Fußgängerbrücke, die über die Gleise führt. Sergei liebt mich, denke ich, als ich oben bin. Doch dann wird mir mit voller Wucht bewusst, was das bedeutet, und ich muss mich am Geländer festhalten, um nicht umzukippen. Ich weiß ja gar nicht, ob ich das kann, ob ich wieder zu der Myrthe werden kann, in die er sich verliebt hat. Ich weiß nicht, ob sie überhaupt noch da ist, ob sie je wieder zurückkommt, ob es nicht vielmehr ewig so weitergeht – immer von Neuem in die Tiefe, immer von Neuem das Umherirren im Ungewissen, das Zurückfallen in die Depression –, ob ich ihn mit hinunterziehen darf in die Hölle, in der ich bisher allein gelebt habe.

Ich ringe nach Atem, weil eine beklemmende Verzweiflung meine Welt plötzlich verschwimmen lässt. Da sehe ich einen Lichtpunkt über den Gleisen. Er wird allmählich größer und teilt sich schließlich in drei Lichter, die merkwürdig lautlos auf mich zukommen. Dann erst höre ich das Geräusch: Dutzende Tonnen Stahl, die sich auf messerscharfen Rädern ihren Weg durch die Nacht bahnen, ihrem Ziel entgegen – endlich, Ruhe …

Ich schließe die Hände um das Geländer. Ich setze den Fuß auf die unterste Strebe und stemme mich hoch. Da sehe ich einen schmalen Lichtstreifen über den drei Scheinwerfern, eine Scheibe und dahinter einen Menschen, der starr auf die Gleise blickt.

Ein Mann wie jeder andere. Er küsst Frau und Kinder, er geht nichts ahnend zur Arbeit, und dann prallt bei Tempo hundertdreißig ein Körper gegen die Scheibe, und die Welt besteht nicht mehr aus Tag und Nacht, sondern nur noch aus undefinierbaren Fleischklumpen, die sich in seine Netzhaut brennen, sodass er nie wieder unbeschwert seine Arbeit tun und sich seiner Familie widmen kann, weil mit dem Aufprall etwas in ihm zerbrochen ist.

Abrupt lasse ich das Geländer los und trete zurück. Ich schnappe keuchend nach Luft, und der Zug braust unter mir durch. So etwas darf ich niemandem antun.

Und trotzdem: Während unten Wagen um Wagen vorbeidonnert, kommt der Gedanke wieder: Noch geht es, noch geht es, noch geht es …

Es geht nicht mehr.

Ich drehe mich um. Drei rote Lichter verschmelzen in der Ferne zu einem roten Punkt. Zu Tode erschöpft schlinge ich die Arme um meinen Oberkörper und versuche, das Chaos in meinem Kopf zu besänftigen.

Ich muss das nicht tun. Nicht hier und nicht jetzt. Es geht auch morgen noch, in einer Woche, es eilt nicht. Jetzt darf ich es nicht – nicht, nachdem ich eben Sergei nachgewunken habe. Es gibt absolut keinen Grund, weiter auf dieser Brücke zu stehen. Ich muss zurück in die Psychiatrie. Zurück ins Leben.

Zurück in den Tod.

Wieder und wieder.

Frage

Ein lauter Schlag reißt mich aus dem Schlaf. Meine Tür ist weg. Fünf Männer in grell reflektierenden Anzügen stehen mitten im Zimmer und starren mich an.

»Sind Sie's?«, fragt der Vorderste.

»Nein«, piepse ich.

Ein Mann im weißen Kittel berät sich flüsternd mit dem reflektierenden Mann neben ihm, die anderen kommen bedrohlich näher.

»Ich glaub, Sie müssen nach nebenan«, sage ich heiser.

Der Mann im weißen Kittel, wahrscheinlich der Anführer, sieht mich misstrauisch an und macht einen Schritt auf mich zu. Da ertönt ein Fluchen, und plötzlich steht Gwen im Zimmer.

»Rechts hab ich gesagt!«, zischt sie wütend. »Ihr seid im falschen Zimmer, sie liegt eins weiter!« Mit rotem Kopf wendet sie sich an mich: »Tut mir leid. Versuchen Sie weiterzuschlafen.«

Eine halbe Minute später bin ich wieder allein, die Tür ist zu, und im Zimmer ist es dunkel. Von jenseits der Wand höre ich Gemurmel, eilige Schritte, einen Schlag, dann nichts mehr.

Nach einer Weile merke ich, dass ich noch immer aufrecht im Bett sitze, noch immer zitternd auf Geräusche horche, die längst verstummt sind.

Langsam sinke ich wieder in die Kissen.

Nebenan herrscht eine überwältigende Stille. Die hohle Stille eines verlassenen Zimmers. Es fühlt sich falsch an. Ich taste mit den Füßen nach meinen Pantoffeln und stehe auf. Einen Moment lang horche ich an der Tür auf den Flur hinaus. Dann gehe ich nach nebenan.

Das Licht brennt. Der Boden ist rot.

Ich lösche das Licht, mache die Tür zu und schleiche in mein Zimmer zurück. Dann schließe ich die Tür, mache das Licht aus, schlenkere meine Pantoffeln weg und lege mich wieder hin. Nicht nachdenken. Das gehört alles dazu.

Ich hole mein Handy unter dem Kopfkissen hervor. Halb vier. Von nebenan kommen Putzgeräusche und das Stöhnen von jemandem, der vermutlich unter dem Bett sauber macht. Psychiatriegeräusche.

Mein Geist folgt ihnen ruhig, fast emotionslos. Wie weiß man, ob jemand noch lebt? Wie weiß man, wie viel Blut zu viel ist?

Ich weiß es nicht. Ich weiß nicht einmal, wie meine Nachbarin heißt. Ich weiß gar nichts mehr, nur dass sie das Narbenmädchen war und dass ich auch diese Nacht wieder nicht schlafe.

Sind Sie's?

Nein.

Woher weiß man das?

»Was weiß ich?«, knurrt Kim und kickt eine leere Coladose mit der Schuhspitze auf ihr Knie. »Aber darum geht's auch nicht. Es geht darum, dass sie's getan hat, hier auf der Station, trotz Bewachung rund um die Uhr. Wie schafft man das? Das Pflegepersonal wird nicht gerade erfreut sein, wenn sie wiederkommt.«

»*Wenn* sie wiederkommt«, sage ich. »Vielleicht hat sie's ja geschafft.«

»Ach was, das hätten wir doch heute früh erfahren, in den Todesanzeigen.«

»In der Morgenrunde«, entgegne ich scharf. »Aber egal, wir werden's nie erfahren. Also, was machen wir: Puzzle oder Jakkolo?«

»Wir …« Sie bricht ab.

Ich drehe mich um.

Auf einem Stuhl im Flur starrt ein stummes Häufchen Elend

ausdruckslos vor sich hin. Ohne Begleitung. Das Narbenmädchen!

Ich gehe hin. »Ich setz mich mal zu dir«, sage ich munter. »Wenn's recht ist.«

Das Narbenmädchen zuckt nur mit den Schultern. Kim bleibt einen Moment unschlüssig stehen, dann setzt sie sich auf die andere Seite. Drei in einer Reihe.

»Gehst du weg?« Unter ihrem Stuhl stehen zwei gepackte Taschen.

Sie nickt.

»Wo ist deine Bewacherin?«, fragt Kim.

»Keine Ahnung. Ich hab keine Pflegekräfte mehr gesehen, also haben sie's wohl aufgegeben.«

»Wieso, geht's dir besser, oder was?«

Ich werfe Kim einen warnenden Blick zu. »Wo schicken sie dich denn hin?«

»Keine Ahnung. Nirgendwohin. Nach Hause.«

»Sorry.« Ich zögere einen Moment. »Ich hab das Zimmer neben deinem, und was ich heute Nacht gehört hab, klang ziemlich beunruhigend.«

»Was hast du denn gehört?« Sie zeigt einen Anflug von Emotion: Misstrauen.

»Die halbe Bereitschaftspolizei kam plötzlich bei mir reingestürmt. Falsche Tür. Dann sind sie zu dir rüber und haben dich mitgenommen. Und später bist du wieder zurückgekommen?«

»Nein«, antwortet sie. »Das heißt, doch, aber erst bin ich in die Notaufnahme gekommen, und von da haben sie mich ins Isolierzimmer verfrachtet.«

»Das ist doch abgeschafft«, sagt Kim.

»Stimmt, die durften mich da gar nicht reinstecken, und das hab ich denen auch gesagt, geschrien hab ich, aber keiner hat zugehört. So eine Tussi vom Pflegeteam hat gesagt, genau genommen sei ich nicht eingesperrt, die Tür sei ja offen. Na super! Den Rest der Nacht lag ich angeschnallt auf dem Bett, ganz allein, ich kam nicht mal an die Klingel ran. Das geht gar nicht, das verstößt gegen die Vorschriften. So was hab ich nicht mal da erlebt, wo ich vorher war!«

»Warum bist du da weg?«

»Die wollten mich loswerden. Sie können mir nicht mehr helfen, haben sie gesagt. Aber was hab ich schon an Hilfe bekommen? Von den fünf Monaten dort war ich drei im Iso-Zimmer. Keine Therapie, keine Gespräche, nur Tabletten, damit man immer schön benebelt bleibt. Aber immerhin hab ich's dort geschafft. Im Iso-Zimmer!«

Es ist die Art, wie sie es erzählt: empört bis zum letzten Satz. Triumphierend. Gruselig triumphierend.

»Aber im Isolierzimmer ist doch nichts, womit man's machen kann, oder?«, fragt Kim interessiert.

»Wenn man's wirklich will, findet sich immer was«, sagt sie. »Ich konnte ein Plastikrührstäbchen auf die Seite schaffen. Wenn man das durchbricht, ist es ziemlich scharf. Ich kam mit einer arteriellen Blutung am Oberschenkel ins Krankenhaus, danach wollten die mich nicht mehr haben, und jetzt muss ich hier auch weg, weil ich mit Borderline und Selbstverletzung und posttraumatischem Stress und was weiß ich noch alles angeblich eine zu schwierige Patientin bin. Als ob das meine Schuld wäre.«

»Aber warum machst du das?«, will Kim wissen. »Willst du echt … sterben, oder geht's dir um den Schmerz?«

»Keine Ahnung. Manchmal will ich wirklich sterben. Aber oft … Oft weiß ich's auch nicht. Ich muss dann einfach irgendwas tun, egal, was, nur damit ich weg bin von allem, nur damit ich nichts mehr fühle oder denke … Dann ist es mir egal, ob ich wieder aufwache oder nicht. Hauptsache, es wirkt, wenn auch nur vorübergehend.«

»Und diesmal war's dir ernst?«

Die Antwort ist ein Achselzucken.

»Und jetzt?«

»Geh ich in meine Wohnung zurück. Zu meinem Hund. Bis es wieder losgeht.«

Ich betrachte sie verstohlen. Als sie sich mit dem Ärmel über die Augen wischt, wende ich mich schnell ab.

»Auch wenn die das hier anders sehen: Ich mach das nicht zum Spaß. Ich würde auch lieber gesund werden. Aber ich weiß nicht, wie. Die Psychiatrie hat mich zwar aufgegeben, aber ich hoffe immer noch, dass irgendwann was gefunden wird, was mir hilft. Und dass ich dann noch lebe.«

»Und zwar nicht in irgendeinem Isolierzimmer.«

»Witzig.« Sie lächelt. »Schade, dass wir hier nie richtig miteinander geredet haben.«

»Stimmt«, sage ich beschämt. »Aber es war ja immer jemand vom Pflegeteam bei dir …«

Sie schaut hinaus. Draußen fährt ein kleines Auto auf den Parkplatz.

»Meine Schwester.« Das Narbenmädchen tastet unter dem Stuhl nach ihren Taschen.

»Warte, ich trag sie dir«, sagt Kim. Das Mädchen darf ihre Handgelenke wahrscheinlich nicht zu stark belasten. Ihre Schwester wartet, bis Gwen die Tür aufgeschlossen hat. Zwei Welten, durch eine Scheibe getrennt. Draußen ein kräftiges junges Mädchen in einer schicken Lederjacke, drinnen ein zusammengesunkenes Häufchen Elend im Jogginganzug und mit verbundenen Händen. Beide mit dem gleichen Blick. Befangen, ein bisschen verloren.

Als die Taschen draußen stehen, dreht sich das Narbenmädchen noch einmal um. »Viel Erfolg mit … was auch immer.«

Dann stehen zwei Frauen auf der anderen Seite der Scheibe. Die eine wirft die Taschen ins Auto, die andere hebt die weniger dick verbundene Hand und winkt Kim und mir, mit einem verlegenen Lächeln, zu dem sie sich wahrscheinlich zwingen muss. Aber immerhin.

Als das Auto um die Ecke verschwindet, fällt mir ein, dass ich ihren Namen gar nicht weiß. Narbenmädchen. Karel wirft uns im Vorbeigehen einen Blick zu, und wir gehen durch den Flur zurück.

»Jakkolo?«

»Ja.«

Junkie

Gwen greift nach dem dicken Ordner mit den Medikamentenlisten, und ich schaue von der anderen Seite der Pillenbar müde zu. Als sie meine Liste gefunden hat, zieht sie die Schublade auf und legt dann zwei Tabletten vor mich hin.

»Warum zwei?«, frage ich verwundert. »Ich soll doch nur ein Antidepressivum kriegen.«

»Und ein Oxazepam zur Beruhigung, steht hier.«

Ich schüttle den Kopf. »Das ist als Schlaftablette gedacht, wenn ich nachts zu lange wach liege. Die anderen Schlafmittel haben wir abgesetzt. So ist das jedenfalls mit Dr. Valk besprochen.«

»Okay.« Gwen zögert. »Vielleicht sollen Sie's jetzt gleich nehmen, für den Fall, dass Sie heute Nacht was brauchen.«

»Wie soll ich jetzt schon wissen, ob ich später wach liege?«

»Vielleicht fühlen Sie sich unruhig?«

»Kein bisschen!«

Um kurz nach zwei betrete ich das Büro.

»Ich kann nicht schlafen. Könnte ich bitte meine Schlaftablette haben?«

»Moment.« Sandra schiebt ihr nächtliches Abendessen beiseite und schlägt den Medikamentenordner auf.

»Hier steht nichts von einer Schlaftablette, die Sie noch kriegen können«, sagt sie stirnrunzelnd.

Ich beuge mich vor und schaue auf die Liste. »Da steht's. Oxazepam.« Ich zeige auf den Krakel daneben. »Was bedeutet denn ›f. n. 22.00‹?«

»Falls nötig um zehn. Wenn Sie meinen, Sie brauchen die Tablette, können Sie sie abends um zehn einnehmen.«

»Das stimmt aber nicht! Ich soll sie nachts einnehmen, wenn ich nicht schlafen kann – wie soll ich das denn um zehn schon wissen? Und ich hab am Abend keine genommen, also muss sie noch hier sein.«

Sandra zieht meine Schublade des Medikamentenwagens auf und nimmt die Tablette heraus, behält sie aber in der Hand, während sie die Liste studiert. »Kann sein, dass es tatsächlich falsch eingetragen ist, aber jetzt kann ich sie Ihnen nicht mehr geben.«

»Warum nicht? Die Tablette ist doch noch da.«

»Weil Sie sie bis spätestens um eins genommen haben müssen. Jetzt ist nicht mehr genug von der Nacht übrig, da würde sie am Morgen noch zu lange wirken. Tut mir leid.« Sie legt die Tablette wieder in die Schublade.

Weg ist sie, meine einzige Hoffnung auf Schlaf! Die Enttäuschung nimmt mir den Atem.

Doch als ich mein Spiegelbild im dunklen Fenster sehe, erschrecke ich.

Der Übergang vom enttäuschten Medikamentenkonsumenten zum verzweifelten Junkie ist in der Psychiatrie fließend, ein nebelhaftes Niemandsland, in dem viele Menschen umherirren, und mir wird plötzlich klar, dass mir die Pfade darin beängstigend vertraut sind. Viel zu vertraut. Wenn ich mich so ansehe, weiß ich nicht, ob diese Myrthe mir gefällt. Und sie ist meine einzige Gesellschaft in diesen endlosen durchwachten Nächten.

»Moment!«, rufe ich, als Sandra die Schublade schließen will.

Sie hält inne.

»Wenn ich die blöde Tablette sowieso nicht dann kriege, wenn ich sie brauche, können wir sie von mir aus ganz weglassen. So gut wirkt sie auch wieder nicht.«

»Sind Sie sicher?«, fragt Sandra erstaunt. »Dann sag ich das gleich am Morgen dem Arzt.«

»Nur zu.«

Auf dem Rückweg in mein Zimmer spüre ich ein leises Bedauern bei dem Gedanken an das Stückchen Hoffnung auf Schlaf, das ich soeben aufgegeben habe. Aber wenigstens bin ich, wenn auch immer noch ein schlafloses Wrack, kein Tablettenjunkie.

Viertel nach neun, Tablettenzeit.

»Sorry, fast vergessen«, rufe ich, als ich kurz vor der Morgenrunde noch schnell ins Büro schlüpfe.

Gwen schlägt lächelnd den dicken Ordner auf, sieht in meiner Medikamentenliste nach und legt den Betablocker vor mich hin.

Während ich ihn mit einem Schluck Wasser hinunterspüle, liest sie das Post-it, das an der Liste klebt.

»Ich seh gerade, dass Ihre Medikation geändert worden ist. Das Oxazepam ist gestrichen.«

»Gut«, sage ich. »Steht sonst noch was dabei?«

Sie fährt mit dem Finger die winzige Schrift auf dem Post-it nach. »Nur dass Dr. Valk es vernünftiger findet, damit aufzuhören, weil Sie's nicht tagsüber einnehmen sollen, um ihre Gefühle zu unterdrücken.«

»Das steht da echt?« Ich kann es kaum fassen.

Das Oxazepam war doch nicht als Beruhigungsmittel gedacht! Ich habe es auch gar nicht genommen! Und musste selbst ja noch erklären, dass ich es tagsüber nicht will, weil es ein Schlafmittel sein soll!

»Das ist doch gut so, oder?«, fragt Gwen.

»Ach, egal«, murmle ich.

Als ich das Büro verlasse, kommt Dr. Visser herein. Ich will erst mit abgewandtem Gesicht an ihr vorbei, bleibe dann aber stehen.

Sie sieht mich fragend an. »Wenn Sie einen Termin vereinbaren wollen, dann besser über das Pflegepersonal. Heute geht's bei mir nicht, und ich hab auch meinen Terminkalender nicht dabei.«

»Ich brauch keinen Termin«, sage ich schnell. »Ich wollte nur sagen, dass ich keine Schlafmittel mehr nehme. Ich hab damit keine Minute länger geschlafen, und sie haben nur alles durcheinandergebracht. Die Energie verwende ich lieber aufs Gesundwerden.« Als ich geendet habe, verflüchtigt sich meine Kühnheit, und ich schrumpfe wieder zur nervös zu Boden blickenden Psychiatriepatientin.

»Gut.«

Verwundert blicke ich auf.

Dr. Visser nickt freundlich. Dann verschwindet sie im Büro, und ich bleibe allein im Flur zurück.

Gut! Fast schäme ich mich dafür, wie schön sich das anfühlt.

Sander

Es fing schon so unpsychiatriemäßig pünktlich an.

Ich saß bereits fünf Minuten vorher oben im Flur, die Tür ging genau zur vereinbarten Zeit auf, wir stellten uns, wie es sich gehört, mit Händedruck und Augenkontakt vor – »Sander van Leeuwen, Haupttherapeut der Tagesklinik«, »Myrthe van der Meer, zukünftige Expatientin von unten, bereit für die Tagesklinik« – und nahmen in den niedrigen Sesseln in einer Ecke seines Büros Platz.

Jetzt sehe ich mich um, Sander kramt in seinen Unterlagen und fragt dann: »Sind Sie sicher?«

»Was meinen Sie?«

»Dass Sie van der Meer heißen?«

»Ja ...«, antworte ich. »Ich denk schon. Nein, ich bin mir ganz sicher, dass ich Myrthe van der Meer bin. Wieso?«

»Und ich bin mir sicher, dass ich ein Gespräch mit Ihnen habe.« Er lacht. »Aber genauso sicher bin ich mir, dass Sie Dijkstra heißen. Auf den Namen lauten nämlich die Unterlagen hier. Sie kommen doch zu einem Vorgespräch für die Tagesklinik?«

»Ja.«

»Na also.«

Ich verstehe nicht. »Wenn ich meinen eigenen Namen nicht wüsste, dürfte ich doch auf keinen Fall in die Tagesklinik, oder?«

»Möglicherweise äußert sich das jetzt erst«, meint Sander munter. »Hat sich vielleicht was an Ihrer Medikation geändert?«

»Nein!«, rufe ich. »Nichts! Mein Gedächtnis funktioniert einwandfrei. Ich bin keine Nebenwirkung, ich bin Myrthe van der Meer!«

Sander steht auf. »Wissen Sie, was? Ich schau mal im Computer nach, dann haben wir's gleich.«

Er sieht stirnrunzelnd auf den Bildschirm und klickt wild herum. »Nein, das hat keinen Zweck. Da muss was mit den Terminen schiefgelaufen sein – ich weiß genau, dass ich jetzt einen Termin mit Frau Dijkstra habe. Aber gut, jetzt sind Sie da, dann fangen wir mal an.«

Er nimmt wieder mir gegenüber Platz und greift nach den Unterlagen, dann sieht er den falschen Namen und legt sie wieder zurück. Er angelt sich Schreibblock und Stift und fragt lächelnd: »Wie war Ihr Name noch mal?«

»Myrthe van der Meer«, antworte ich überdeutlich. »Aber wo ist sie denn dann, diese Frau Dijkstra? Wartet die jetzt irgendwo? Ich kann auch später noch mal kommen, ich muss ja nur die Treppe rauf. Sollte man ihr nicht Bescheid sagen?«

Sander sieht mich unschlüssig an, dann springt er auf. »Sie haben recht. Ich frag doch mal schnell im Sekretariat nach.«

Er eilt hinaus, und ich lehne mich zurück.

Die Tagesklinik also. Ich hatte befürchtet, dass die Umstellung von der klinischen Patientin zur ambulanten Klientin ziemlich schwierig werden würde, aber wie ich sehe, ist es halb so schlimm. Chaos, Wahnsinn und gestörte Therapeuten scheint es überall zu geben.

Beruhigt richte ich mich wieder auf, als Schritte näher kommen.

»Das scheint alles ein Missverständnis zu sein«, sagt Sander beim Eintreten. »Anscheinend hatte ich den Termin mit Frau Dijkstra für jetzt eingeplant, obwohl ich ihn schon an Sie vergeben hatte. Aber zum Glück hab ich vergessen, ihr Bescheid zu sagen, es gibt also kein Problem.«

Ich glaube mich verhört zu haben. Kein Problem?

»Hm.« Er vertieft sich in meine Akte. »Ihr Psychologe ist Lars de Waal?«

Ich nicke. »Und meine Psychiaterin ist Dr. Visser.«

»Dr. Visser«, wiederholt er grinsend. »Sie wissen schon, dass die ungefähr in Ihrem Alter ist?«

»Ja.«

»Psychiater in Ausbildung sind keine richtigen Ärzte. Das sind bessere Ärzte im Praktikum, Babyärzte. Und denen gibt man hier die Verantwortung für die halbe Psychiatrie! Absurd ist das, vollkommen verrückt.«

»So schlimm ist es auch wieder nicht«, wende ich ein. »Die Psychiatrie hier ist nicht schlecht. Eine Mitpatientin hat erzählt, dass es in der Einrichtung, in der sie vorher war, fast nur schwer psychotische Patienten gab und dass sie dort monatelang im Isolierzimmer gesessen hat.«

»Das sind die Langzeiteinrichtungen«, erklärt Sander. »Da kommen die wirklich hoffnungslosen Fälle hin. Für die ist das natürlich schrecklich, aber für die Therapeuten ist es eine Erleichterung. Wenn sich alle darüber einig sind, dass die meisten Patienten dort doch nicht wieder gesund werden, freut man sich über jeden, dem man helfen kann. In die Psychiatrie kommen vor allem Erstaufnahmen, Leute wie Sie, die keine Ahnung haben, was ihnen fehlt und die man möglichst schnell wieder entlassen will, bevor sie sich selbst als Fall für die Psychiatrie betrachten. Hohe Fluktuation, viele Noteinweisungen, akut suizidale Patienten, bei denen jede Maßnahme über Leben und Tod entscheiden kann. Und durch die Verbindung zum Krankenhaus auch viele Patienten mit körperlichen Beschwerden, für die man keine Ursache findet. Und damit soll jemand fertigwerden, der frisch von der Uni kommt!«

Sander beginnt in einem Papierstapel herumzusuchen, und ich muss seine Worte erst einmal verdauen.

Vielleicht hat Lars das gemeint. Eine *boîte de merde.* Eine Hölle voller Patienten. Und Dr. Visser: Sie war ungeduldig, sie hat mich unter Druck gesetzt, sie hat zweifellos Fehler gemacht und ist wahrscheinlich heilfroh, dass sie mich bald los ist, aber sie hat sich tapfer gehalten. Und in den fünf Monaten, seit ich hier bin, hat sie auch noch Dutzende anderer Patienten behandelt. Eine Ärztin im Praktikum. Eine Babyärztin.

»Okay«, sagt Sander und zieht einen Packen Papier aus dem Stapel. »Jetzt aber zum eigentlichen Zweck unseres Termins: das Vorgespräch für Ihre fünf Tage in der Tagesklinik.«

»Meine *zwei Tage* in der Tagesklinik.«

»Zwei? Sind Sie sicher? Von Lars hab ich die Information …«

Zwei Tage.

Find ich gut.

Stolpersteine

»Das kommt bei Psychiatriepatienten öfter vor«, sagt Janet. »Kein Grund zur Sorge.

Marja scheint nicht ganz überzeugt. Meine frühere Zimmergenossin hätte vorige Woche mit ihrer ehrenamtlichen

Arbeit anfangen sollen, wurde dann aber krank. Jetzt hat sie das Gefühl, versagt zu haben, und das hat die ganze Skala selbstzerstörerischer Gedanken aktiviert, die wir hier alle kennen, und so ist sie wieder hier gelandet. Doch Janet sieht keinen Grund zur Panik. Ich auch nicht. Zufrieden zeichne ich noch ein Blesshuhn auf den Plan für unsere langfristigen Ziele.

»Sehen Sie's mal so«, sagt Janet. »Man kehrt langsam wieder ins normale Leben zurück und trifft auf die normalen Hindernisse: Arbeitssuche, Streitigkeiten, Umzüge, Dinge, mit denen sich jeder schwertut. Aber kaum spürt man den normalen Stress und Kummer, der nun mal dazugehört, denkt man sofort, es geht wieder los. Und das stimmt nicht. Natürlich nimmt man erst mal das Schlimmste an und sieht daher überall nur Stolpersteine. Aber bei genauerem Hinsehen merkt man, dass die ganz flach sind.«

»Und mit den Auto fährt man glatt drüber weg«, sage ich und betrachte wohlgefällig meine Zeichnung.

»Das hab ich nicht gemeint, van der Meer. Aber damit wären wir bei Ihnen. Das ist jetzt Ihre letzte Woche in der Klinik. Was haben Sie vor, wenn Sie wieder zu Hause sind?«

»Das hab ich zufällig gerade aufgeschrieben.« Vier Wörter habe ich mit vielen Schnörkeln in den Rehabilitationsbogen eingetragen, das Mantra, von dem ich seit fünf Monaten träume. Die Worte, die den Übergang von der Psychiatrie ins wirkliche Leben markieren.

»Hausaufgabe: ›Einfach Mal Gar Nichts.‹ Mit großen Anfangsbuchstaben.«

Janet verdreht die Augen, wirft mir einen Radiergummi zu und schüttelt energisch den Kopf. »Kommt nicht infrage. Das radieren wir mal schnell wieder aus. Die anderen in der Gruppe: Erklären Sie ihr, warum?«

Boudewijn will loslegen, aber es ist zu spät.

»Man kommt aus einem vollen Programm«, sagt Marja

nervös. »Und wenn man dann zu Hause nichts mehr zu tun hat, fällt man ins schwarze Loch.«

»Halleluja!«, ruft Janet. »Ich hätt's nicht besser sagen können!«

»Das ist doch eine Frage der Definition«, sage ich pikiert. »Man kann's ein Loch nennen, und das klingt natürlich negativ. Man kann's aber auch Urlaub nennen, dann klingt es schon viel besser. Ich war hier fast ein halbes Jahr am Stück in Therapie, ich hab monatelang kaum geschlafen, hab pfundweise Tabletten durchprobiert, Herzbeschwerden bekommen und meinen Job verloren, ich bin umgezogen und hab die letzten zwei Wochen nichts anderes getan, als mich um Gas, Wasser, Strom, Behördenkram, Internet und Fernsehen zu kümmern. Ganz zu schweigen von Tagesklinik, Anschlusstherapie, Jobsuche und Arbeitsamt. Ich will jetzt erst mal nichts tun. Einfach Mal Gar Nichts.«

Keiner sagt etwas.

Ich betrachte meine vier Wörter. Dann spähe ich vorsichtig zu Janet hinüber, um den Umfang der Gewitterwolke abzuschätzen, aber ihr Blick ist erstaunlich sanft, und zu meiner Überraschung lächelt sie mir sogar zu.

»Das kann ich verstehen«, sagt sie freundlich. »Und vielleicht ist es auch ganz gut, alles ruhig angehen zu lassen. Aber dafür gibt es eine richtige und eine falsche Methode, und überhaupt keine Pläne zu machen, ist die falsche. Ab wann sind Sie denn in der Tagesklinik?«

»Die fünftägige Therapie ist voll und blockiert die zweitägige«, antworte ich. »Wann jemand aus der fünftägigen rausgeht, ist noch nicht bekannt, und wenn wieder jemand mit der zweitägigen anfangen kann, dann bin das nicht ich, denn auf der Warteliste stehen noch vier andere vor mir.« Ich muss meine Träume begraben. »In einem oder zwei Monaten, irgendwann im Februar vielleicht.«

»Da müssen wir was machen«, sagt Janet resolut. »Bleiben

Sie nachher noch kurz da, ich rede mit Lars und seh mir bei Martine die Wartelisten an.«

Ich zeige auf das leere Blatt vor mir. »Was soll ich jetzt da draufschreiben?«

»Wie wär's mit ›Tagesaktivitäten zu Hause‹? Ich helf Ihnen gern dabei.«

Ich kritzle es auf die Seite. Es wirkt schrecklich banal.

»Ich finde, ›Einfach Mal Gar Nichts‹ klang besser.«

»Und deshalb ist es gut, dass Sie noch eine Woche bleiben«, gibt Janet schlagfertig zurück. »Okay. Der Nächste. Boudewijn, machen Sie weiter?«

Schnee

Am Esstisch unterhalten sich Joke und Ria bei einer Tasse Tee über ihre Enkelkinder, neben mir schreibt Boudewijn auf ein Blatt »Angeblich sehe ich alles schwarz-weiß« über einen großen Pfeil, der zum Fenster zeigt. Draußen heben sich die Stufen, die Gartentische und die Stühle weiß gegen den dunklen Himmel ab. Es schneit.

Kim kommt herein. »Hast du die Schnüre?«, flüstert sie.

Ich klopfe auf den Stuhl neben mir: drei Schachteln neuer Lichterschmuck.

Kim grinst.

Heute Morgen stand er plötzlich da: der Christbaum. Als wir Tineke fragten, ob das denn sinnvoll sei, es dürfe hier doch nicht zu gesellig werden, sagte sie achselzuckend: »Wir dachten, die Patienten freuen sich drüber.«

Und so schauten wir zu, wie sie die Schachteln auspackte: Glaskugeln, die zu Rasierklingen zerbrechen können, Engelshaar zum Ersticken, Lichterketten zum Erdrosseln und, noch viel gefährlicher: *Gemütlichkeit*. An Weihnachten scheint das alles erlaubt zu sein.

»Was ist?«, fragte Tineke. »Wollen Sie mir nicht helfen?«

Die ganze Therapiegruppe stürzte sich auf den Baum, die übrigen Patienten schauten zu. Als wir fertig waren, traten wir zurück und bewunderten unser Werk. Ein schmächtiges Plastikteil, aufgeputzt mit etwas schäbigem Schmuck, aber immerhin: unser Christbaum.

Der Baum hielt sich ein paar Sekunden tapfer, dann gab er unter der Last unserer hoffnungsvollen Blicke nach und sank langsam zur Seite, bis der Fernseher ihm Einhalt gebot. Die Lichter flackerten ein letztes Mal, dann war Weihnachten in der Psychiatrie vorbei.

»Das war mir klar«, erklärte Joke. »Weihnachten kann man nicht in der Psychiatrie feiern, das geht nur zu Hause, mit der Familie, mit Freunden, und nicht ...« – sie umfasste mit einer Geste den neonerleuchteten Raum – »... hier.«

Joke und Ria und die anderen Patienten zogen enttäuscht ab.

»Blödes Ding«, sagte ich und richtete den Baum mit Boudewijn zusammen wieder auf. »Wenn wir wenigstens noch funktionierende Lichter hätten.«

»Damit wär uns auch nicht geholfen«, meinte Boudewijn.

Der Baum sank erneut um, diesmal gegen die Wand. Ich war mit meinem Latein am Ende.

Doch Kim gab nicht auf. »Wir brauchen unbedingt einen anständigen Baum«, sagte sie verbissen und hob eine erloschene Lichterschnur vom Boden auf. »Joke darf über Weihnachten gar nicht nach Hause. Macht ihr mit, oder muss ich's allein machen?«

»Besorg du neue Lichter«, sagte ich grinsend, »dann kümmern Boudewijn und ich uns um die Kugeln.«

Und so geschah es.

Vor zehn Minuten hat das Pflegeteam mit der Übergabe begonnen, Joke und Ria wurden zum Schmierestehen auf den Flur geschickt, und Boudewijn, Thomas, Kim und ich nahmen den Baum in Angriff.

Als die Schachtel mit den Kugeln fast leer ist, kommt Joke herein und meldet nervös, dass soeben Dr. Valk ins Büro gegangen ist. »Schnell, gib mir die Spitze«, fordert Kim mich auf.

Ich reiche ihr die letzte Kugel, die sie mithilfe von Alufolie zu einer Christbaumspitze umfunktioniert und anbringt. Dann trete ich zurück. Boudewijn steckt den Stecker ein, und der Baum leuchtet auf. Doch nicht mit den normalen grellen Lichtern – vor uns leuchten Dutzende von halbrunden, kleinen Lichtkugeln wie Glühwürmchen in der Nacht. Es ist ergreifend schön. Es ist großartig.

»Haben Sie das gemacht?«

Erschrocken drehe ich mich um.

Tineke. Mit großen Augen zeigt sie auf den Baum. »Die Lichter, haben Sie die gekauft? Die bezahlen wir Ihnen natürlich ...« Sie hält einen Moment inne. »Und die Kugeln, haben Sie die ...«

Schuldbewusst betrachten wir unseren Baum.

»Das ist ja ...« Sie sucht nach Worten. »Ich muss das Pflegepersonal holen, das verstehen Sie sicher ... Moment, ich bin gleich wieder da!«

Ich nicke Kim zu und ziehe den Stecker heraus. Im Dunkeln warten wir, bis Tineke zurückkommt.

»Das müsst ihr euch anschauen!«, hören wir sie im Flur. »Das müsst ihr echt sehen, du auch, Karel, komm mit.«

Brav rücken wir Patienten ein wenig zusammen, damit die Pflegekräfte neben uns im dunklen Wohnzimmer Platz haben. Als alle da sind, nickt Boudewijn mir zu, und ich stecke den Stecker wieder ein.

Der Baum erwacht zum Leben. Die Pflegekräfte halten überrascht den Atem an.

»Ist das schön!«, ruft Leny. »Diese Lichter! Haben Sie die gekauft?«

»Und seht euch mal die Kugeln an!«, sagt Tineke.

»Ja, jetzt, wo du's sagst«, antwortet Nel. »Das ist doch was ganz anderes als das Sammelsurium, das wir hier haben. Die sind alle gleich groß, das sieht viel besser aus. Und eine Christbaumspitze ist auch da!«

Karel tritt einen Schritt vor. Mit zusammengekniffenen Augen mustert er die Kugel, die zugegebenermaßen nicht sehr professionell auf der Baumspitze befestigt ist.

»Ich grüble nicht«, sagt er langsam.

»Was?«, fragt Leny.

»Das steht da.« Er dreht sich zu mir um. *»Ich grüble nicht,* das steht auf der Spitze.«

»In der Spitze«, verbessert Boudewijn. »Das sind zwei durchsichtige Hälften, die werden innen bemalt, und dann ....«

»Ich bin nicht verrückt, ich bin eine Christbaumkugel«, liest Nel.

Leny dreht eine Kugel in den Händen. *»Manchmal fühle ich mich innerlich so leer«,* liest sie. Und *»Lasst euch nicht so hängen«* und *»Wir schieben eine ruhige Kugel«.*

Wir prusten los. Mit Janets Christbaumkugeln hatte es angefangen. Ich wollte eine machen, die besser zu meinen Empfindungen in Sachen Weihnachten passte. *Leg mich in die Schachtel zurück.* Und das wirkte ansteckend.

»Weihnachten? Zum Kugeln!«

Als Janet die Gruppe vertrauensvoll ein paar Stunden unbeaufsichtigt basteln ließ, landeten wir unseren Coup und produzierten einen ganzen Berg depressive, schizophrene und anderweitig gestörte Christbaumhalbkugeln. Boudewijn und ich haben sie heute schnell zusammengeklebt, und jetzt prangen sie zwischen den Glühwürmchen am Christbaum.

»Wo habt ihr die denn gemacht?«, fragt Karel erstaunt. »Wir haben gar nichts davon gemerkt.«

»In der Ergotherapie«, antworte ich.

»Die sind echt super. *›Kein Weihnachten ohne Benzos.‹«*, sagt Sandra und wischt sich die Lachtränen ab. »Wie seid ihr da bloß draufgekommen? Aber ihr versteht doch sicher, dass die nicht da bleiben können.«

Wir nicken reumütig.

»Die Lichter aber schon, oder?«, fragt Kim.

»Ja, ihr müsst uns nur den Kassenzettel geben. Und die Kugeln … Großartig.« Sie nickt ihren Kollegen zu. »Wir helfen beim Abschmücken, ja?«

Während wir den Baum zum zweiten Mal abschmücken, wird er allmählich wieder grüner. Als ich die Schachtel mit dem ursprünglichen Christbaumschmuck unter dem Tisch hervorhole, fasst mich plötzlich jemand am Arm.

Kim zieht mich in den Freizeitraum hinüber.

»Schnell!«, zischt sie mit einem Blick auf die Pflegekräfte. »Dr. Valk steht am Eingang! Komm, das musst du sehen!«

»Warum?« Ich sehe sie verständnislos an.

»Er hat seine Kinder dabei! Die willst du doch sicher sehen.«

Ich bleibe abrupt stehen. »Ich kann doch nicht einfach auf den Flur rausgehen und mir seine Kinder anschauen!«

»Klar, ich tu's doch auch.«

»Du bist ja auch gestört.«

Kim verdreht die Augen. *»Dr. Valk!* Die Chance kriegst du nie wieder!«

»Aber ich hab doch gar keinen Grund!«, protestiere ich. »Ich kann mich doch nicht hinstellen und sie anglotzen wie die Affen im Zoo! Ich muss einen Grund haben, um da rauszugehen, und den hab ich nicht, also …«

»Okay, ich wollt's dir nur sagen.« Kim lässt die Schultern sinken. »Mach, was du willst.«

Sie kehrt zum Christbaum zurück, und ich bleibe unschlüssig stehen. Meine letzte Chance. Aus dem Wohnzimmer kommt Gelächter. Ich gehe auf den Flur hinaus und drücke mich neben dem Büro an die Wand. Niemand ist zu sehen. Da geht am Ende des Flurs eine Tür auf. Ich drücke mich noch dichter an die Wand. Ein Junge und ein Mädchen tauchen auf, goldblonde kleine Engel, dick eingepackt gegen die Kälte. Das Mädchen bleibt stehen und umschlingt die Beine von Dr. Valk, der hinter ihr aus der Tür tritt. Er beugt sich lächelnd zu ihr herab und spricht mit ihr, aber ich kann nicht hören, was er sagt. Mein Dr. Valk. Gerührt und eifersüchtig zugleich beobachte ich die Szene. Er richtet sich wieder auf, fängt seinen Sohn auf, der sich in seine Arme wirft, und wirbelt ihn lachend durch die Luft. Das Mädchen fasst die Hand der Frau, die inzwischen dazugekommen ist. Sie ist klein und blond, ein fraulicher Typ. Plötzlich schaut das Mädchen in meine Richtung. Schnell trete ich einen Schritt zurück. Ich will nicht, dass sie mich sieht. Eine Psychiatriepatientin. Die Sorte Mensch, von deren Existenz ein Kind gar nichts wissen sollte, *der* Beweis dafür, dass man von allen Gefahren auf der Welt vielleicht am meisten fürchten muss, was sich im eigenen Inneren verbirgt. Ich merke, wie ich langsam erröte. Ich schäme mich für das, was ich bin. Ich schäme mich vor einem Kind.

Die Kinder gehen zum Eingang, und die Frau greift nach Dr. Valks Hand. Es tut überraschend weh. Mein Dr. Valk. Er braucht mich nicht. Er hat sein eigenes Leben. Aber vielleicht habe ich das auch. Vielleicht brauche ich ihn bald auch nicht mehr. Vielleicht bin ich bald keine Psychiatriepatientin mehr. Vielleicht bin ich dann nur noch ich selbst.

Die Familie tritt in den Schnee hinaus, Dr. Valk schließt die Tür hinter sich, und sie gehen davon. Ich wische mir die Wangen trocken und kehre ins Wohnzimmer zurück, zu meiner Gruppe.

Der Baum ist fast leer. Wehmütig betrachte ich die dunkelgrünen Zweige. Karel greift nach oben und dreht sich dann mit seinem typischen Lächeln zu mir um. »Ich grüble nicht«, sagt er und drückt mir die Spitze in die Hand.

»Sag ich doch.« Ich muss grinsen.

Bald steht der Baum mit dem alten Schmuck zwischen den neuen Lichtern sanft funkelnd vor den dunklen Fenstern. Noch vor dem ersten Schnee raus aus der Psychiatrie – wieder ein Ziel nicht erreicht. Lächelnd schaue ich den Schneeflocken auf der Terrasse nach. Ich bin glücklich.

Schwierig

Als ich in den Gruppenraum komme, setzt Stella gerade die letzten Arbeiten der Tagesklinikpatienten in den Brennofen. Ich gehe zu den Zeichenmappen und suche die mit meinem Namen heraus. Am Montag kommt ein neuer Aufkleber drauf, und die Psychiatrie ist bereit für einen neuen Patienten. Im Garten bombardieren Thomas und Kim Boudewijn unter Gejohle mit Schneebällen.

Mit einem seltsam leichten Gefühl nehme ich meine Zeichnungen aus der Mappe.

»Wo ist denn die Hand?«, höre ich Stella hinter mir fragen. »Die muss doch auch noch hier sein.«

»Die hab ich schon vor vier Wochen mitgenommen. Ich hab sie verschenkt.«

Stella sieht mich entgeistert an.

»Sie gehört jetzt Alice. Was hätte ich ihr sonst schenken sollen?«

Stella setzt sich kopfschüttelnd auf den Hocker neben mir. »Das sieht Ihnen ähnlich«, sagt sie lächelnd.

Ja. Ist doch logisch.

»Wenn Sie auf die Zeit hier zurückblicken«, beginnt sie, »wie war das für Sie? Sie waren ja recht lange hier.«

»Gut natürlich. Wär ich nicht hergekommen, gäb's mich jetzt nicht mehr.«

Darüber kann Stella nicht lachen, aber ich will heute nicht weiter auf das schwierige Thema eingehen. Heute habe ich nur ein Ziel: mein letztes Gespräch mit Stella hinter mich bringen, ohne dass mich der Kummer übermannt. Ich will auch noch nicht daran denken, wie es sein wird, wenn sich die Tür der Psychiatrie endgültig hinter mir schließt.

»Wie war ich eigentlich als Patientin?«, frage ich.

Stella kratzt ein Stückchen Klebeband von der Tischplatte. »Schwierig«, antwortet sie. »Schwierige Frage. Einerseits hatte ich als Therapeutin kein Problem mit Ihnen: Sie sind immer freundlich, Sie bringen andere zum Lachen, und Sie haben auch selbst Ihren Spaß.«

Von draußen dringt Kims Geschrei herein, als sie von den anderen eingeseift wird. Stella gibt mir einen Gummiring, den ich über meine zusammengerollten Zeichnungen streife. Die wohltuende Stille eines Raums, in dem alles möglich und nichts nötig ist, umgibt uns.

»Aber andererseits ... Vielleicht waren Sie gerade deswegen eine der schwierigsten Patientinnen, die ich je hatte.«

»Ich?«, frage ich leicht gekränkt. »Schwierig? Ich hab mich doch so bemüht, niemandem zur Last zu fallen.«

Stella sieht mich an, und ich wende den Blick ab.

»Von allen Patienten hier waren Sie die einzige, bei der ich mich immer wieder gefragt habe, ob ich sie nach dem Wochenende wiedersehe.«

Ich erschrecke. Das ist doch absurd!

»Was glauben Sie, warum Sie so lange hier waren? Das hatte doch einen Grund!«

»Klar«, sage ich. »Aber nicht den, dass ich so ein schwerer Fall gewesen wäre. Es war eher eine Kombination von Umständen. Ein Bett war frei, das anscheinend sonst keiner gebraucht hat, und ... na ja, ich bin pflegeleicht im Umgang, ich mach keinen Rabatz ... dann darf man eben bleiben.«

»Denken Sie das wirklich?«

Ich zucke unbehaglich mit den Schultern. »Ist doch logisch.«

»Ich glaube, da tun Sie vielen Leuten unrecht. Nicht nur sich selbst, sondern auch den Therapeuten und dem Pflegeteam. Sie waren nicht hier, weil Sie eine pflegeleichte Patientin waren, Sie waren hier, weil es Ihnen sehr, sehr schlecht ging, auch wenn Sie sich das nicht anmerken lassen wollten. Schade, dass sie das immer noch nicht sehen können. Aber das zeigt auch, wie groß Ihr Problem ist. Deswegen finde ich es sehr gut, dass Sie weitermachen, dass Sie nicht mit der Therapie aufhören.«

Ich falle anderen zur Last. Mein Magen krampft sich zusammen.

»Wenn ich ehrlich bin«, fährt sie fort, »glaube ich auch nicht, dass ich Ihnen mit der Kunsttherapie wirklich helfen konnte. Andere kommen durch das Kreative mehr in Kontakt mit ihren Emotionen oder Problemen, aber Sie machen einfach irgendwas.«

Ich runzle die Stirn.

»Nicht dass es sinnlos wäre. Aber Sie machen eben alles, was ich vorschlage. Da hat man als Therapeut kaum einen Einfluss. Das Einzige, was ich tun konnte, war vielleicht, das Obsessive ein bisschen zu mildern. Sodass Sie jetzt nicht mehr alles gleich in eine Strafe umwandeln, indem Sie es tausendmal wiederholen. Und dass Sie positives Feedback nicht mehr als Druck empfinden. Aber das sind keine therapeutischen Großtaten. Ich konnte Ihnen mit Ihren Problemen nicht wirklich helfen. Und das finde ich schade.«

»Doch, natürlich haben Sie mir geholfen«, protestiere ich. »Ich zeichne und male wieder, ich hab nach langer, langer Zeit wieder Freude daran.«

»Das ist auch schön«, sagt sie mit einem müden Lächeln. »Aber darum geht es bei der Kunsttherapie nicht.«

Ich habe das Gefühl, versagt zu haben. Als hätte ich Stella nicht geben können, worauf sie ein Recht hatte, während sie mir sehr wohl geholfen hat.

»Manchmal ist Freude auch schon was«, sage ich schließlich.

Stella nickt freundlich.

Wenn sie damit leben kann, dann kann ich es auch.

Aber irgendwie tut es weh.

Schuhe

»Lars kommt«, zischt Boudewijn.

Meine letzte Gruppenstunde. Seltsam …

»Das ist Karel«, sage ich. »Nicht Lars.«

»Woher weißt du das?«

»Das hört man.«

Die Schritte kommen näher und biegen dann, wie erwartet, um die Ecke, zur anderen Station. Nach fünf Monaten nächtelangen Lauschens auf die Psychiatriegeräusche kann ich die Schuhe aller Mitarbeiter einwandfrei unterscheiden. Karel trägt schwarze Schuhe aus weichem Leder, in denen er förmlich über das Linoleum schleicht, Sandra hat Ballerinas und einen Mittelfußknochen, der bei jedem zweiten Schritt knackt, Dr. Visser trägt immer elegante hochhackige Schuhe, und Lars … Lars hat viele Paar Schuhe. Sehr viele. Wenn man in jeder Gruppenstunde dauernd auf den Boden schaut, bekommt man das von selbst mit.

Da geht die Tür oben an der Treppe: Jemand eilt die Stufen herunter, der Schlüssel knirscht im Schloss, und die untere Tür geht auf.

»Das ist Lars«, sage ich, ohne eine Miene zu verziehen.

»Du bist doch gestört«, sagt Kim, und die anderen lachen, als sich das forsche Klackern von Absätzen nähert. »Das ist Dr. Viss…«

»Ich wurde aufgehalten.« Lars kommt hereingestürmt, nimmt einen Stuhl aus dem Kreis und stellt seinen Kaffeebecher darauf.

Ich ignoriere die Blicke der anderen und schaue auf den dunklen Bodenbelag, den Kreis der Stuhlbeine und Lars' hellbraune Stiefeletten mit den forsch klingenden Absätzen.

»Wie ich sehe, sind alle da«, beginnt Lars. »Wer möchte … Was ist? Warum schauen Sie mich so an?«

Das werde ich schrecklich vermissen.

Karel

»Bitte sehr, die Damen …« Karel hält Joke und Ria, die ins Haus wollen, höflich die Terrassentür auf. Es friert Stein und Bein, aber es ist so schön draußen, dass ich sitzen bleibe und mich, tief in meinen Mantel gekuschelt, von der Wintersonne wärmen lasse.

»Morgen letzter Tag?«

Ich nicke.

Karel zögert einen Moment, schließt dann die Tür und lehnt sich an den Rahmen. Ich will gerade sagen, dass sonst niemand mehr draußen ist und er ruhig wieder hineingehen kann, da räuspert er sich verlegen. »Ich hab morgen frei und bin nicht da, wenn Sie gehen, deswegen wollte ich mich jetzt schon von Ihnen verabschieden. Und Ihnen ganz viel Erfolg wünschen.«

Ich wende verlegen den Blick ab. Ich bin doch nur eine Patientin!

Auch Karel scheint sich unbehaglich zu fühlen. Mir wird klar, wie viel Mühe ihn seine Worte gekostet haben. Ich schlucke, bekomme den Kloß im Hals aber nicht weg.

»Schäfchenwolken. Ich glaub, heute Nacht wird's schneien«, sagt er, beschattet die Augen mit der Hand und schaut zum Himmel.

Ich kneife die Augen zusammen und schaue ebenfalls hinauf. »Nein«, erwidere ich, »die sind ein bisschen schmaler und länger. Und vorn stärker ausgefranst, sehen Sie?«

Karel legt den Kopf schräg und schaut genau hin. Dann nickt er.

»Schäfchenwölfe«, sage ich. »Die Zähne verraten sie.«

Karel schließt die Augen, kann noch einen Moment an sich halten und lacht dann los. »Ich glaub, es wird höchste Zeit, dass Sie entlassen werden.«

»Tja.« Zufrieden sehe ich mich im Garten um. Es ist ein guter Garten.

»Es wird stiller werden, wenn Sie nicht mehr hier sind.« Karel errötet. Ich weiß nicht, was ich sagen soll. Zum Glück wird die Stille in diesem Moment unterbrochen: Im Haus fängt ein alter Mann zu schreien an.

»Sieht nicht so aus«, scherze ich mit einem Nicken zum Fenster hin.

Doch Karel schüttelt unmutig den Kopf. »Warum machen Sie gleich wieder einen Witz draus? Warum glauben Sie nicht einfach, dass Sie uns fehlen werden?«

»Das passt nicht zu meinem Selbstbild.«

»Das hat nichts mit einem Selbstbild zu tun, sondern mit den Menschen um Sie herum. Wenn ich sage, dass Sie uns fehlen werden, mir zum Beispiel, dann ist das auch so, dann müssen Sie das glauben.«

Wir schauen jeder angelegentlich in eine andere Ecke des Gartens, bis die Befangenheit aus unseren Mienen verschwunden ist.

Da klopft hinter uns jemand an die Scheibe, und Karel wird wieder zur Pflegekraft, zu dem Mann mit dem Schlüssel.

»Da bist du ja«, sagt Boudewijn, als die Tür aufgeht. »Ich hab dich überall gesucht.«

Karel zögert einen Moment, und ich spüre ein leises Bedauern. Dann hebt er die Hand, ich nicke, und er verschwindet nach drinnen.

»Du wolltest doch noch Kuchen holen«, sagt Boudewijn.

»Abschiedsobstkuchen«, antworte ich abwesend. »Birne

auf jeden Fall, dazu einen Hefekuchen und vielleicht noch was mit Schokolade. Sobald Thomas da ist, radeln wir durch den Schnee. Ich bin gespannt, wie viele Knochen noch heil sind, wenn wir zurückkommen.« Ich muss lachen, aber Boudewijn wendet den Blick ab. Irgendwie enttäuscht. Warum habe ich immer wieder das Gefühl zu versagen? »Komm doch mit«, sage ich.

»Lieber nicht.« Boudewijn will ins Haus zurück, aber die Tür ist schon wieder abgeschlossen. Seufzend holt er seine Zigarettenpackung hervor, wischt den Schnee vom Aschenbecher und setzt sich neben mich. »Morgen gehst du also.«

»Ja.«

»In dein altes Leben zurück.«

»Nicht zurück«, sage ich. »Hin.«

Ich weiß nicht genau, wohin, aber jedenfalls nicht zurück. Ich schließe die Augen. Meine letzte Gruppensitzung war zum Glück nicht so schlimm. Als Abschiedsgeschenk durfte ich jedem meiner zukünftigen Exgruppenkollegen etwas wünschen. Etwas *Positives,* fügte Lars hinzu. Schöne Idee. Thomas schenkte ich einen Bauernhof mitten in der Stadt, damit er genug Platz für seine dreizehn Katzen hat und trotzdem jeden Abend ausgehen kann. Kim schenkte ich das Vertrauen, selbst zu bestimmen, wohin ihr Weg sie führt. Weil die anderen, wenn man auf alles »Ich weiß nicht« antwortet, irgendwann nicht mehr wissen, was man überhaupt noch weiß, und einem nicht mehr helfen können.

Der nächste im Kreis war Lars. »Sie auch?«, fragte ich. »Wenn Sie unbedingt wollen«, sagte er, und da wollte ich unbedingt: die vierte Staffel von *Denver-Clan,* weil ich die zu Hause als Erstes schauen werde und er dann seine zukünftige ambulante Patientin besser verstehen wird. Die anderen lachten, Lars sah mich verdutzt an, und ich merkte plötzlich, dass noch jemand fehlte: Boudewijn. Während ich in Panik nach etwas Positivem suchte, rutschte er immer unbehaglicher auf seinem Stuhl herum. Der Vogel mit den gebrochenen Flügeln. Ich sah den chronischen Argwohn in seinen Augen, dieses ewige Auf-der-Hut-Sein vor einem möglichen Angriff, seine Bereitschaft, Freunden zu misstrauen und Feinde abzuwehren, und plötzlich fühlte ich mich todtraurig und sterbensmüde. Denn hinter alldem spürte ich seine abgrundtiefe Einsamkeit, die gleiche Einsamkeit, die auch ich immer empfunden hatte.

»Was ich dir gern schenken würde«, brachte ich mühsam hervor, »das ist ein Radiergummi.«

Boudewijn sah mich verständnislos an.

»Ein Radiergummi, um deine Vergangenheit auszuradieren. Damit du die Last von allem, was man dir angetan hat, abwerfen kannst, nicht mehr dauernd so angestrengt dein Bestes geben und dich nicht permanent beweisen musst, sondern einfach nur du selbst sein kannst. Damit du spüren kannst, dass du in Ordnung bist, so wie du bist. Und endlich Ruhe hast.«

Als ich geendet hatte, blieb es still. Boudewijns Augen waren feucht, und ich schaute erschrocken weg. Was hatte ich getan? Wie kam ich dazu, jemandem, den ich kaum kannte, das alles zu sagen, wo ich auf meine Weise doch genau die gleichen Fehler machte?

Jetzt glitzert wieder die Sonne auf dem Schnee und blendet die Fragen in meinem Kopf aus. Boudewijn hat die Augen geschlossen.

»Irgendwie schade, dass du gehst«, sagt er schließlich. »Für mich warst du eine Art Vorbild, wie ein Psychiatriepatient sein soll.«

Habe ich richtig gehört? Ich muss lachen. Es ist das schwachsinnigste, doppeldeutigste Kompliment, das ich je bekommen habe.

Boudewijn verdreht die Augen. »Du wirst es schon schaffen«, sagt er.

»Wir werden's schon schaffen«, erwidere ich. »Wir sind die Therapiegruppe. Wir helfen uns gegenseitig.«

»Ins schwarze Loch rein und aus dem schwarzen Loch raus.« Er drückt seine Zigarette im Aschenbecher aus und klingelt an der Tür. »Für mich übrigens keinen Kuchen. Ich will mich gesünder ernähren, und da werd ich nicht zuschauen, wie ihr euch mit dem ganzen ungesunden Zucker und Fett vollstopft.«

Lächelnd lasse ich mich wieder von der Sonne wärmen. Ich habe nichts anderes erwartet.

Mittagessen

Vorigen Freitag kam Gwen zu mir und sagte, sie gehe für eine Woche in Urlaub und wolle sich deshalb schon jetzt verabschieden. Seitdem verabschieden sich morgens, mittags, abends und nachts Pflegekräfte von mir, weil sie mich zum letzten Mal als Patientin sehen. Woher wissen sie das? Was macht sie so sicher?

»Hey!«, ruft Kim, als ich zum letzten Mal meine Bettbezüge in den Wäschesack stopfe. »Hilfst du mir noch den Tisch decken, oder bist du schon weg?«

Ich folge ihr ins Wohnzimmer. Heute Nacht habe ich den letzten Nachtdienst in der Psychiatrie erlebt, und diesmal konnte ich auch etwas zurückgeben. Obwohl ... Was schenkt man Leuten, die fünf Monate lang gegen die Strömung angekämpft haben, um eine Psychiatriepatientin wieder aufs Trockene zu bringen? Einen Blumenstrauß? Eine Dankeskarte?

Mit einem Kloß im Hals hole ich das Brot. Ich will nicht Abschied nehmen. Ich will einfach nur weg. Ich will für immer bleiben.

»Pardon.«

Tineke schiebt den Vorratswagen herein, und ich trete zur Seite. »Gut, dass ich Sie sehe«, sagt sie und bleibt stehen. Ich würde am liebsten davonlaufen – nicht schon wieder ein Abschied! »Ich hab gerade gesehen, dass der Lieferant die Buttermilch vergessen hat. Ein Karton ist noch da, aber der steht oben in der Tagesklinik. Ich kann vielleicht mal nachsehen, ob die auf der Geronto noch was haben, oder ich frag in der Klinik nach …«

»Nicht nötig«, sage ich erleichtert. »Ich bin ja die Einzige, die Buttermilch trinkt, ich kann auch ein Glas normale Milch nehmen. Bloß keine Umstände.«

Tineke sieht mich skeptisch an und reicht mir dann Wurst, Hartkäse, Streichkäse und Eier. Hochzufrieden nehme ich die Sachen – alles ist normal.

Als wir am Tisch sitzen, ist dieses Gefühl wieder verflogen. Die Stimmung ist gedrückt, und ich widerstehe der Versuchung, laut zu lachen, weil die Situation so absurd ist.

Joke seufzt. »Das wird komisch, wenn du nicht mehr da bist.«

»Ich geh ja nicht ganz«, entgegne ich. »Ich bin noch oben, in der Tagesklinik.«

Oben. Oben bedeutet, dass Leute, die unten wochenlang all ihre Probleme, Sorgen und Ängste mit einem geteilt haben, auf die Frage, wie es ihnen geht, nur noch »Gut, und dir?« antworten.

Ich will gerade nach einem Schälchen Schmelzkäse greifen – meinem letzten Schmelzkäse hier –, da klopft jemand an den Türrahmen. Max kommt herein, mit seinem typischen Arzt-im-Praktikum-Blick. Seine Augen gleiten über uns Patienten, dann steuert er zielstrebig auf mich zu. Bitte nicht noch ein Abschied!

»Sie hab ich gesucht«, sagt er. »Das soll ich Ihnen bringen, aus der Tagesklinik.« Er hält mir ein Glas Buttermilch hin.

O Gott! Tränen springen mir in die Augen, als ich ihm das angeschlagene Glas abnehme, und ich verfluche Tineke und die Pflegekräfte und die Psychiatrie und alle, die mich daran erinnern, dass hier demnächst nicht mehr mein Zuhause ist, dass ich entlassen werde. Ich hebe das Glas. »Dann also auf die Tagesklinik. Und darauf, dass ich euch dort bald wiedersehe.«

»Ich nehm dich beim Wort«, sagt Kim und tippt ihr Schokostreuselbrot gegen mein Glas.

Dr. Visser

»Myrthe?«

Als ich die letzten Teller in die Spülmaschine stelle, steht plötzlich Dr. Visser hinter mir. »Ich hab gehört, dass Sie heute entlassen werden. Eigentlich dachte ich, das sei erst nächste Woche. Ich hätte gerade Zeit für ein letztes Gespräch ...«

Ich bin auf der Hut.

»Kommen Sie kurz mit?«

Ich folge ihr vom Besprechungsraum zum Behandlungszimmer und vom Büro zum Werkraum, aber alles ist besetzt, die ganze Station, sogar der Garten.

Dr. Visser bleibt stehen. »Vielleicht gehen wir in Ihr Zimmer? Sonst müssen wir's eventuell ... verschieben.«

Verschieben – auf wann? Aber die Alternative – mein Zimmer – jagt mir Schauer über den Rücken. Dr. Visser auf meinem Stuhl und ich als Patientin auf dem Bett – eine schreckliche Vorstellung. In ein paar Stunden bin ich offiziell wieder gesund, dann bin ich keine Patientin mehr, also werde ich mich *nicht* auf ein Bett setzen.

»Ich hab's!«, rufe ich und laufe in die Küche zurück. Dr. Visser folgt mir etwas beunruhigt. Ich schnappe mir ein Geschirrtuch und bedeute ihr, mit mir zum Eingang zu kommen. »Sie haben doch den Schlüssel, oder?«

»Ja, aber wo ...«

Ich zeige auf die Bank unter dem Baum neben der Tür. Alices und meine Bank, denke ich.

Bevor wir ins Freie gehen, hole ich am Automaten zwei Becher Tee.

Draußen fege ich energisch den Schnee von der Bank. Das Resultat fällt enttäuschend aus: Die Sitzfläche ist kalt und jetzt auch noch nass. Dr. Visser trägt einen Rock. Ich lege das Geschirrtuch auf die Bank, fordere sie mit einer Geste auf, darauf Platz zu nehmen, und setze mich selbst auf das Metall. Ich bin abgehärtet. Schweigend trinken wir unseren Tee.

»Ich bin froh, dass es Ihnen gut geht«, sagt Dr. Visser.

»Ich auch«, antworte ich. »Und das habe ich auch Ihnen zu verdanken.«

Sie scheint erstaunt. »Wenn Sie auf Ihre Zeit als Patientin hier zurückblicken, wie war das für Sie?«, fragt sie.

»Super«, sage ich gerührt. »Allein schon, dass es so was gibt! Dass so viele Menschen ihre Berufung darin sehen, sich um uns psychische Wracks zu kümmern. Das ist was ganz Besonderes.«

»Und unser Kontakt? Wie war es, meine Patientin zu sein? Hab ich Ihnen geholfen, gab's Dinge, die Sie gern anders gehabt hätten?«

»Ich fand's schwierig«, sage ich zögernd. »Für mich war es schwierig, Ihre Patientin zu sein. Nach unserem offenen Gespräch wurde es, Gott sei Dank, besser, und ich fand's echt gut, wie Sie damit umgegangen sind.« Nachdenklich puste ich über meinen Tee. »Als ich neu hier war, ging's noch, weil die Rollenverteilung klar war. Ich hab mich hinter der Überzeugung verschanzt, dass ich keine Probleme habe, und Sie haben voller Energie nach Möglichkeiten gesucht, mich davon abzubringen. Aber als das nicht geklappt hat, hatte ich das Gefühl, Sie und Ihre Kollegen ziehen sich zurück, gerade als mir immer klarer wurde, dass ich eben doch Probleme habe.« Ich muss schlucken. »Bei Ihnen hab ich das am stärksten empfunden. Sie wollten mir nichts mehr sagen, was Tabletten, Nebenwirkungen und Diagnosen anging, und wenn ich danach gefragt habe, war das für Sie nur wieder ein Beweis dafür, dass ich mich zu sehr daran klammere. Es kam mir vor, als wäre ich, Myrthe, nichts weiter als eine lästige Komplikation des Krankheitsbildes, als wäre die Krankheit das Opfer und ich der Feind.«

Dr. Visser blinzelt. »Mir scheint, Sie haben das sehr deutlich wahrgenommen«, sagt sie schließlich. Das überrascht mich. Sie rührt mit gesenktem Blick in ihrem Becher. »Für mich war's auch schwierig, Sie als Patientin zu haben. Sie haben zu meinen ersten Patienten hier gehört, und nichts, was ich versucht habe, hat geholfen. Ich fand es beängstigend, wie sehr Sie sich auf mich fokussiert und alles aufgesogen haben, was ich gesagt habe. Das kann belastend sein, vor allem wenn man als Arzt selbst nicht mehr weiterweiß.«

Eine Anwandlung von Traurigkeit erfasst mich, verfliegt aber gleich wieder. »Vielleicht hätte es geholfen, wenn Sie das einfach gesagt hätten.«

»Wenn ich was gesagt hätte?«

Ich werfe ihr einen Blick zu – sie scheint ehrlich interessiert zu sein. »Dass Sie nicht mehr weiterwussten. Ich wusste ja auch nicht mehr weiter. Dann hätte ich mich nicht so allein gefühlt.«

»Das hätte Ihnen wirklich geholfen? Von Ihrer Ärztin zu hören, dass sie nicht mehr weiterweiß?«

»Ja, ich glaub schon. Damit zeigt die Ärztin nämlich, dass sie immer noch überzeugt ist, dass die Patientin ein Problem hat, auch wenn sie sie nicht heilen kann. Ärzte müssen nicht auf alles eine Antwort haben, um einem Patienten zu helfen. Es hilft schon zu wissen, dass da jemand ist, der einen unterstützt. Und das haben Sie in unserem Gespräch dann auch getan: Sie haben mich ernst genommen. Und das hat mir geholfen, mich selbst ernst zu nehmen.«

Dr. Visser strafft die Schultern. Sie lächelt etwas steif, aber es wirkt echt.

»Ich finde es gut, dass Sie mir das sagen«, antwortet sie. »Dass Sie Probleme damit hatten, wie das eine oder andere gelaufen ist, höre ich natürlich nicht gern, aber ich bin froh, dass Sie sich schließlich doch noch angenommen gefühlt haben. Ich werde in Zukunft auf diese Dinge achten.«

Sie schaut auf die Uhr und erhebt sich. »Ich wünsche Ihnen jedenfalls viel Erfolg mit Ihrer weiteren Therapie. Sie hält inne. »Und ich hoffe wirklich«, fährt sie dann fort, »dass es Ihnen gut geht.«

Ich sehe sie überrascht an – länger, als der Durchschnittsautist es könnte – und staune über das warme Gefühl, das ihre Worte in mir hervorrufen.

»Ja«, sage ich lächelnd, »das hoffe ich auch.«

Leben

Fluchend laufe ich über die Fußgängerbrücke zur Klinik. Für mich sind Tabletten etwas, was einfach da ist, morgens, mittags und abends. Sie werden in Einzeldosen verabreicht, und man schluckt sie blind hinunter. Man denkt nicht darüber nach.

Als ich vor zehn Minuten ins Büro kam, um Bescheid zu sagen, dass ich mein Zimmer geräumt hatte, meine Taschen im Flur standen und ich nur noch meine Tabletten brauchte, sah Max im Medikamentenordner nach und drückte mir dann drei Din-A4-Blätter in die Hand.

»Und die Tabletten?«, fragte ich.

»Das sind die Rezepte.«

»Aber ich krieg doch was fürs Wochenende mit, oder?«

»Nein, ab jetzt sind Sie nicht mehr hier auf der Station eingetragen, also haben wir auch keine Medikamente mehr für Sie bekommen. Die müssen Sie sich von jetzt an in der Apotheke holen.«

Es war, als würde sich unbarmherzig die reale Welt melden: Von jetzt an wird das Leben wieder kompliziert. Von jetzt an musst du alles selbst machen.

»Bis wann hat die Klinikapotheke geöffnet?«, fragte ich.

»Bis halb sechs«, antwortete Max, sichtlich stolz, die Antwort parat zu haben.

Ein Blick auf die Uhr. Fünf vor halb! Ich rannte los. Sandra rief noch, sie werde in der Apotheke anrufen, dass ich käme, und meinen Vater bitten, ein wenig zu warten, wenn er mich abholen komme.

Als ich mit schwingender Tablettentüte zur Station zurückgehe, sehe ich von der Fußgängerbrücke aus, dass das Auto meines Vaters noch nicht auf dem Parkplatz steht. Ich überquere die Brücke, dann liegt der leere, dunkle Flur mit dem Kaffeeautomaten und den Büros von Dr. Valk und Lars vor mir. An der Tür zur Treppe schaue ich mich um. Im Obergeschoss ist niemand zu sehen. Wenn ich demnächst in der Tagesklinik bin, bleibt die Tür nach unten für mich verschlossen.

Seufzend setzte ich mich wieder in Bewegung. Ich will gerade die Treppe hinunter, da meldet mein Handy den Eingang von gleich zwei SMSen. Als ich sie lese, muss ich lachen. Sergei: Die erste Blesshuhnkarte liegt schon auf der Fußmatte meiner neuen Wohnung. Alice: Die Kroketten warten auf mich! Mein Herz macht einen Satz, und ich lasse das Handy gerührt sinken.

Da kommt noch eine SMS. Ich erstarre. Es ist die Nummer, die ich immer gefürchtet habe. Mit zitternden Fingern öffne ich die SMS und überfliege sie. Dann lese ich sie noch einmal, ganz langsam, als wollte ich mir die Worte einzeln einprägen. »Hab gehört, du wirst entlassen. Du schaffst das. Dein Bruder.«

Zitternd sinke ich auf einen Stuhl. David. Tränen laufen mir übers Gesicht. Er hat an mich gedacht. In seinem klitzekleinen

Universum, dessen einziger Bewohner er ist, hat er an mich gedacht. Es ist nichts, und es bedeutet mir alles.

Als Max mir unten aufschließt, wische ich schnell die Tränen ab. Sandra kommt bereits mit meinem Vater vom Auto zurück, um mein restliches Gepäck zu holen. Ich gebe ihm einen Kuss und ziehe die vorletzte Tasche unter einem Stuhl hervor. Ich drehe mich um: Am Eingang ist es leer und dunkel, doch aus dem Büro dringt warmes Licht.

»Ich muss noch schnell …«, sage ich zu meinem Vater, weiß aber nicht, wie ich den Satz beenden soll.

Er nickt.

Ich betrete das Büro und versuche, mir nichts anmerken zu lassen. Sandra, Max, Bas und Leny sehen mich abwartend an. Keiner weiß so recht, wie er sich verhalten soll.

»Also«, sage ich heiser, »dann geh ich mal.«

»Moment«, sagt Sandra mit glänzenden Augen. »Ich muss Ihnen noch was zeigen.« Sie tritt an den Tisch, und da sehe ich es: das Origamibuch und die Faltblättchen, die ich dem Nachtdienst geschenkt habe, für die langen Nächte. Obendrauf stehen zwei kleine Papierskulpturen: ein orangefarbener Christbaum und ein grün-weißer Weihnachtsmann. »Jacqueline sagt, sie haben heute Nacht drei Stunden daran gearbeitet«, sagt Sandra. »Aber sie wollen unbedingt weitermachen. Nur an den Farben müssen sie noch arbeiten.«

Ich beiße die Zähne zusammen und wische mir schnell die Augen. So etwas darf man mir nicht zeigen, nicht jetzt, wo ich, für geheilt erklärt, die Station verlassen muss, denn das kann ich nicht, wenn ich hier kollabiere, weil sich das Loch, das da in mein Herz geschlagen wird, nie mehr ganz schließen wird.

Da tritt Bas vor und reicht mir eine feuchte Hand. Max tut es ihm mit ernster Miene gleich. Ich danke allen mit erstickter Stimme, versuche das Glänzen in Lenys Augen zu übersehen, als sie mir beide Hände drückt, und dann stehe ich wieder vor Sandra.

Sie nimmt meine Hand, doch dann schüttelt sie den Kopf. »Sorry«, sagt sie rau, aber ich möchte Sie umarmen – wenn's erlaubt ist.«

»Ausnahmsweise«, piepse ich. Ich bekomme drei Küsse, und mir wird ganz schwach.

»Kommen Sie«, sagt sie dann, »ich bring Sie raus.«

Auf dem Weg durch den Flur sehe ich Kim in der Tür zum Freizeitraum stehen. »Ich wollte dir nachwinken«, sagt sie. »Jetzt geh schon, du Schaf.«

Ich umarme sie ganz fest und versuche, meine Rührung zu verbergen. Kim, meine Gruppenkollegin, meine Zimmer- und Puzzlegenossin, die mir vor ein paar Stunden noch beim Packen geholfen hat, in dem schmerzhaften Bewusstsein, dass es das war, dass wir das waren: Psychiatriefreundinnen.

»Du wirst mir fehlen«, sagt sie leise. »Du warst hier so was wie ein ruhender Pol. Wer weiß, wen ich jetzt als Nachbarin kriege.«

»Kann nur besser werden.« Ich versuche zu lachen. »Aber du wirst mir auch fehlen.«

»Jetzt geh schon«, murmelt sie. »Wir sehen uns ja dann oben, bei den Modulen.«

Ich wende mich um, gehe aufrecht zum Ausgang und verlasse die Psychiatrie. Ein paar lächelnde Menschen winken mir nach, als ich in den Schnee hinaustrete. Dann wird die Tür abgeschlossen, und mein Herz krampft sich zusammen. Zu weinen, wenn man eine psychiatrische Klinik endlich verlassen darf, ist völlig daneben, und ich will das auch meinem Vater nicht antun. Ärgerlich wische ich eine verirrte Träne weg und steige ins Auto. Mein Vater fährt vorsichtig los.

Als wir an der Schranke warten, räuspert er sich. »Ich bin froh, dass du wieder da bist«, sagt er mit belegter Stimme und drückt meine Hand. Er scheint weitersprechen zu wollen, doch dann besinnt er sich und schaut wieder geradeaus. »Wenn du so zurückblickst«, sagt er schließlich, »was haben die fünf Monate dir gebracht? Aber wenn du nicht darüber reden willst, ist es auch in Ordnung.«

Ich schaue mit zusammengebissenen Zähnen aus dem Fenster. Gebracht? Ich will lachen, aber das geht nicht, sonst muss ich weinen.

Ich bin noch nicht gesund. Jeder Tag, an dem es mir gut geht, bringt mich einem erneuten Abrutschen einen Tag näher. Ich denke an die Unmengen von Tabletten, die abgeschlossenen Türen, die Fehler in den Krankenakten, an heftige Therapiesitzungen, beängstigende Mitpatienten, den Tod in mir und die Selbstmorde ringsum. An die Achterbahn der Angst, Freude, Enttäuschung, Verzweiflung, Einsamkeit, Freundschaft und Wärme und an das hin und wieder plötzlich aufkommende Gefühl, einfach nur zu leben. Ich denke daran, wie ich fünf Monate lang Tag für Tag alle um mich herum ängstlich beobachtet und darauf gewartet habe, dass Pflegekräfte oder Therapeuten ausrasten, in Wut geraten, auf ihre Patienten losgehen – bis ich diejenige war, die einknickte und nur noch zu dem Schluss kommen konnte: Das sind *gute* Menschen, Menschen, denen ich vertrauen kann, Menschen, die ich vermissen werde. Menschen, die dieses trostlose Gebäude zu einem Ort gemacht haben, an dem ich mich zum ersten Mal in meinen Leben wirklich zu Hause gefühlt habe.

Und ich denke an meine erste Zeit hier. Als ich nur in Begleitung einer Pflegekraft nach draußen durfte und überall, wohin ich auch schaute, nur noch den Tod sah.

In die Autos vor uns kommt Bewegung.

Mein Vater schiebt den Parkschein in den Schlitz, und wir verlassen den Parkplatz.

Es ist vorbei.

Auf der Straße schaue ich im Außenspiegel zurück, bis das Krankenhaus von den Bäumen und der Nacht verschluckt wird und alles, was ich dort erlebt habe, endgültig Vergangenheit ist.

»Ich lebe«, sage ich.

Und ich glaube, das stimmt so ungefähr.

Genug

Das Pflegeteam hatte beschlossen, es allen Gruppen während der Abendrunde mitzuteilen, damit die Patienten ihre Emotionen und Gedanken gleichzeitig und in einer kontrollierten Umgebung loswerden konnten. Eine gute Idee. Da jedoch jede Gruppe ihre Abendrunde zu einem anderen Zeitpunkt hatte, erfuhr ich es, als ich gerade mit meiner Tagesklinikgruppe am Kaffeeautomaten stand und zwischen Tee und Kakao schwankte. Jemand sagte, man werde erst richtig depressiv, wenn man merke, dass alles gleich schmecke, und wie schlimm es für die Therapiegruppe auf der Station doch sei, dass einer von ihnen seinem Leben ein Ende gemacht hatte.

Einer, dachte ich. *Dann ist es nicht Kim.*

Ich setze mich mit einem Becher Tee auf einen Stuhl im Flur und fragte mich, was jetzt in mir vorging. Bestimmt waren da Emotionen. Dann dachte ich zehn Minuten lang gar nichts, starrte zu Boden und hörte mir die Fragen an, die meine Gruppengenossen einander stellten. Ich selbst konnte nichts mehr fragen.

Es war Boudewijn.

Erst eine Viertelstunde später, als Karel in der Abendrunde behutsam die Hiobsbotschaft verkündete, fing ich an zu weinen. Weil ich nicht gewusst hatte, dass auch Boudewijn sie gefühlt hatte, diese Verzweiflung, die kein Mangel an Hoffnung ist, sondern die Gewissheit, dass es einfach keine Hoffnung gibt, absolut keine, und dass es auch nie wieder Hoffnung geben wird. Ich war zwei Monate lang mit ihm in einer

Gruppe gewesen, wir hatten endlos gepuzzelt und sogar zusammen Christbaumkugeln gebastelt – mein Gott, Boudewijn, du Mistkerl!

Trotzdem: Wenn sein Tod bedeutete, dass er jetzt endlich befreit war von seiner Verzweiflung und seinem Selbsthass, dann konnte ich ihn verstehen. Doch plötzlich wurde mir klar, dass ich selbst diesen Schritt wahrscheinlich nie tun würde. Weil ich es nicht mehr wollte. Als sich vor einem halben Jahr eine andere Patientin vor den Zug warf, hatte ich das auch gewollt. Jetzt will ich weg von diesen Gedanken an den Tod, und ich spreche es auch aus.

Als ich geendet habe, sieht Lars mich prüfend an.

»Das klingt anders als damals, als Sie hierherkamen«, sagt er. »Ganz anders.«

Es ist dämmrig im Raum, und mit einem Mal habe ich das Gefühl, als ginge etwas verloren und würde allmählich zu einer Erinnerung. Da muss ich trotz allem lachen.

»Was ist?«

»Ich muss an etwas denken«, antworte ich, »was Sie mal gesagt haben, als wir über Selbstmord gesprochen haben: Dass Sie's jammerschade fänden, wenn ich tot wäre. Und dass es doch schade wäre, einen Menschen kaputt zu machen, der für andere noch etwas bedeuten könnte. Das hat mir irgendwie eingeleuchtet.«

Lars sieht mich mit einem unergründlichen Blick an. »Vergessen Sie das ›schade‹. Ich fände es schrecklich, wenn Sie tot wären.«

Ich will lachen, doch da merke ich, dass er es ernst meint. Es kommt mir vor, als würde ich ihn zum ersten Mal sehen. Wirklich sehen. Nicht den klinischen Psychologen, der in meinen Kopf hineinschauen kann, den Psychotherapeuten, an den ich mich während meiner ganzen Psychiatriezeit geklammert und gegen den ich mich gewehrt habe, die Stimme, die zu mir spricht, während ich zu Boden schaue, sondern einen Menschen. Einen, den ich trotz seiner nervigen Eigenschaften sehr mag.

»Wissen Sie, was verrückt ist?«, sage ich verlegen. »Als ich neulich an einer roten Ampel gebremst habe, dachte ich keine Sekunde daran, dass ich ja einfach weiterfahren könnte. Und als ich in einer Pause an dem kleinen See hier entlangging, dachte ich nicht: Ein Loch im Eis ist auch eine Option.«

»Das ist doch gut, oder?«

»Ja, aber Sergei ist zu Tode erschrocken, als ich ihm das erzählt habe. Er wusste nicht, dass ich noch so oft an Selbstmord denke, und ich bin erschrocken, weil er erschrocken ist, und …«

Ich halte inne. Boudewijn ist tot. Aber ich kann noch über das reden, was ich denke und fühle, und mir gegenüber sitzt ein Mann, der seit Monaten darauf wartet, dass ich es tue. O Gott. Warum habe ich das nicht gesehen? Was habe ich in der ganzen Zeit gemacht? Womit habe ich das verdient? Tränen treten mir in die Augen.

»Ich sehe alles von der falschen Seite aus«, sage ich rau, und zum ersten Mal spüre ich, was das bedeutet. »Klar, ich komme zurecht, aber es ist einsam, so furchtbar einsam. Sie, Sergei, fast jeder scheint alles vom Leben aus zu sehen. Aber ich sehe alles vom Tod aus, schon immer.«

Lars nickt. »Trotzdem leben Sie noch.«

»Ja. Das ist doch gestört, oder? Ich war so oft kurz davor, Schluss zu machen. Aber ich hab's nicht getan. Und ich weiß nicht mal, warum. Es hatte nichts mit Hoffnung oder Optimismus zu tun, mit dem Glauben an eine bessere Zukunft oder mit der Vorstellung, dass irgendwann alles besser wird. Gar nichts.«

Hoffnung … Hoffnung hatte ich, als ich zwölf war, als ich auf die höhere Schule kam und mir bei diesem Schritt in die Erwachsenenwelt sagte, dass alles besser werden würde, wenn ich mich nur ganz furchtbar anstrengte.

»Irgendwas hat mich anscheinend am Leben gehalten, trotz der Depressionen, der Verzweiflung, obwohl ich nur noch sterben wollte. Etwas, das sich nicht aufhalten ließ, das einfach nur weiterwollte, durch alles durch, egal wie, nur *durch*. Etwas Unerbittliches, Knallhartes. Etwas Unverwüstliches.«

Es ist still im Raum. Von draußen sind gedämpfte Schritte zu hören, muntere Gesprächsfetzen, aber ich denke an den Tod. An die Menschen, die es nicht geschafft haben.

»Etwas Unverwüstliches«, murmelt Lars.

»Anders kann ich's nicht erklären.« Ich kämpfe mit den Worten, weil der Mann mir gegenüber vermutlich auch kämpft, mit den Erinnerungen an die Patienten, die *nicht* überlebt haben, die er *nicht* retten konnte. Und so rede ich weiter, lenke ab, klebe mit Worten Pflaster auf Wunden, die ich nicht sehen kann, verbinde sie mit Entschuldigungen dafür, dass ich – *ich!* – überlebt habe.

Lars blickt auf. Er wirkt plötzlich müder, älter, fast verletzbar, und das bricht mir das Herz. Er sieht mich lange an und schüttelt dann den Kopf. »Sie brauchen es nicht weiter zu erklären, es ist genug. Vielleicht ist es ja einfach das: etwas Unverwüstliches.«

Und plötzlich habe ich das Gefühl, nicht nur Müdigkeit in seinem Gesicht zu sehen, sondern auch so etwas wie Ergebenheit. Aber vielleicht ist auch das nur Projektion, Übertragung oder wie immer die Wissenschaft es nennt, was Menschen nun mal tun, wenn sie versuchen, einander zu verstehen. Ich bin die Letzte, die weiß, was es ist. Aber vielleicht ist es wirklich genug.

Lars steht auf und tritt an seinen Schreibtisch.

»Okay«, sagt er, »das scheint mir ein guter Anfang. In zwei Wochen wieder?«

Nachts lausche ich auf die Stille. Kein Gemurmel, kein Klopfen aus dem Isolierzimmer, kein Nachtdienst auf den Fluren. Psychiatriegeräusche – sie fehlen mir.

Hinter mir raschelt die Decke, und Sergei drückt einen Kuss zwischen meine Schulterblätter. »Ich bin froh, dass du da bist«, sagt er verschlafen.

Ich ziehe seine Arme enger um mich.

»Ich auch«, flüstere ich, und das Kissen wird feucht von meinen Tränen.

Ich auch.

Und ich bin es wirklich.

Dank

Ein Buch schreibt man nicht allein, schon gar nicht eine so intensiv erlebte Geschichte wie *Tiefdruckgebiet*. Deshalb möchte ich an dieser Stelle den Menschen danken, ohne die es dieses Buch nicht gäbe.

Meinem allerliebsten V.
Es muss etwas zu bedeuten haben, wenn der Freund sich konstant weigert, die Beziehung abzubrechen, egal, wie oft man es von ihm verlangt: Ist es Liebe, oder hört er einfach nicht zu?
Ich bin fest entschlossen, den Rest meines Lebens der Suche nach einer Antwort auf diese Frage zu widmen.

Meinen Eltern
Nicht Myrthes Eltern, sondern meinen wirklichen Eltern, die von Anfang an voll und ganz hinter diesem Buch standen. Euer Vertrauen bedeutet mir mehr als alles andere.

Meinen Schwestern
Es ist eine große Ehre, die ältere Schwester zweier so großartiger Frauen sein zu dürfen.

Dem Rest der Truppe
Felix und den Seinen, Lotte, Renske, Lucian, Wendy, Suzan, den Kosmonauten und allen anderen, denen ich mit dieser Kurzfassung der Geschichte wahrscheinlich nicht gerecht geworden bin: tausend Dank.

Willem, Paul und Mariska von Sebes & Van Gelderen
Euretwegen rate ich jedem davon ab, sich einen Literatur-

agenten zu nehmen: Dann muss ich euch nämlich mit niemandem teilen.

Allen bei The House of Books
Maria, die dem Manuskript eine Chance gegeben hat, Helen, die die Chance ergriffen hat, dieses Buch daraus zu machen, und all den anderen, die es realisiert haben. Ich bin stolz darauf, in eurem Katalog zu stehen.

Aber …

Was man hat, hat man: die Psychiatrie!
Patienten, Therapiegruppe, Therapeuten, Psychologen, Psychiater, Ärzte im Praktikum, Ärzte in Ausbildung und vor allem: die Pflegekräfte.

Ich werde euch nie vergessen.

Es gibt jemanden in der Psychiatrie, der erst nach dieser Geschichte mein Therapeut wurde und daraus erleichtert schloss, dass er nicht in meinem Buch vorkommt. Ich habe ihn in diesem Wahn gelassen. Aber in meinem Gespräch mit der Kardiologin darüber, was einen guten Arzt ausmacht, geht es um ihn. Und ich rate jedem, der einen Psychiater sucht: Geh zu einem, der mit Vornamen Gert heißt. Dann hast du große Chancen, in gute Hände zu kommen.

Den Therapeuten, der meinen Psychiatrieaufenthalt von Anfang an begleitet und damit meine Zukunft verändert hat, werde ich nie vergessen. Als ich einem Freund von meiner allerersten Begegnung mit einem Psychotherapeuten erzählte, fragte er: »Das ist doch nicht etwa so ein emotional unterbelichteter Langweiler von Verhaltenstherapeut?«

Ich antwortete: »Ich nenne ihn einfach nur Frans.«

Also vor allem: Frans.

Bleibt noch eine Person

Unter all den Patienten, Pflegekräften und Therapeuten gab es eine Person, für die mir keine Worte einfallen, die ihr gerecht werden, bei der jedes Dankeswort schlichtweg verblasst, die Person, die mich eigenhändig durch die ganze Psychiatriezeit geschleppt hat: K.

Ohne dich hätte ich diese Zeit nicht überlebt.

Und somit:

Auf die nächsten Kroketten!